T0200107

Sexuell übertragbare Erkrankungen

Ioannis Mylonas

Sexuell übertragbare Erkrankungen

Ein Leitfaden für Frauenärzte

Mit 81 Abbildungen und 61 Tabellen

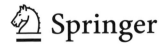 Springer

Prof. Dr. med. Dr. h.c. Ioannis Mylonas
Klinik und Poliklinik für Frauenheilkunde und Geburtshilfe – Klinikum Innenstadt
Ludwig-Maximilians-Universität München

ISBN 978-3-642-37927-7   978-3-642-37928-4 (eBook)
DOI 10.1007/978-3-642-37928-4

Die Deutsche Nationalbibliothek verzeichnet diese Publikation in der Deutschen Nationalbibliografie;
detaillierte bibliografische Daten sind im Internet über http://dnb.d-nb.de abrufbar.

Umschlaggestaltung: deblik Berlin
Fotonachweis Umschlag: © Perseomedusa / Fotolia.com

Gedruckt auf säurefreiem und chlorfrei gebleichtem Papier

Springer-Verlag GmbH Berlin Heidelberg ist Teil der Fachverlagsgruppe Springer Science+Business Media
www.springer.com

Geleitwort

Jeder dritte Todesfall weltweit ist durch eine Infektionserkrankung bedingt! Sexuell übertragbare Infektionen wie die HIV-Infektion, Hepatitiden, Herpes-simplex-Virus-Infektionen, Infektionen mit multiresistenten Gonokokken, die genitale *Chlamydia-trachomatis*-Infektion als die in Deutschland häufigste sexuell übertragbare Infektion mit jährlich etwa 300.000 Fällen (meist von den Betroffenen unbemerkt), die klinisch schwierig diagnostizierbare Salpingitis, noch nicht medikamentös auflösbare bakterielle Biofilme bei bakterieller Vaginose – Themen und Probleme, die im Medizinstudium und in der Weiterbildungszeit nicht in dem Maße berücksichtigt werden, in dem sie jeden Tag in jeder Partnerschaft bzw. im medizinischen Alltag von Frauenärzten, Dermatologen/Venerologen, Urologen, Internisten und Allgemeinmedizinern eine wichtige Rolle spielen!

Im Rahmen einer orientierenden Umfrage bei deutschen niedergelassenen Frauenärzten im Jahr 2013 wurde dem Verfasser mitgeteilt, dass durchschnittlich 30% der Patientinnen die Praxis mit infektiologischen Fragestellungen aufgesucht hatten, dass aber im Rahmen der Weiterbildung in der jeweiligen Klinik keine infektiologischen Inhalte vermittelt worden seien, und – falls es in der Klinik überhaupt ein Mikroskop gab – nur in einem Bruchteil der Fälle auch eine erfahrene Person dazu angeleitet hatte, zur Beurteilung eines Nativpräparats hindurchzusehen.

Die zukünftige, noch nicht verabschiedete Weiterbildungsordnung zum Facharzt für Frauenheilkunde und Geburtshilfe soll deshalb auch infektiologische Inhalte enthalten, was in den letzten Jahrzehnten versäumt worden war.

Herr Kollege Mylonas hat sich als (soweit bekannt) einziger Frauenarzt in Deutschland mit infektiologischer Weiterbildung, die die Zusatzbezeichnung »Infektiologie« gestattet, seit Jahren aufgrund außerordentlich fleißiger und fundierter Publikationen einen Ruf als Experte für sexuell übertragbare Infektionen gemacht. Deshalb leitet er in der Frauenklinik der Ludwig-Maximilians-Universität München die Abteilung Infektiologie, ist Vorsitzender der Arbeitsgemeinschaft für Infektionen und Infektionsimmunologie (AGII) der Deutschen Gesellschaft für Gynäkologie und Geburtshilfe und wurde in seinem Heimatland Griechenland mit einer Ehrenprofessur ausgezeichnet.

Im vorliegenden empfehlenswerten Buch werden alle Fragen rund um die zahlreichen sexuell übertragbaren Infektionen praxisnah und kenntnisreich vermittelt, sodass die interessierten Leserinnen und Leser up-to-date informiert werden.

Prof. Dr. med. Werner Mendling
Wuppertal, im Herbst 2015

Vorwort

» Wenn von zwei Knaben jeder einen Apfel hat
und sie diese Äpfel tauschen,
hat jeder am Ende auch nur einen.
Wenn aber zwei Menschen je einen Gedanken haben
und diese tauschen,
hat am Ende jeder zwei Gedanken.« (Platon)

» Ετεῆι δὲ οὐδὲν ἴδμεν ἐν βυθῶι γὰρ
ἡ ἀλήθεια.« (Demokritos)

Liebe Leserinnen und liebe Leser,
sexuell übertragbare Erkrankungen begleiten und beeinflussen die Menschheit schon seit Jahrtausenden. Die Entwicklung von antibiotischen Therapien zu Beginn des letzten Jahrhunderts gilt als Meilenstein in der Medizin und führte zum therapeutischen Durchbruch in der Behandlung dieser Erkrankungen. Gefürchtete Infektionen, wie z. B. Syphilis oder Gonorrhö, konnten plötzlich erfolgreich behandelt werden. Dies führte zu einem wesentlichen Rückgang der Häufigkeit von sexuell übertragbaren Erkrankungen.

Durch den gesellschaftlichen Wandel und den übermäßigen Einsatz von Antiinfektiva zeichnen sich heutzutage neue Probleme ab. Zahlreiche Erkrankungen treten inzwischen, aufgrund der zunehmenden Mobilität der Weltbevölkerung, häufiger auch in unseren Breiten auf. Viele Infektionserreger weisen mittlerweile auch Multiresistenzen auf, was die Therapie erschwert. Zusätzlich nimmt die Ausbreitung einiger sexuell übertragener Erkrankungen, wie z. B. HIV, epidemische Maße an. Somit haben sich, trotz der bahnbrechenden Entwicklungen in der antibiotischen Chemotherapie und der Impfungen, die ursprünglichen Erwartungen einer Beseitigung dieser Infektionen nicht erfüllt.

Sexuell übertragbare Erkrankungen spielen seit Jahrhunderten in der Frauenheilkunde eine wichtige Rolle – nicht nur deshalb, weil diese Erreger zu einer körperlichen und sogar psychischen Belastung der infizierten Patientin führen, sondern auch weil einige dieser Mikroorganismen die weibliche Fertilität beeinflussen können. Besondere Bedeutung kommt natürlich der Schwangerschaft zu, in der eine Infektion den Verlauf und sogar das ungeborene Kind beeinträchtigen kann. Die Kenntnis der notwendigen diagnostischen und therapeutischen Maßnahmen kann eine adäquate Beratung und Betreuung der oft sehr verunsicherten Patientinnen und Patienten ermöglichen.

Ich wünsche den Leserinnen und Lesern eine erfolgreiche und kritische Beschäftigung mit diesem Buch, damit es zur optimalen Betreuung unserer Patientinnen (und auch Patienten) beitragen kann.

Prof. Dr. med. Dr. h.c. Ioannis Mylonas
München und Athen, im Herbst 2015

Dank

» Φύσις κρύπτεσθαι φιλεῖ.« (Heraklitos)

» Οὐκ ἐν τῷ πολλῷ τὸ εὖ, ἀλλ᾽ ἐν τῷ εὖ τὸ πολύ.« (Aristoteles)

Jedes Werk wird von zahlreichen Personen beeinflusst und geprägt. Im Laufe der letzten zehn Jahre sind zahlreiche Veröffentlichungen erschienen, die das Grundgerüst dieses Buches bilden.

Besonderer Dank gilt allen Koautoren dieser vorangegegangenen Beiträge und Publikationen, die das Konzept dieses Leitfadens erst ermöglicht haben (alphabetisch): Prof. Dr. G. Enders (Stuttgart), Dr. M. Enders (Stuttgart), Dr. A. W. Flemmer (München), Prof. Dr. K. Friese (Bad Trissl), Dr. B. Grabein (München), Prof. Dr. K. Hamprecht (Tübingen), Dr. S. Hiedl (München), Prof. Dr. Dr. U. Hoyme (Eisenach), Prof. Dr. G. Jahn (Tübingen), Prof. Dr. K.O. Kagan (Tübingen), Prof. Dr. M. S. Kupka (Hamburg), Prof. Dr. W. Mendling (Wuppertal), Prof. Dr. E. E. Petersen (Freiburg), Prof. Dr. A. Schulze (München), Prof. Dr. D. Wallwiener (Tübingen), Prof. Dr. Dr. E.-R. Weissenbacher (München), Prof. Dr. S. Wirth (Wuppertal).

Ein großer Dank richtet sich auch an alle Kolleginnen und Kollegen, die durch ihre Anregungen und Kommentare zur Erstellung des Buches beigetragen haben, aber auch der Anstoß dazu waren, diesen Leitfaden überhaupt zu verfassen.

Ein ganz besonderer Dank gilt auch Frau Dr. sc. hum. Sabine Höschele und Frau Hiltrud Wilbertz vom Springer-Verlag Heidelberg für ihren unermüdlichen Einsatz und ihr unzerstörbares Vertrauen in dieses Projekt sowie Frau Karin Dembowsky, München, für ihre Lektoratsarbeit.

Ohne die Unterstützung aller Beteiligten hätte dieses Projekt nicht realisiert werden können.

Prof. Dr. med. Dr. h.c. Ioannis Mylonas
München und Athen
Im Herbst 2015

Autorenportrait

Herr Prof. Dr. med. Dr. h.c. Ioannis Mylonas ist seit 2002 an der Klinik und Poliklinik für Frauenheilkunde und Geburtshilfe – Klinikum Innenstadt der Ludwig-Maximilians-Universität München tätig. Neben der Zusatzbezeichnung »medikamentöse Tumortherapie« und seiner Tätigkeit als Oberarzt an der Frauenklinik der Ludwig-Maximilians-Universität München führt er die Zusatzbezeichnung »Infektiologie« und leitet seitdem auch das Gebiet der gynäkologischen und geburtshilflichen Infektiologie.

Nach seinem Studium an der Universität Rostock, der *Brown University* in USA und der *University of Melbourne* in Australien, begann er 2001 seine Ausbildung in der Gynäkologie und Geburtshilfe an der Universitätsfrauenklinik Rostock. Im Jahr 2002 wurde er an der Medizinischen Fakultät der Universität Rostock mit »*summa cum laude*« promoviert und mit dem Joachim-Jungius-Förderpreis ausgezeichnet. Nach der Facharztausbildung habilitierte er sich im Jahr 2008 an der Ludwig-Maximilians-Universität München. 2012 wurde er im verkürzten Verfahren zum außerplanmäßigen Professor an der Ludwig-Maximilians-Universität München ernannt. Im März 2014 erhielt er die Ehrendoktorwürde (Dr. h.c.) von der *Democrite University* in Griechenland.

Mittlerweile hat er über 200 wissenschaftliche Beiträge in nationalen und internationalen Zeitschriften verfasst. Er ist ebenfalls Autor von 30 Beiträgen in Lehrbüchern und Klinikleitfäden der Gynäkologie, Geburtshilfe und Infektiologie. Zusätzlich ist er Verfasser bzw. Mitherausgeber von 4 Büchern.

Er ist Mitglied in zahlreichen nationalen und internationalen Gesellschaften, z. B. Deutsche Gesellschaft für Gynäkologie und Geburtshilfe (DGGG), Deutsche STI-Gesellschaft (DSTIG), *European Academy of Science, Arts and Letters* (AESAL–EASAL). Zusätzlich ist er in mehreren Leitlinienkommissionen sowie als Fachgutachter für unterschiedliche nationale und internationale Zeitschriften und Institutionen tätig. Seit 2009 ist er der 1. Vorsitzende der Arbeitsgemeinschaft für Infektiologie und Infektionsimmunologie (AGII) der DGGG.

Inhaltsverzeichnis

IV   Andere sexuell übertragene Erkrankungen

VI   Mögliche sexuell übertragene Infektionen

Grundlagen

Geschichte sexuell übertragener Infektionen in Gynäkologie und Geburtshilfe

Ioannis Mylonas

I. Mylonas, *Sexuell übertragbare Erkrankungen*,
DOI 10.1007/978-3-642-37928-4_1, © Springer-Verlag Berlin Heidelberg 2016

1.1   Einführung

Für die Frauenheilkunde waren die Geschlechtskrankheiten sowie das Kindbettfieber früher von ganz besonderer Bedeutung. Schon im Alten Testament finden sich Hinweise auf Geschlechtskrankheiten, die sich Teile des jüdischen Volkes auf der Flucht in das Gelobte Land im Rahmen der rituellen »heiligen« Prostitution bei den Moabiterinnen zuzogen. Ähnliche Formen der Tempelprostitution gab es im frühen Babylon. Gonorrhö und Ulcus molle wurden nachweislich in römischen Bädern, welche die Funktion von Bordellen übernahmen, übertragen.

Die Geburtshilfe hingegen genoss als medizinisches Fachgebiet in der Frühzeit nur sehr geringes Ansehen. Geburtshilfliche Abteilungen lagen häufig in alten Klinikteilen und befanden sich in desolatem Zustand. Die hygienischen Verhältnisse waren extrem schlecht, und die Mehrzahl der Patientinnen kam aus ärmlichen Verhältnissen.

1.2   Sexuell übertragene Erkrankungen und Geschichte

1.2.1   Romeo und Julia – kann Küssen gefährlich sein?

Die genitale Manifestation des Herpes-simplex-Virus wurde bereits von **Hippokrates** als Symptom einer sich ausbreitenden Bläschenkrankheit beschrieben. Die Übertragbarkeit der Erkrankung war spätestens in der römischen Antike bekannt. Von Kaiser Tiberius wurde das Küssen bei öffentlichen Zeremonien verboten, da die Ausbreitung einer Bläschenerkrankung an den Lippen beobachtet wurde. Im Europa des 16. und 17. Jahrhunderts war Herpes labialis weit verbreitet und seine Übertragung durch Küssen allgemein bekannt. Dies findet sich auch in der Tragödie *Romeo und Julia* von William Shakespeare wieder.

Herpes genitalis wurde 1736 von **Jean Astruc** als eigenständige Erkrankung erkannt. Zuvor waren »Bläschen« im Genitalbereich als Variante von Gonorrhö bzw. Syphilis angesehen worden. 1883 beschrieb der deutsche Dermatologe **Paul Gerson** aus Unna das häufige, gleichzeitige Auftreten dieser Symptomatik mit anderen Geschlechtskrankheiten. **Wilhelm Gürtler** gelang es 1913, den Erreger der Herpes-Keratitis (Herpes corneae) experimentell auf ein Kaninchenauge zu übertragen, und **Ernst Löwenstein** bewies die Identität des Erregers mit der Übertragung von Bläscheninhalt des Herpes labialis. Schließlich wurde das Herpes-simplex-Virus (HSV) erstmals von **Slavin** und **Gavett** 1946 isoliert und charakterisiert, wobei erst in den 1960er Jahren die beiden verschiedenen Virusspezies durch **Andre Nahmias** und **Karl Eduard Schneeweis** beschrieben wurden.

1.2.2   Die Syphilis beeinflusste die Weltpolitik

Die Ursprünge der syphilitischen Erkrankung werden seit vielen Jahrhunderten ausgiebig diskutiert. Am wahrscheinlichsten ist, dass die Syphilis 1493 durch Soldaten und Matrosen des Amerika-Entdeckers **Christoph Kolumbus** nach Europa eingeschleppt wurde, da dieses Krankheitsbild in den Schriften vor dieser Zeit in Europa nicht auftaucht. Die Ausbreitung dieser Geschlechtskrankheit in dem von Kolumbus angelaufenen Hafenstädten Palos in Südspanien über den Fluss Guadalquivir nach Sevilla und anschließend nach Barcelona lässt sich genau nachverfolgen. Der französische König Karl VIII., der 1494 in Neapel einfiel, hatte in seinem Söldnerheer einen hohen Anteil spanischer Hilfstruppen. Über diese bereits in Spanien infizierten Soldaten breitete sich die Krankheit zuerst über Italien und dann im gesamten Europa (1495), in Indien (1498) und sogar in China (1505) aus.

Die Syphilis wurde auch als »Große Pocken«, »Lues venereum« (Geschlechtskrankheit), »Morbus Gallicus« (französische Krankheit) sowie als italienische, spanische, deutsche oder polnische Krankheit bezeichnet. Der Name jedoch, der in der Umgangssprache verwendet wurde, war Syphilis. **Hieronymus Fracastorius** soll um 1530 der Erste gewesen sein, der den Begriff »Syphilis« in seinem Gedicht *Syphilis Sive Morbus Gallicus* prägte, wahrscheinlich abgeleitet von einem mythischen Schäfer namens Syphilus.

Diese Infektion wurde sehr schnell zu einer Erkrankung aller sozialen Schichten und machte nicht einmal vor Päpsten und Herrscherhäusern halt. Die Infektionserkrankung nahm Einfluss auf die Geschichte und die politischen Wandlungen und war von großer Bedeutung, da Syphilis zu Früh- und Totgeburten führte. Auch die Menschen des Barock und des Rokoko litten unter den Auswirkungen der Syphilisepidemie und verhüllten ihre Körper häufig bis auf das Gesicht, um die Stigmata der Syphilis (Roseolen) zu verstecken. Aus dieser Zeit stammen auch das Tragen von Perücken und das Pudern des Gesichts, um die Hauterscheinungen und den Haarausfall zu verbergen. Während die Erkrankung bei Hofe als Kavaliersdelikt angesehen wurde, herrschte in der Bevölkerung und unter den Prostituierten eine ausgeprägte Stigmatisierung, streckenweise mit sozialer Ausgrenzung.

In der damaligen Zeit glaubte man, Syphilis und Gonorrhö seien die gleiche Krankheit. Erst 1838, als der Pariser Arzt **Philippe Ricord** in aus heutiger Sicht völlig unethischen Menschenversuchen die getrennten Krankheitsbilder von Syphilis und Gonorrhö demonstrierte, wurden diese als unterschiedliche Entitäten definiert. Ricord war auch der erste, der eine Unterteilung der Syphilis in eine primäre, eine sekundäre und eine tertiäre Phase vorschlug. **Giovanni Lancisi** (1654–1720) und **Herman Boerhaave** (1668–1738) beschrieben die Syphilis als Ursache kardiovaskulärer Krankheiten. **Alfred Fournier** (1832–1914) erkannte die syphilitischen Ursprünge der Neurosyphilis. **Paul Diday** (1812–1894) und **Jonathan Hutchinson** (1828–1913) trugen sehr zu unserem Wissen über angeborene Infektionen bei.

Im Jahr 1905 wurde der Erreger der Syphilis von **Fritz Schaudinn** und **Erich Hoffman** in der Flüssigkeit von sekundären syphilitischen Effloreszensen demonstriert. Es handelte sich um eine Auftragsarbeit für die Berliner Syphilis-Klinik durch das Kaiserliche Gesundheitsamt, und der Nachweis erfolgte gleich beim ersten Versuch. Die erstmalige mikrobiologische Kultivierung des Erregers gelang dem japanischen Mikrobiologen **Noguchi Hideyoi** im Jahr 1911. Der Japaner war es auch, der 2 Jahre später erstmals einen Zusammenhang zwischen der Infektion mit *Treponema pallidum*, der progressiven Paralyse und Tabes dorsalis herstellen konnte, da er die Treponemen im Gehirn und im Knochenmark nachgewiesen hatte. **August von Wassermann**

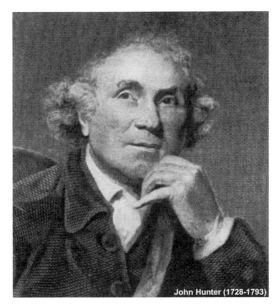

John Hunter (1728-1793)

☐ **Abb. 1.1** John Hunter (1728–1793). (Aus Seiler 2009)

konnte 1906 eine Serumreaktion für Syphilis beschreiben und hat somit die serologischen Untersuchungen für Syphilis initiiert. Damals erfolgten die Syphilis-Behandlungen vorwiegend mithilfe von Quecksilber, organischen Arsenverbindungen und Wismut. Im Jahr 1943 wurden die ersten vier Fälle von Syphilis erfolgreich mit Penicillin behandelt, und mehr als ein halbes Jahrhundert danach bleibt Penicillin immer noch das Medikament der Wahl.

1.2.3 Selbstversuch und Gonorrhö

Sehr frühe Beschreibungen der Gonorrhö finden sich im Alten Testament und in den fragmentiert erhaltenen Schriften des **Aretaios**, eines griechischen Arztes der hippokratischen Schule.

Gonorrhö und Syphilis wurden als »Morbus Venereus« zusammengefasst und als eine Erkrankung verstanden. Der schottische Chirurg und Anatom **John Hunter** (1728–1793) (☐ Abb. 1.1) versuchte 1767 in einem aufsehenerregenden Selbstversuch, diese beiden Erkrankungen als unterschiedliche Ausprägungen einer einzigen Krankheit zu belegen, indem er Eiter aus der Harnröhre eines »Tripper-Kranken« mit einem Skalpell in seinen eigenen

1

Penis einbrachte. Leider war der Erkrankte mit beiden Infektionserkrankungen infiziert, sodass Hunter die typischen syphilitischen Symptome entwickelte und dachte, den gemeinsamen Ursprung bewiesen zu haben. Dieser Irrtum wurde erst 50 Jahre später aufgedeckt.

Dem französischen Arzt **Phillippe Ricord** gelang 1867 erstmals der Nachweis, dass es sich bei Gonorrhö um eine eigenständige, von der Syphilis zu unterscheidende Krankheit handelt. Der Breslauer Dermatologe **Albert Neisser** (1855–1916) identifizierte 1879 Gonokokken als Erreger des Trippers und beendete damit die Jahrhunderte währende Diskussion der gemeinsamen Herkunft von Syphilis und Gonorrhö. Der Gynäkologe und Geburtshelfer **Ernst Bumm** (1858–1925) züchtete diese Erreger erstmals auf Nährböden und wies sie als Ursache der Gonoblennorrhö bei Neugeborenen nach. Im Jahr 1884 führte **Karl Sigmund Franz Credé** (1819–1892) in Leipzig unmittelbar nach der Geburt die Einträufelung von 1%iger Silbernitratlösung in die Augen Neugeborener zur Verhinderung der Gonoblennorrhö ein. Dies war bis 1987 in der Hebammendienstordnung verpflichtend vorgeschrieben.

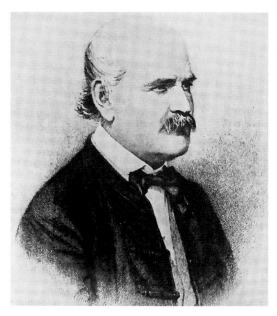

◻ Abb. 1.2 Ignaz Philipp Semmelweis (1818–1865). (Aus Boutellier u. Heinzen 2014)

1.2.4 Ignoranz, Arroganz und Intrigen – die Historie des Kindbettfiebers

Im Jahr 1847 ordnete der damalige Assistenzarzt **Ignaz Semmelweis** (◻ Abb. 1.2) in der Ersten Geburtshilflichen Klinik des Allgemeinen Krankenhauses in Wien an, dass sich Ärzte und Studenten mit einer 4%igen Chlorkalklösung die Hände zu waschen hätten. Vorausgegangen war der plötzliche Tod durch Blutvergiftung eines befreundeten Gerichtsmediziners, der während einer Leichensektion von einem Studenten mit dem Skalpell verletzt wurde und wenige Tage später verstarb. Da eine Blutvergiftung ein ähnliches Krankheitsbild wie das gefürchtete Kindbettfieber darstellte, glaubte Semmelweis, das »Leichengift« sei die Ursache für beide Erkrankungen (Bakterien waren noch unbekannt). Damals führten die Medizinstudenten klinische Sektionen durch und untersuchten nach diesen Leichensektionen Frauen während der Entbindung. Interessanterweise war die Inzidenz des Kindbettfiebers in der Zweiten Abteilung sehr gering, denn die dort betreuenden Hebammenschülerinnen kamen nicht mit Leichen in Berührung, und eine Studentenausbildung fand nur in der Ersten Abteilung statt. So konnte mit dieser einfachen Maßnahme innerhalb von 3 Monaten die Müttersterblichkeit von 12,2% auf 1,9% gesenkt werden!

Dieses wegweisende Vorgehen blieb lange Zeit unbeachtet. Einerseits hielten die Studenten derartige Vorschläge für unnötig, andererseits feindeten viele Ärzte Semmelweis aufgrund des Widerspruchs zum damaligen Ärztebild sehr stark an. Eine Verlängerung seiner Assistenzarzttätigkeit wurde ihm dadurch verwehrt. Die angeregte Bildung einer Kommission zur Prüfung dieser Thesen wurde zwar einstimmig von der Ärztlichen Gesellschaft angenommen, aber unter Einwirkung des damaligen Klinikdirektors Prof. Dr. Klein ministeriell abgelehnt. Aufgrund von Arroganz und Intrigen der Kollegen wurde Semmelweis 1850 nur zum Privatdozenten für theoretische Geburtshilfe ernannt. Dies veranlasste ihn, innerhalb von 5 Tagen nach seiner Berufung nach Pest/Ungarn zu gehen. Dort war er ab 1855 an der Universität ordentlicher Professor für Geburtshilfe.

Im Juli 1865 wurde Semmelweis ohne Diagnose von drei Ärztekollegen in die Irrenanstalt Döbling bei Wien eingewiesen. 2 Wochen nach seiner Einlieferung starb er im Alter von 47 Jahren an einer Blutvergiftung infolge einer kleinen Verletzung, die er sich bei einem Kampf mit dem Anstaltspersonal zugezogen hatte. Anderen Berichten zufolge sei er auf dem Anstaltshof von Pflegern erschlagen worden. In seinen Krankenunterlagen wird »Gehirnlähmung« als Todesursache angegeben. Interessanterweise wird zwischen 1850 und 1865 eine markante Persönlichkeitsveränderung beschrieben. Dies lässt sich auch in den verfassten Schriften über die Ursache des Kindbettfiebers nachverfolgen, welche – für die damalige Zeit sehr ungewöhnlich – in einem aggressiven Ton und Schreibstil verfasst wurden. Aus diesem Grund wird auch eine Infektion mit *Treponema pallidum* bei Semmelweis diskutiert.

Nach seinem Tod wurden die vom schottischen Chirurgen **Joseph Baron Lister** (1827–1912) im Jahr 1867 zur Versorgung von Wunden in Karbolsäure getauchten Verbände (Listerscher Verband) in die Chirurgie eingeführt. Ein drastischer Rückgang der Operationsmortalität und der Patientensterblichkeit war die Folge. Nach den Erkenntnissen von Semmelweis führten diese Forschungsergebnisse von Lister zu den Grundsätzen von Asepsis und Antisepsis im Gesundheitswesen. Später wiesen Robert Koch und Louis Pasteur nach, dass bestimmte Krankheiten von Mikroorganismen verursacht werden. Pasteur erkannte, dass Bakterien durch Hitze abgetötet werden können, worauf es zur Entwicklung der medizinischen Instrumentensterilisation kam.

Noch heute gibt es im englischen Sprachraum den durch **Robert Anton Wilson** geprägten Begriff des »Semmelweis-Reflexes«. Dieser beschreibt die unmittelbare Ablehnung einer Information oder wissenschaftlichen Entdeckung ohne weitere Überlegung oder Überprüfung des Sachverhalts und führt eher zu einer Bestrafung als zu einer entsprechenden Anerkennung.

1.2.5 »Fischgeruch« in der Gynäkologie

Der Gynäkologe **Herman Lawrence Gardner** (1912–1982) stellte 1954 seine Arbeit mit dem Bak-

teriologen Dukes vor, die kurz darauf unter dem Titel *Haemophilus vaginalis Vaginitis – A Newly Defined Specific Infection Previously Classified »Non-specific« Vaginitis* erschienen ist. Die Autoren fanden bei 141 von 1181 untersuchten Frauen (12%) ein gramnegatives Stäbchen, das sie *Haemophilus vaginalis* nannten. Gardner und Dukes versuchten, die vier Henle-Koch-Postulate nachzuweisen, was auch teilweise gelang. Nachdem bei 15 vaginal gesunden, freiwillig teilnehmenden Frauen der Fluor vaginalis von Frauen mit »*Haemophilus-vaginalis*-Vaginitis« in die Scheide eingebracht wurde, zeigten sich bei 11 der 15 infizierten Patientinnen die typischen Symptome der heute sog. **bakteriellen Vaginose**, welche verstärkt mit »fischartig« riechendem Ausfluss, Rötung des Vaginalepithels sowie manchmal mit einer Schmerzsymptomatik wie Brennen und Pruritus einhergeht. Mit diesen Arbeiten von Gardner und Dukes wurden neue Impulse in der Erforschung der vaginalen Infektionen gesetzt. Neben der Bedeutung der anaeroben Vaginalflora und ihrer Relevanz für gynäkologische Infektionen sind auch die gewonnenen Erkenntnisse über den Zusammenhang einer Frühgeburt mit vaginalen Infektionen von entscheidender Bedeutung für die heutige klinische Praxis. Zu Ehren des Frauenarztes Gardner erhielt der Leitkeim der bakteriellen Vaginose den Namen *Gardnerella*.

1.2.6 Die Probleme gehen (leider) weiter

Um die Entdeckung und den Ursprung des humanen Immundefizienzvirus (HIV) und der AIDS-Erkrankung (*acquired immune deficiency syndrome*) ranken sich zahlreiche Geschichten und Annahmen. Im Jahr 1981 berichtete der Immunologe Michael Gottlieb von 4 homosexuellen Patienten mit einer atypischen *Pneumocystis-carinii*-Pneumonie in Verbindung mit einem ausgeprägten Immundefizit. Es wurde eine infektiöse Ursache angenommen, und eine großangelegte Suche nach den Risikofaktoren und dem Ursprung begann. Das HI-Virus wurde 1983 zum ersten Mal von **Luc Montagnier** und **Françoise Barré-Sinoussi** vom Pariser *Institut Pasteur* beschrieben. Für diese Entdeckung erhielten sie 2008 den Nobelpreis für Medizin. Die Herkunft dieses Virus war lange Zeit unbekannt. Im Mai 2005 wurde erstmals der Nachweis erbracht, dass der Ursprung von HIV bei afrikanischen Affen liegt. Etliche Proben von wild lebenden Schimpansen wiesen Antikörper gegen das simiane Immundefizienzvirus (die Variante des HI-Virus bei Affen) auf, wobei 12 Proben sogar fast identisch mit HIV-1 beim Menschen waren. Allerdings sind Schimpansen nicht die eigentliche Quelle des HI-Virus, da diese Menschenaffen mit hoher Wahrscheinlichkeit von anderen Affenarten infiziert wurden. Wie das Virus auf den Menschen übertragen wurde, ist unklar. Der älteste anhand von Blutproben gesicherte Nachweis einer HIV-Infektion im Jahr 1959 stammt aus dem Kongo. Um 1966 soll das HI-Virus nach Haiti und von dort aus in die USA gelangt sein. Mittlerweile hat sich die HIV-Infektion weltweit verbreitet und stellt aufgrund einer fehlenden Impfung und der unzureichenden Therapie in Drittweltländern ein großes globales gesundheitsökonomisches Problem dar.

Im Bereich der Geburtshilfe hat die HIV-Infektion intensive Forschungen in Gang gesetzt. Seit Mitte der 1980er Jahre haben zahlreiche deutsche Gruppen intensiv daran gearbeitet, die Übertragungsrate auf Neugeborene zu reduzieren. Zu dieser Zeit lag in Deutschland das Risiko für eine Infektion bei Neugeborenen bei 30–40% (was heute für Afrika immer noch gilt). Durch intensive Forschung und eine Behandlungskombination ist das Infektionsrisiko im Schnitt auf 1,5% gesunken. Mittlerweile ist – bei entsprechender Aufklärung – auch eine vaginale Geburt möglich, sofern ein negativer Virusnachweis (unter der Nachweisgrenze von 50 bis < 20 Viruskopien/µl) vorliegt.

1.2.7 Die HPV-Infektion – die Infektiologie wird onkologisch

Der Verdienst des 2008 durch den Nobelpreis geehrten **Harald zur Hausen** ist, dass er zuerst die Herpes-Viren untersuchte, dann aber HP-Viren (humane Papillomviren) identifizierte und in konsequenter Forschungsarbeit nachweisen konnte, dass diese bei der Frau Ursache des Zervixkarzinoms sind.

Zur Hausen hatte dabei einerseits etliche Widerstände zu überwinden – auch bei Gynäkologen und Zytologen –, andererseits haben ihn aber, insbesondere in seiner Zeit als Direktor des Deutschen Krebsforschungsinstituts in Heidelberg, viele wissenschaftlich tätige Gynäkologen intensiv durch Materialsammlungen unterstützt. Durch die Herstellung zweier kommerziell erwerblicher Impfstoffe ist es gelungen, durch Impfung von noch nicht HPV-infizierten Mädchen, die Vorstufen des Zervixkarzinoms zurückzudrängen. Es gibt bereits aus England rechnerische Überlegungen von Epidemiologen, die durch die in England konsequent angewendete Impfung im Jahr 2025 einen Rückgang des Zervixkarzinoms in der geimpften Gruppe von fast 60% postulieren. Leider ist dieser enorme Vorteil in Deutschland nicht zu erwarten, da im Rahmen der allgemeinen Impfmüdigkeit derzeit nicht einmal 30% der betroffenen Population an Mädchen zwischen 12 und 17 Jahren geimpft werden.

Die Zukunft wird zeigen, ob eine weitere Ausdehnung auf die noch fehlenden Erregertypen mit onkogenem Potenzial eine höhere Akzeptanz der Impfung erreichen wird.

1.3 Persönlichkeiten und sexuell übertragene Infektionen

Sexuell übertragene Infektionen haben die Geschichte der Menschheit in den letzten Jahrhunderten stark beeinflusst. Zahlreiche wichtige Personen aus Adel, Politik und Kunst waren mit Syphilis infiziert. Aber auch Gonorrhö und Ulcus molle spielten eine wichtige kulturelle und politische Rolle.

Zahlreiche Könige, Monarchen, Politiker und auch Generäle entwickelten im Lauf der Jahre eine Infektion, und viele ihrer Taten wurden als Folge der Spätmanifestationen dieser Erkrankungen angesehen.

1.3.1 Monarchie, Politiker, Militär und kirchliche Vertreter

Als prominentes Beispiel gilt der vermeintlich an Syphilis erkrankte englische König **Heinrich VIII**. Die Annahme stützt sich auf seine ausgeprägten

Ulzerationen an beiden Oberschenkeln, die ihn zeitlebens begleiteten. Obwohl er zahlreiche Therapien durchmachte, zeigte keine dieser Behandlungsmethoden einen Erfolg. Die Ulzerationen wurden schlimmer und reichten sogar bis an den Knochen. Wenn die Schmerzen unerträglich waren, wurden Hunderte Menschen aus geringen Gründen hingerichtet. Zeit seines Lebens hat Heinrich VIII fast 3% der englischen Bevölkerung exekutieren lassen. Anekdotisch wird erzählt, dass seine Ulzerationen an den Beinen für mehr Tote verantwortlich gewesen seien als der eingewachsene Zehennagel von **Richard von Burgund**. Die vielen Ehen von Heinrich VIII sind durch früh- und totgeborene Kinder gekennzeichnet. Seine erste Frau, **Katharina von Aragon**, wurde fünfmal Mutter, aber alle Kinder waren bei der Geburt entweder tot oder verstarben kurz darauf. Nur eine Tochter blieb am Leben. Da er keinen männlichen Erben hatte, wollte er sich von seiner Frau scheiden lassen. Papst Clemens VII lehnte die Auflösung der Ehe jedoch ab, und Heinrich VIII trennte sich von der römischen Kirche und gründete die anglikanische Staatskirche, zu deren Oberhaupt er sich ernannte. Seine zweite Frau, die junge **Anne Boleyn**, heiratete er im Februar 1533, und am 7. September 1533 kam Prinzessin Elisabcth zur Welt, die spätere Königin Elisabeth I. Von dieser Monarchin wird behauptet, dass sie nicht das Kind von König Heinrich VIII gewesen sei. Alle weiteren Schwangerschaften seiner jungen Ehefrau endeten mit einer Fehlgeburt. Unter dem Vorwand des Ehebruchs wurde sie schließlich im Londoner Tower hingerichtet. Die im Mai 1536 geheiratete **Jane Seymour** gebar einen Sohn – den späteren König Edward VI –, sie selbst starb im Wochenbett. Die weiteren Ehen von Heinrich VIII blieben, wahrscheinlich aufgrund seiner fortgeschrittenen syphilitischen Erkrankung, kinderlos.

Ivan der Schreckliche, 1530 geboren, zählt ebenfalls zu den wichtigsten historischen Beispielen einer Syphilis-Infektion. Im jugendlichen Alter heiratete er Anastasia Romanowna Sacharjina, nach ihrem Tod infizierte er sich mit Syphilis. Danach zeigte Ivan Persönlichkeitsveränderungen. Neben 7 »Frauen« zeichnete er sich auch durch eine ausgeprägte »Sexsucht« aus. Bekannt wurde er durch die Tötung Tausender Menschen auf brutalste

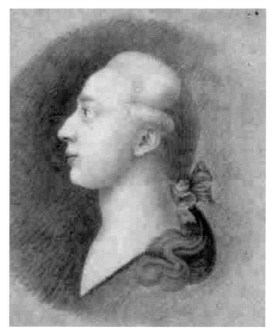

Abb. 1.3 Giacomo Casanova (1725–1798), porträtiert von Francesco Casanova um 1750. (Aus Hatzinger u. Hatzinger 2009)

Weise. Auch sein eigener Sohn wurde von ihm ermordet.

Erwartungsgemäß ist **Casanova** (◘ Abb. 1.3), der Inbegriff des männlichen Liebhabers, nicht von Geschlechtserkrankungen verschont geblieben. In seinem Leben hatte er sich sicher mit Syphilis infiziert. Zusätzlich hat er 4 dokumentierte Infektionen mit Gonorrhö, 5 Episoden mit einem weichen Schanker und eine Episode mit Herpes genitalis durchgemacht. Wahrscheinlich hat er sich insgesamt 5 Jahre seines Lebens ausschließlich mit der Therapie dieser Erkrankungen beschäftigt.

Katharina II. von Russland, auch Katharina die Große genannt, wurde nach dem gewaltsamen Tod ihres Mannes zur Zarin und regierte das russische Zarenreich 30 Jahre lang. Ihr Sohn Paul I. zeigte schon mit 10 Jahren eine syphilitische Nase, die mit dem Alter immer deutlicher wurde. Aus diesem Grund hatte die Zarin wahrscheinlich eine ausgeprägte »Venerophobie«. In St. Petersburg gründete sie das erste Krankenhaus für Geschlechtserkrankungen mit 50 Betten. Auch ihr Sexualleben ist Gegenstand zahlreicher Mythen und Fakten. Aufgrund ihrer Angst vor Syphilis wurden ihre Liebhaber erst durch ein Komitee von 6 Frauen beurteilt. Nach 3 Monaten Beobachtungszeit konnten sie für die Zarin nur dann akzeptiert werden, wenn das Komitee sie aufgrund ihrer Technik und einer fehlenden Infektion (nach einer ärztlichen Untersuchung) zugelassen hatte.

Napoleon infizierte sich mit Gonorrhö, als er noch ein junger Leutnant in Paris war. Seine Heilung dauerte lange. Wahrscheinlich hatte er als Spätkomplikation eine schmerzhafte Striktur der Harnröhre. Auch seine Infektion mit Milben wurde aller Wahrscheinlichkeit nach sexuell übertragen. Die Krätze plagte Napoleon ebenfalls etliche Jahre lang. Zusätzlich wurde auch angenommen, dass er sich nach seiner Flucht von der Insel Elba noch mit Syphilis ansteckte.

Lord Cardigan (James Thomas Brudenell, 7. Earl of Cardigan) war verantwortlicher General für die »Attacke der Leichten Brigade« oder auch den »Todesritt der leichten Brigade« im Krimkrieg, einem Angriff der britischen Kavalleristen auf die russische Armee in der Schlacht von Balaklawa, welche aufgrund ihrer hohen Verluste traurige Berühmtheit erlangte. Es wird angenommen, dass Lord Cardigan unter einer chronischen Orchitis aufgrund einer Gonorrhö litt. Dieser Umstand hat ihn wahrscheinlich veranlasst, weniger stürmisch in die Schlacht zu reiten, was ihm das Leben gerettet hat.

Auch bei Kirchenvertretern gab es sexuell übertragene Erkrankungen. Vor Einführung des Zölibats sind mehrere Fälle von dokumentierten Infektionen mit einem sexuell übertragenen Erreger bekannt. Drei Päpste der katholischen Kirche waren mit Syphilis infiziert: **Alexander VI**, **Julius II** und **Leo X**. Einer der bedeutendsten Aristokraten, Kirchenfürsten und Politiker im Frankreich des 17. Jahrhunderts, **Kardinal Richelieu**, litt höchstwahrscheinlich ebenfalls an einer Geschlechtserkrankung. Als Berater und Minister von Ludwig XIII. war er für die Umgestaltung Frankreichs in einen absolutistischen Staat und das Beenden der habsburgischen Vormachtstellung in Europa verantwortlich. Er hatte einen großen Analabszess, der mit hoher Wahrscheinlichkeit von einer Geschlechtserkrankung herrührte. Zusätzlich zeigte er während einer Reise eine Harnretention und musste katheterisiert wer-

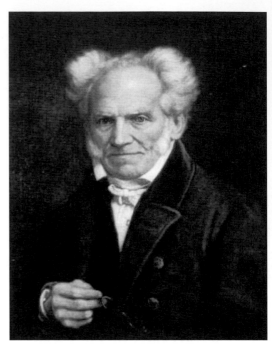

◘ Abb. 1.4 Arthur Schopenhauer (1788–1860). (Aus Vornbaum u. Bolander 2014)

den, was für eine Harnröhrenstriktur durch Gonorrhö spricht.

1.3.2 Philosophen

Infektionen mit Geschlechtserkrankungen kamen bei Philosophen seltener vor. Wahrscheinlich lag das daran, dass viele sich als bessere und höhere Individuen bezeichneten und somit weniger anfällig gegenüber weiblichen Reizen waren. Die bekanntesten Philosophen, die an Syphilis litten, waren **Friedrich Nietzsche** und **Arthur Schopenhauer** (◘ Abb. 1.4). Beide zeigten im Endstadium ihrer Erkrankung eine zerebrale Syphilis. Die medizinische Geschichte von Nietzsche ist relativ lang. Im Jahr 1865 infizierte er sich mit dem Erreger in einem Bordell – dem Ort, den er als den »einzigen Ort für Liebe« bezeichnete. Während des zweiten Stadiums der Erkrankung entwickelte er noch im selben Jahr eine syphilitische Meningitis. 8 Jahre später folgte eine basale Meningitis. Nach weiteren 8 Jahren wies er die typischen paralytischen Symptome und Persönlichkeitsveränderungen auf, welche aber interessanterweise nach 4 Jahren zurückgingen. Allerdings zeigte sich in den darauffolgenden 2 Jahren eine generelle Paralyse, die bis zu seinem Tod 1890 bestand. Obwohl er an Syphilis erkrankt war, schrieb er in diesen Jahren seine wichtigsten Werke, die ihm weltweite Anerkennung und Bewunderung einbrachten. Auch Schopenhauer war ein bekannter Syphilitiker. Er infizierte sich als Student in Göttingen und erhielt sehr lange eine Quecksilberbehandlung. Aller Wahrscheinlichkeit nach entwickelte er aus dieser langen und schmerzhaften Behandlung eine »Syphilophobie« und verachtete seitdem die Frauen, die er nur als Überträger der Syphilis ansah. Schopenhauer starb 1860, allerdings nicht an der Spätmanifestation einer Syphilis, sondern an einer Pneumonie.

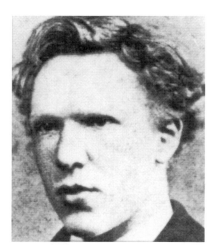

◩ **Abb. 1.5** Vincent van Gogh (1853–1890), Foto aus dem Jahr 1871. (Aus Allen 2014)

1.3.3 Schriftsteller, Komponisten und Künstler

Schriftsteller und Dichter stellten die prominenteste Berufsgruppe mit sexuell übertragenen Erkrankungen dar.

François Villon gilt als bedeutendster Dichter des französischen Spätmittelalters. Höchstwahrscheinlich hatte er einen weichen Schanker und Kondylome. Villon wird häufig als Paradigma und Beweis der Existenz von Syphilis in Europa vor der Entdeckung Amerikas durch Kolumbus erwähnt. Er litt unter komplettem Haarausfall, was auf eine Syphilisinfektion zurückzuführen sein könnte. In einer Ballade erwähnt er eine junge Dame, die eine vermeintliche Sattelnase, ebenfalls ein Zeichen von Syphilis, besaß. Durch sein rasantes Leben und einen schwachen Charakter wurde er zum Dieb, zum Vagabunden und sogar zum Mörder. Er wurde zweimal zum Tode verurteilt, dann aber 1463 aus Paris verbannt.

Mit 24 Jahren litt **Heinrich Heine** an starken Kopfschmerzen, häufig die erstmalige Manifestation einer Lues. Ab 1840 zeigte er eine Fasczialisparese. Die Paralyse zeigte einen progressiven Verlauf, und neben der Lähmung der oralen Muskeln wurde auch eine Schwäche der Beine beobachtet, sodass er im Mai 1848 im Louvre vor der *Venus von Milo* zusammenbrach. Daraufhin zog er sich aus dem öffentlichen Leben zurück und wurde bis zu seinem Tod 1856 von seiner Frau gepflegt.

Zahlreiche weitere Maler, Schriftsteller und Musiker waren ebenfalls Syphilitiker. Die bekanntesten sind **Vincent van Gogh** (◩ Abb. 1.5), der sich selbst ein Ohr abschnitt, aber auch **Claude Monet** und **Paul Gauguin**. Bekanntermaßen litt **Oskar Wilde** an einer Syphilis, welche er sich, noch als junger Student in Oxford, zuzog. **Fjodor Dostojewski** und **Robert Schumann** waren an ebenfalls Syphilis erkrankt. Auch der Komponist **Franz Schubert** wurde im Alter von 24 Jahren mit Syphilis infiziert und erhielt die damals gängige Therapie mit Quecksilber. Allerdings ist er im jugendlichen Alter verarmt an den Folgen einer Tuberkulose verstorben, sodass sich eine späte Manifestation dieser Infektionserkrankungen bei ihm nicht zeigen konnte. Die Spekulationen, dass Beethoven (aufgrund seiner Taubheit) und Mozart (aufgrund seines frühen Todes) mit Syphilis infiziert gewesen seien, werden in Fachkreisen immer noch diskutiert.

1.4 Die gute alte Zeit? – Infektiologie in Deutschland

Neben Ländern wie Frankreich (**Louis Pasteur**), England (**Joseph Lister**), USA (**Simon Flexner**) oder Japan (**Shibasaburo Kitasato, Kiyoshi Shiga**) nahm Deutschland jahrzehntelang eine führende,

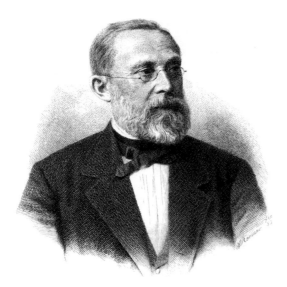

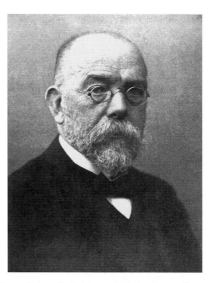

◘ **Abb. 1.6** Rudolf Virchow (1821–1902). (Aus Harms 2008)

◘ **Abb. 1.7** Robert Koch (1843–1910). (© picture alliance/dpa)

wenn nicht sogar eine herausragende Position in der Infektiologie ein, die durch Persönlichkeiten wie **Rudolf Virchow** (◘ Abb. 1.6), **Emil von Behring** (der 1917 im Alter von 63 Jahren an einer generellen Paralyse aufgrund einer Syphilis starb), **Paul Ehrlich**, **Gerhard Domagk** und **Robert Koch** geprägt wurden. Nicht umsonst erhielten vier von ihnen den Nobelpreis.

Robert Koch (◘ Abb. 1.7) gilt als Begründer der modernen Bakteriologie. Er stellte mit seiner kontagionistischen Lehre die Kausalität Infektionserkrankung in den Vordergrund, ohne auf eventuelle sozialpolitische Aspekte einzugehen, die der Münchner Wissenschaftler **Max von Pettenkofer** oder auch **Rudolf Virchow** vertraten. Noch heute stehen die drei **Henle-Koch-Postulate**, etwas variiert und um ein Postulat ergänzt, für den Beweis, dass pathogene Keime die Verursacher von Infektionskrankheiten sind.

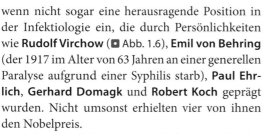

Henle-Koch-Postulate
»Wenn es sich nun aber nachweisen ließe:
— Erstens, dass der Parasit in jedem einzelnen Falle der betreffenden Krankheit anzutreffen ist, und zwar unter Verhältnissen, die den pathologischen Veränderungen und dem klinischen Verlauf der Krankheit entsprechen;

— zweitens, dass er bei keiner anderen Krankheit als zufälliger und nicht pathogener Schmarotzer vorkommt; und
— drittens, dass er von dem Körper vollkommen isoliert und in Reinkulturen hinreichend oft umgezüchtet, imstande ist, von neuem die Krankheit zu erzeugen.«

Als viertes Postulat gilt heute, dass der Mikroorganismus erneut isoliert werden und identisch mit dem ursprünglichen Erreger sein muss.

Auch im Bereich der Therapie der Infektionserkrankungen sind entscheidende Impulse von Deutschland ausgegangen. **Gerhard Domagk** führte als Erster die Sulfonamide in die Chemotherapie der bakteriellen Infektionen ein. Für die Entdeckung der antibakteriellen Wirkung des Sulfonamids Prontosil bekam er 1939 den Nobelpreis für Medizin zugesprochen, wobei er diesen aufgrund einer Anordnung Hitlers, nach der es »Reichsdeutschen« ab 1937 verboten war, den Nobelpreis anzunehmen, nicht entgegennehmen konnte. Erst 1947 konnte ihm der Preis ausgehändigt werden, jedoch ohne das Preisgeld.

Die Grundlagen der Infektiologie wurden vor mehr als 100 Jahren gelegt. Infektionserkrankungen fallen in fast alle ärztlichen Fachbereiche, v. a. die Innere Medizin, Chirurgie, Pädiatrie sowie die Gynäkologie und Geburtshilfe, sodass in diesen Disziplinen eine eigene infektiologische Forschung existiert. Interessanterweise wurde der Begriff »Infektiologie« erst 1973 von **Felix Höring** und **Werner Lang** geprägt, um die Mikrobiologie von den jeweiligen klinischen Erkrankungen zu trennen.

1.5   Ausblick

Obwohl Infektionserkrankungen in Frauenheilkunde und Geburtshilfe zu den wichtigsten und praktisch relevantesten Aspekten zählen, finden sie mittlerweile keine adäquate oder ausreichende Berücksichtigung – weder in der Ausbildung noch in der Spezialisierung und Weiterbildung in diesem Fachbereich. So ist etwa der Begriff »Infektion« nicht in der Weiterbildungsordnung anzutreffen, obwohl z. B. die Beurteilung des vaginalen Nativpräparats mittels Phasenkontrastmikroskopie zur täglichen Arbeit aller Gynäkologen und sogar Geburtshelfer gehört. In der akademischen Landschaft in Deutschland gibt es derzeit keine einzige Professur für gynäkologische Infektiologie. In Zeiten, in denen sich alles um Geld, Marketing, Finanzierung, Krise und Profilierung dreht, ist leider fast jeder Versuch der mittlerweile sehr wenigen engagierten gynäkologischen Infektiologen, das Wissen um Diagnose und Therapie von Infektionskrankheiten in der Gynäkologie voranzubringen, zum Scheitern verurteilt. Da Infektionserkrankungen wieder sehr stark an Bedeutung gewonnen haben (z. B. multiresistente Erreger), stellt die heutige Situation ein katastrophales Vorzeichen für die zukünftige ärztliche Ausbildung und die adäquate Betreuung der Patienten dar.

Was sind sexuell übertragene Infektionen?

Ioannis Mylonas

I. Mylonas, *Sexuell übertragbare Erkrankungen*,
DOI 10.1007/978-3-642-37928-4_2, © Springer-Verlag Berlin Heidelberg 2016

2

2.1   Einführung

Infektionen gehören auch im 21. Jahrhundert zu den wichtigsten Erkrankungsursachen. Insgesamt sterben weltweit jährlich ca. 52 Mio. Menschen. Davon erliegen ca. 17,3 Mio. den Folgen einer Infektionserkrankung. **Dies bedeutet, dass jeder 3. Todesfall infektionsbedingt ist.**

In diesem Zusammenhang spielen Infektionserkrankungen, die über den Sexualverkehr übertragen werden, eine wichtige Rolle. **Sexuell übertragbare Infektionen (STI)** wurden in der Vergangenheit auch als Geschlechtskrankheiten, venerische Infektionen oder sexuell übertragene Erkrankungen (STD) bezeichnet.

STI sind eine heterogene Gruppe von Infektionen, deren gemeinsames Merkmal darin besteht, dass sie hauptsächlich bzw. zusätzlich durch Geschlechtsverkehr übertragen werden.

2.2   Unterteilung

Da die sexuell übertragenen Erkrankungen und Erreger mehr als die vier klassischen sexuell übertragenen Infektionen – Syphilis, Gonorrhö, Ulcus molle und Lymphogranuloma venereum – ausmachen (◘ Tab. 2.1), bietet sich aus pragmatischem Gründen folgende Unterteilung an:
- »Klassische« sexuell übertragbare Erkrankungen,
- andere sexuell übertragbare Erkrankungen,
- sexuell übertragbare Erkrankungen mit Erkrankung anderer Organe.

Mittlerweile wird auch für weitere Erreger ein sexueller Übertragungsweg angenommen, wobei der eindeutige Beweis einer Übertragung durch Geschlechtsverkehr noch weitgehend aussteht. Im Folgenden werden diese Erreger aufgrund ihrer Bedeutung in der Gynäkologie und Geburtshilfe ebenfalls behandelt. Darunter zählen insbesondere
- Bakterielle Vaginose und
- Kandidose (Vulvovaginalkandidose).

◘ **Tab. 2.1** Praktische Unterteilung von sexuell übertragbaren Erkrankungen

Unterteilung	Erkrankung	Siehe auch
»Klassische« sexuell übertragbare Erkrankungen	Syphilis	► Kap. 11
	Gonorrhö	► Kap. 12
	Lymphogranuloma venereum	► Kap. 13
	Ulcus molle	► Kap. 14
Andere sexuell übertragbare Erkrankungen	Trichomoniasis	► Kap. 15
	Chlamydien-Infektion	► Kap. 16
	Condylomata acuminata	► Kap. 17
	Herpes genitalis	► Kap. 18
	Molluscum contagiosum	► Kap. 19
	Mycoplasma genitalium	► Kap. 20
	Granuloma inguinale	► Kap. 21
	Filzläuse	► Kap. 22
	Skabies	► Kap. 23
Sexuell übertragbare Erkrankungen mit Erkrankung anderer Organe	AIDS	► Kap. 24
	Hepatitis B	► Kap. 25
	Hepatitis C (selten)	► Kap. 26
	Zytomegalie	► Kap. 27
Mögliche sexuelle Übertragung[a]	Bakterielle Vaginose	► Kap. 28
	Vulvovaginal-kandidose	► Kap. 29

[a] Eindeutiger Beweis steht noch aus.

2.3   Sind sexuell übertragene Infektionen häufig?

STI kommen weltweit sehr häufig vor (◘ Tab. 2.2). Aufgrund von veränderten Sexualpraktiken und des Sexualverhaltens ist allerdings von einer noch viel höheren Inzidenz und Prävalenz auszugehen (»Dunkelziffer«).

Auch in Deutschland sind diese Infektionen weit verbreitet. Während die »klassischen Ge-

■ **Tab. 2.2** Weltweite Inzidenz von sexuell übertragenen Erkrankungen (Schätzungen der WHO)

Erkrankung	Inzidenz (Mio. Infektionen/Jahr weltweit)
Trichomonas vaginalis	170
Chlamydia trachomatis	89–95
HPV	75–90
Neisseria gonorrhoeae	60–70
HSV	30–50
HIV	5,3
Frauen	2,2
Kinder bis 15 Jahre	0,6

HPV humanes Papillomvirus, *HSV* Herpes-simplex-Virus, *HIV* humanes Immundefizienzvirus.

schlechtskrankheiten« (Syphilis, Gonorrhö, Ulcus molle und Lymphogranuloma venereum) aufgrund der geringen Inzidenz in unseren Breiten zwar eine wichtige, aber mittlerweile untergeordnete Rolle spielen, nimmt die Bedeutung von anderen sexuell übertragenen Infektionen gegenwärtig zu.

Epidemiologisch und klinisch bedeutendste STI in Deutschland (in alphabetischer Reihenfolge)
- *Chlamydia-trachomatis*-Infektion
- Gonorrhö
- Hepatitis B
- Herpes genitalis
- HIV-Infektion
- HPV-Infektion
- Syphilis
- Trichomoniasis

Allerdings fehlen für Deutschland genaue Zahlen zur Infektionshäufigkeit. Der in den letzten Jahren zu beobachtende Anstieg meldepflichtiger Infektionen wie Syphilis und Gonorrhö (bis 2001) weist jedoch auf eine allgemeine Zunahme von STI hin.

Aufgrund einer Novellierung des Infektionsschutzgesetzes (zurzeit besteht nur für HIV, Syphilis und Hepatitis B eine **Meldepflicht**) ist eine zentrale Erfassung von einigen STI nicht mehr möglich. Damit fehlen eindeutige Angaben zum genauen Vorkommen dieser Infektionen. Die meisten Daten für Deutschland basieren auf
- kleineren, fallbezogenen und regionsspezifischen Untersuchungen in Deutschland,
- Schätzungen anhand von stichpunktartigen Erhebungen (sog. Sentinel-Daten),
- Projektionen von Daten aus anderen Ländern mit einem entsprechenden nationalen Gesundheitsplan (z. B. USA, Großbritannien oder Skandinavien).

❯ In Deutschland besteht momentan eine Meldepflicht nach § 7 Infektionsschutzgesetz für HIV (nichtnamentlich) an das Robert-Koch-Institut und für Hepatitis B (namentlich) an das Gesundheitsamt. Für Syphilis besteht eine Meldepflicht der anonymisierten Daten der Erkrankungsfälle an das Robert-Koch-Institut. In Österreich besteht zurzeit eine Meldepflicht für AIDS (nicht für die alleinige HIV-Infektion), Syphilis, Gonorrhö, Ulcus molle und Lymphogranuloma venereum.

2.4 Bedeutung von sexuell übertragenen Infektionen

❯ Sexuell übertragbare Infektionen können bei Menschen beider Geschlechter, aller Gesellschaftsschichten sowie aller Altersklassen auftreten. Wie bei allen sexuell übertragbaren Erkrankungen sind in erster Linie junge, sexuell aktive Menschen betroffen.

Diese Infektionen werden durch **ungeschützten Geschlechtsverkehr** übertragen, wobei das Risiko einer Ansteckung sowohl bei vaginalem als auch bei oralem oder analem Verkehr besteht. Auch mit der Nutzung prophylaktischer Mittel und Maßnahmen (z. B. Einsatz von Kondomen) kann eine Ansteckung nie ausgeschlossen werden.

❯ Es können auch Kinder an STI erkranken: dabei sollte an sexuellen Missbrauch gedacht werden!

2

Risikofaktoren, die mit einer erhöhten Inzidenz von STI einhergehen

- Junges Alter (15–30 Jahre)
- Häufiger Beziehungswechsel
- Häufig wechselnde Geschlechtspartner
- Ein neuer Sexualpartner oder > 2 Sexualpartner im letzten Jahr
- Sexueller Kontakt mit einer Person mit einer STI
- Ein unbekannter Sexualpartner (z. B. Internet- oder Partybekanntschaft)
- Gefährliche sexuelle Praktiken
- Eine eigene vorangegangene STI
- Keine Kontrazeption oder Nutzung von oralen/intrauterinen/subdermalen Kontrazeptiva
- Seltene oder keine Nutzung von Kondomen
- Niedrige sozioökonomische Schicht und niedriger Sozialstatus (u. a. Obdachlosigkeit, kein Zugang zu medizinischen Maßnahmen etc.)
- i.v.-Drogenabhängigkeit
- Alkoholabhängigkeit
- Reisen in Endemiegebiete und Geschlechtsverkehr in Endemiegebieten
- Verkehr mit Partnern aus Risikogruppen (z. B. i.v.-Drogenabhängige)
- Promiskuität und Prostitution
- Schwangerschaftsabbruch
- Opfer einer Vergewaltigung
- Psychiatrische Erkrankung

Zahlreiche Risikofaktoren spiegeln ein innerhalb der letzten 50 Jahre verändertes Sexualverhalten wider. Natürlich sind einige Infektionserkrankungen (z. B. HIV, Syphilis, Hepatitis C) auf Hauptbetroffenengruppen konzentriert. Allerdings ist eine **Infektion mit den meisten Erregern – aufgrund ihrer weiten Verbreitung – eher als eine Konsequenz von sexueller Aktivität aller Menschen** anzusehen (z. B. HPV, Chlamydien-Infektion, Trichomoniasis, Herpes genitalis). Darüber hinaus können einige Infektionen Krebs verursachen bzw. seine Entstehung begünstigen (z. B. Hepatitis B, HPV, HIV).

❯ Die besondere Problematik von fast allen STI liegt darin, dass bei einem hohen Anteil der Fälle die Infektionen bei Erwachsenen ohne oder mit geringen Symptomen verlaufen und diese demzufolge nicht zu einem Arztbesuch bzw. einer Untersuchung veranlassen.

So wird vom Robert-Koch-Institut geschätzt, dass z. B. die Infektion mit **Chlamydien**, die sich in den meisten Fällen ohne Symptome ausbreitet, mit 300.000 Neuinfektionen pro Jahr **die am weitesten verbreitete STI in Deutschland** ist. Für Deutschland wird angenommen, dass, obwohl geeignete diagnostische und therapeutische Verfahren zur Verfügung stehen, nur ein geringer Anteil der Infektionen diagnostiziert und dementsprechend therapiert wird.

Die Übertragung von zahlreichen sexuell übertragbaren Erregern vor oder sogar während der Geburt kann sowohl systemische als auch lokale **Infektionen des Ungeborenen bzw. Neugeborenen** auslösen. Diese Infektionen können u. a. zu folgenden Problemen führen:

- einem frühzeitigen Abort (z. B. Syphilis),
- einer Frühgeburt (z. B. Chlamydien, *Trichomonas vaginalis*),
- einer direkten fetalen bzw. kindlichen Infektion mit daraus resultierenden Fehlbildungen und Spätschädigung (z. B. Syphilis, Zytomegalie, HSV-, HBV-Infektion).

So werden beispielsweise weltweit ca. 1 Mio. Schwangerschaften durch eine mütterliche Syphilis negativ beeinflusst. Dieser Wert ist um ein Vielfaches höher als für andere neonatale Infektionen, einschließlich HIV und Tetanus (540.000 bzw. 300.000 Fälle pro Jahr) zusammen.

Insgesamt werden STI für eine Vielfalt an Erkrankungen bei Frauen, Männern und auch Neugeborenen verantwortlich gemacht. Durch frühzeitige Diagnose und Therapie könnten diese verhindert werden.

❯ Wegen der gravierenden Konsequenzen für die Gesundheit und den Lebensentwurf jedes einzelnen Menschen besteht aus ärztlicher Sicht ein sektorenübergreifendes medizinisches sowie politisches Handlungsfeld im Hinblick auf die Prävention, Diagnostik und Therapie aller sexuell übertragbaren Infektionen.

Praktisches Vorgehen

Ioannis Mylonas

I. Mylonas, *Sexuell übertragbare Erkrankungen*,
DOI 10.1007/978-3-642-37928-4_3, © Springer-Verlag Berlin Heidelberg 2016

3

3.1   Einführung

Die Diagnose einer STI stellt eine große Herausforderung für den behandelten Arzt dar. Obwohl sich viele dieser Erkrankungen zwar im Genitalbereich manifestieren, zeigen einige STI eine Vielfalt an oft uncharakteristischen Symptomen, sodass eine schnelle Diagnose erschwert wird.

Verdacht auf sexuelle Übertragung genitaler Erkrankungen
- Bei jüngeren Menschen
- Bei akutem Beginn
- Bei spontaner Angabe eines sexuellen Kontakts als mögliche Ursache
- Bei früherem Vorliegen von vergleichbaren Krankheitsepisoden

---

❯ Die gleichzeitige Übertragung mehrerer STI ist möglich und sollte bei den differenzialdiagnostischen Überlegungen berücksichtigt werden.

3.2   Medizinische Anamnese

Im Mittelpunkt der medizinischen Anamnese stehen die subjektiven Symptome der Patientin, die zu einem Arztbesuch geführt haben. Der häufigste Grund für eine Vorstellung beim Frauenarzt ist sicherlich der vaginale Ausfluss. Aber auch Beschwerden bei der Miktion, unklare Unterbauchbeschwerden oder Jucken und Brennen im Intimbereich sind oftmals Anstöße dafür.

❯ Wenn die Hauptsymptome im Zusammenhang mit Geschlechtsverkehr angegeben werden, sollte immer an eine sexuell übertragene Infektion gedacht werden.

Bei vorliegender Schwangerschaft gelten eine vaginale Blutung oder vermehrter vaginaler Ausfluss zusammen mit der Sorge um das ungeborene Kind als die häufigsten Ursachen für eine akute Vorstellung in der Arztpraxis oder der Klinik.

Die Anamnese sollte in einer **strukturierten Vorgehensweise** durchgeführt werden. Zu Beginn

◨ **Tab. 3.1** Charakterisierung der Hauptsymptome	
Lokalisation	Ort, Ausstrahlung und Ausbreitung der Beschwerden
Qualität	Brennend, stechend, ziehend oder kolikartig
Intensität	Progrediente oder abnehmende Intensität
Zeitliches Auftreten	Akuter Beginn
	Chronischer Zustand
	Frequenz
Auslöser	Ungeschützter Geschlechtsverkehr
	Neuer Geschlechtspartner
	Sexualpraktiken
Klinischer Verlauf	Besserung oder Verschlechterung der Symptomatik durch Wärme/ Kälte oder Einnahme von Medikamenten (auch nichtverschreibungspflichtige Medikamente)
Begleitsymptome	Fieber, Übelkeit, Erbrechen etc.
Bisherige Diagnostik	Vorangegangener Arztbesuch wegen gleicher oder ähnlicher Symptome und daraus resultierende diagnostische oder therapeutische Maßnahmen

sollte eine eingehende Charakterisierung der Hauptsymptome erfolgen (◨ Tab. 3.1).

Bei V. a. STI sollte u. a. konkret nach vaginalem Ausfluss und vulvären Problemen gefragt werden. Falls die Patientin über andere systemische Symptome klagt, sollte zusätzlich nach rektalem Ausfluss, Konjuktivitis, Arthritis sowie genitalen oder generalisierten Hautausschlägen (Exantheme und Enantheme) gesucht werden.

Anamnestische Fragen bei V. a. STI
- Vaginaler Ausfluss
- Vulväre Symptome:
  - Brennen
  - Juckreiz
  - Ulzerationen
  - Dyspareunie
  - Schmerzen

- Unterbauchbeschwerden
- Menstruationsstörungen:
  - Dysmenorrhö
  - Zwischenblutungen
  - Postkoitale Blutungen

Nach einer ausführlichen Darstellung der Hauptsymptome sollte die Patientin nach ihrer medizinischen Vorgeschichte befragt werden. Die **gynäkologische Anamnese** umfasst:

- die Anzahl und den Verlauf von Schwangerschaften,
- die Menstruationsanamnese,
- gynäkologische Voruntersuchungen,
- kontrazeptive Maßnahmen (z. B. orale Kontrazeptiva oder hormonelle Ersatztherapie).

Allgemeine gynäkologische und geburtshilfliche Anamnese

- Medizinische Vorerkrankungen und deren Therapie
- Medikamentenanamnese
- Operationen
- Sexualanamnese und vorangegangene Sexualerkrankungen
- Anzahl und Verlauf von Schwangerschaften
- Menstruationsanamnese
- Gynäkologische Voruntersuchungen und vorangegangene zytologische Abstriche
- Kontrazeptive Maßnahmen (z. B. orale Kontrazeptiva oder hormonelle Ersatztherapie)

Eine ausführliche **Medikamentenanamnese** (verschreibungspflichtige und frei verkäufliche Medikamente), v. a. vorangegangene Behandlungen mit Antiinfektiva, sollten erfragt werden. Insbesondere die Dosierung, die Dauer und der Grund einer medikamentösen Behandlung sollten erhoben werden. Zusätzlich sollte die regelrechte Einnahme der verordneten Medikamente erfragt werden. Im Falle einer Non-Compliance ist es wichtig, die Patientin nach dem Grund zu fragen (z. B. Nebenwirkungen, Übelkeit, Durchfall etc.).

Sensible Fragen und die Sexualanamese sollten zum Schluss erörtert werden:

Wichtige Fragen zur Sexualanamnese

- Wann fand der Geschlechtsverkehr statt, mit dem Sie die vorliegenden Symptome assoziieren?
  - Wann hatten Sie zuletzt Sex?
  - Was genau haben Sie gemacht (vaginaler, oraler und/oder analer Geschlechtsverkehr)?
  - Welche sexuellen Kontakte bestanden in den letzten Wochen?
- Besteht eine konstante Partnerschaft (Ehepartner/fester Partner/Gelegenheitsbekanntschaft/unbekannt)?
  - Wie lang sind Sie mit dem Partner zusammen (Ehepartner/fester Partner/Gelegenheitsbekanntschaft/unbekannt)?
  - Gibt es irgendwelche Bedenken Ihrerseits über ihre Partnerschaft (z. B. Misshandlung etc.)?
- Bestand der sexuelle Kontakt mit Ihrem Partner oder mit einer anderen Person?
  - Mit wem? Mann/Frau? Bisexuelle Kontakte?
- Waren Sie und/oder Ihr Partner im Ausland?
  - Sind Sie und oder Ihr Partner häufig beruflich im Ausland unterwegs?
  - Haben Sie dort Geschlechtsverkehr?
- Wie viele Geschlechtspartner hatten Sie in den letzten 2 Monaten? Im letzten Jahr?
- Mit wem hatten Sie davor Geschlechtsverkehr? (Wiederholen der Frage, bis der zurückliegende 3- bis 24-Monatszeitraum abgedeckt ist)
- Benutzen Sie Kondome beim Geschlechtsverkehr? Wenn ja, wie oft (immer, manchmal, niemals)?
- Hatten Sie je eine sexuell übertragene Infektion?
  - Wenn ja, welche?
  - Wann und wie sind Sie in diesem Zusammenhang behandelt worden?
- Trinken Sie gerne Alkohol? Nehmen Sie Drogen? Wenn ja, welche und in welcher Frequenz?

3

> – Wenn Sie i.v.-Drogen nehmen, haben Sie
> die Bestecke mit jemandem geteilt?
> Wenn ja, wann zum letzten Mal?
> ▬ Haben Sie Tattoos oder Piercings? Wenn ja,
> wann und unter welchen Bedingungen
> wurden diese gemacht (sterile Utensilien)?

❯ Bei V. a. eine Geschlechtserkrankung sollte
die Anamnese unter vier Augen erhoben
werden, da die Anwesenheit des Partners ggf.
belastend für die Patientin sowie kontra-
produktiv sein kann.

Sollte der Partner während der Untersuchung nicht
dabei sein oder sich nicht untersuchen lassen, sollte
die Patientin nach möglichen Symptomen bei ihrem
Sexualpartner befragt werden. Dazu gehören v. a.
urethraler Ausfluss, Dysurie, ein bestehender genitaler Juckreiz, Exantheme oder Ulzerationen im äußeren Genitalbereich sowie testikuläre Schmerzen.

> **Routinefragen zur Erfassung von STI**
> **beim männlichen Geschlechtspartner**
> ▬ Urethraler Ausfluss?
> ▬ Dysurie?
> ▬ Juckreiz im Genitalbereich?
> ▬ Exantheme oder Ulzerationen im äußeren
>   Genitalbereich?
> ▬ Testikuläre Schmerzen?

❯ Auch wenn Gynäkologen vorwiegend Frauen
behandeln, kann in einigen Fällen auch
eine Untersuchung des Sexualpartners notwendig sein. Dies ist v. a. dann von Nutzen,
wenn die Symptome der Patientin sehr
unspezifisch sind und ein hochgradiger Verdacht auf eine sexuell übertragene Erkrankung besteht.

3.3   Diagnostik

Durch eine ausführliche Anamnese ergeben sich
erste Hinweise auf eine spezifische Infektionskrankheit. Vor allem die Frage nach ähnlichen Erkrankungen in der Umgebung kann richtungweisend
sein. Sowohl eine Reiseanamnese als auch der Impf-
status kann Auskünfte über eine Reihe von Infek-
tionserregern geben.

3.3.1   Klinisches Erscheinungsbild

Die jeweiligen Symptome und die erhobene Klinik
geben den ersten Anhalt für eine sexuell übertragene Erkrankung.

3.3.2   Klinische Untersuchung

Erste Anhaltspunkte für eine Infektion ergeben die
Hauteffloreszenzen im äußeren Genitalbereich.

❯ Bei Angabe von erheblichen Beschwerden
und Fehlen klinischer Befunde sollte als
Ausschlussdiagnose an eine Venerophobie
gedacht werden.

Patientinnen, bei denen der V. a. STI besteht, sollten
klinisch untersucht werden. Diese Untersuchung
schließt folgende Methoden ein:

**Inspektion und Palpation des analen und genitalen
Bereichs** Erste Anhaltspunkte für eine Infektion
ergeben die Effloreszenzen im analen und genitalen
Bereich (▶ Kap. 4, Vulvitis).

Spekula-Einstellung der Vagina Eine Inspektion
von Scheide und Zervix ermöglicht die klinische
Beurteilung eines Fluor genitalis (▶ Kap. 6), mor-
phologischer Auffälligkeiten von Vagina und Zervix
sowie die Entnahme von mikrobiologischen Abstrichen oder einer Gewebebiopsie.

**Bimanuelle und sonographische gynäkologische
Untersuchung** Eine bimanuelle Untersuchung ermöglicht die Evaluation von Unterbauchbeschwerden (▶ Kap. 9, Adnexitis).

Proktoskopie Bei rektalen Symptomen kann eine Proktoskopie entweder selbst durchgeführt oder veranlasst werden.

Andere Untersuchungen Sie erfolgen in Abhängigkeit von der Anamnese und den Beschwerden (z. B. Beurteilung der Haut etc.).

Untersuchung des Partners Durch Inspektion und Palpation des äußeren männlichen Genitale kann in einigen Fällen ein Rückschluss auf die Ursache der Beschwerden des weiblichen Sexualpartners gezogen werden.

3.3.3 Klinische Chemie

Für den Nachweis einer Infektion können diverse Laborparameter herangezogen werden. So ist ein Blutbild mit Differenzialblutbild (Leukozytose und Linksverschiebung) richtungweisend für eine akute bakterielle Infektion. Auch andere Parameter, wie z. B. Leberwerte, können auf eine Beteiligung bestimmter Organe hinweisen (▶ Kap. 24 und ▶ Kap. 27, HIV-Infektion und Zytomegalie).

3.3.4 Phasenkontrastmikroskopie

Herstellung eines nativen Scheidensekretpräparats

Es sollte zuerst ein Nativpräparat aus Vaginalsekret gewonnen und mikroskopisch untersucht werden. Mit dem Spekulum wird Sekret von der vorderen Vaginalwand entnommen. Das Vaginalsekret wird mit einem Tropfen Kochsalzlösung auf einen Objektträger gegeben und üblicherweise bei 400-facher Vergrößerung betrachtet. Die Untersuchung mit einem Phasenkontrastmikroskop ist der Betrachtung im Hellfeld wegen der plastischeren Bilder vorzuziehen.

Es sollte nicht zu viel Material aufgegeben werden, damit sich möglichst wenige zelluläre Überlagerungen ergeben. Das Nativpräparat kann auch mit 0,1%iger Methylenblaulösung betrachtet werden. Allerdings erbringen Methylenblau-, Gram- oder sogar Papanicolaou-Färbungen keine besseren Resultate als das Präparat mit physiologischer Kochsalzlösung.

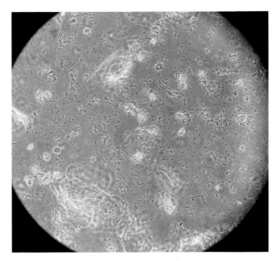

☐ **Abb. 3.1** Laktobazillenflora (Vergrößerung × 100)

Ergänzend kann bei V. a. bakterielle Vaginose ein Amintest (Whiff-Test) durchgeführt werden. Dabei wird ein Tropfen KOH-Lösung auf den Objektträger gegeben. Bei unangenehm fischartigem Geruch gilt der Test als positiv, und eine bakterielle Vaginose liegt vor.

Eine 10- bis 15%ige Kaliumlaugelösung (oder auch Tetraethylammoniumhydrochlorid) kann bei Vulvapräparaten zur Auflösung von Hornschuppen und somit zu einer besseren Identifizierung von Hefepilzen genutzt werden, wobei diese Untersuchungstechnik bei der Anwendung von Vaginalsekret keine Vorteile bietet.

Interpretation eines nativen Scheidensekretpräparats

Bei der Betrachtung des Nativpräparats ist systematisch auf folgende Aspekte zu achten:

- Saubere Laktobazillenflora (☐ Abb. 3.1 und ☐ Abb. 3.2)?
- Gestörte mikrobielle Flora?
- Vermehrte Leukozyten?
- Vorhandene Schlüsselzellen (*clue cells*)?
- Pseudohyphen, Pseudomyzelien oder Sprosszellen (Blastosporen)?
- Trichomonaden?

Die Anzahl der Leukozyten pro Gesichtsfeld weist auf einen entzündlichen oder nichtentzündlichen Prozess hin. Ein leukozytenreicher urethraler oder

3

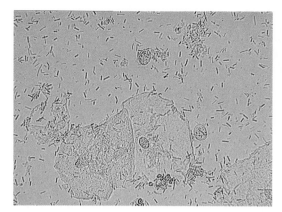

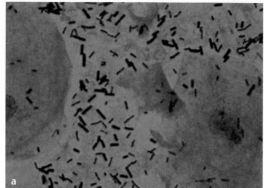

◘ Abb. 3.2 Laktobazillenflora (Vergrößerung × 250).
(Aus Mylonas 2013)

zervikaler Fluor ist immer als hoch verdächtig für
eine Infektion einzustufen. Auch der Nachweis
von sog. Schlüsselzellen (*clue cells*) spielt eine entscheidende Rolle bei der Diagnose einer bakteriellen Vaginose (► Kap. 28, Bakterielle Vaginose).
Es können auch die typischen birnenförmigen
Strukturen von Trichomonaden gefunden werden
(► Kap. 15, Trichomoniasis), wobei durch Zugabe
von Kaliumlauge diese Protozoen ebenfalls auf-
gelöst werden können. Der Nachweis von Pseudohyphen, Pseudomyzelien oder Sprosszellen weist
primär auf eine Kandidose hin (► Kap. 29, Vulvovaginalkandidose).

Für eine mikrobiologische Untersuchung ist für
das Labor die Anfertigung des Gram-Präparats
wichtig, da aus diesem entscheidende Informationen hinsichtlich der Zusammensetzung der mikro-
biellen Flora und des Reinheitsgrades gewonnen
werden können.

Allerdings ist die phasenkontrastmikrosko-
pische Beurteilung des Nativpräparats sehr sub-
jektiv. Ferner bestehen bekannte Defizite in der
Weiterbildung zur mikroskopischen Diagnostik,
sodass **standardisierte Kriterien** am fixierten
Gram-Präparat erstellt wurden. Dabei wird bei
1000-facher Vergrößerung (Ölimmersion) die Anzahl von Laktobazillen, von gramnegativen und
gramlabilen Stäbchen (*Gardnerella*-, *Prevotella*-
und *Porphyromonas*-Arten) sowie von gebogenen
mobilen Stäbchen (*Mobiluncus*-Arten) mit einem
Punktesystem bewertet: dem **Nugent-Score**
(◘ Abb. 3.3).

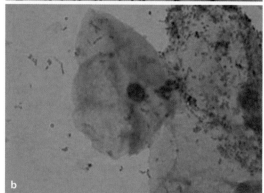

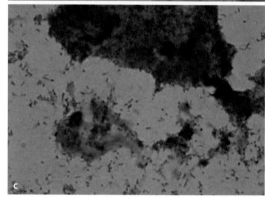

◘ Abb. 3.3 Bakterielle Vaginose und Gram-Färbung. **a** Normale vaginale Flora (Nugent-Score 0), **b** intermediäre Flora
(Nugent-Score 6), **c** bakterielle Vaginose mit reichlich *Mobiluncus* (Nugent-Score 10). (Aus Mendling 2006)

Obwohl mit dem Nugent-Score eine objekti-
vere Beurteilung des Scheidensekrets möglich ist
(◘ Tab. 3.2), wird dieser in Deutschland wegen des
Arbeitsaufwands (Gram-Färbung, ggf. Begutach-
tung durch einen Mikrobiologen), der Kostensitua-
tion (Budgetkosten etc.) fast nicht angewandt. Die-

◻ **Tab. 3.2** Nugent-Score für gram-gefärbte Vaginalabstriche

Score	Grampositive Stäbchen (Laktobazillen)	Gramnegative Stäbchen (*Gardnerella, Prevotella, Porphyromonas*)	Gramlabile, gebogene Stäbchen (*Mobiluncus*)
0	4 + (> 30/GF)	0 (0)	0
1	3 + (5–30/GF)	1 + (< 1/GF)	1 + oder 2 +
2	2 + (1–5/GF)	2 + (1–5/GF)	3 + oder 4 +
3	1 + (< 1/GF)	3 + (5–30/GF)	(Punkte wie gramnegative Stäbchen)
4	0 (0)	4 + (> 30/GF)	

Es wird die durchschnittliche Anzahl von gezählten Morphotypen pro Gesichtsfeld (*GF*) bei 1000-facher Vergrößerung angegeben. 0–3 Punkte: normal; 4–6 Punkte: intermediär, unklar; 7–10 Punkte: bakterielle Vaginose.

ses Verfahren weist auch methodische Schwächen auf, zumal die Bedeutung des Befundes »intermediär« (4–6 Punkte) besonders für die Frühgeburtlichkeit vermutlich unterschätzt wurde.

3.3.5 Mikrobiologische Untersuchungen

Mikrobiologie – indirekter mikrobiologischer Nachweis

Der indirekte mikrobiologische Nachweis beinhaltet die Bestimmung von spezifischen Antikörpern im Serum. Vor allem virale Infektionen oder deren Aktivität können so bestimmt werden. Allerdings bedarf es einer kritischen Interpretation der serologischen Parameter oder sogar weiterer Bestätigungsuntersuchungen.

Mikrobiologie – direkter mikrobiologischer Nachweis

Der direkte mikrobiologische Nachweis kann primär durch Mikroskopie erfolgen. Vor allem in der Gynäkologie und Geburtshilfe bietet die Nutzung der **Phasenkontrastmikroskopie** am Nativpräparat eine sehr kosteneffiziente, praktische und einfache Untersuchungsmethode, um eine Infektion zu diagnostizieren bzw. weitere spezielle Untersuchungen zu veranlassen.

Der direkte Nachweis beinhaltet auch die Anfertigung von **mikrobiologischen Kulturen**. Während eine Kultivierung von Viren in geeigneten Zellkulturen sehr aufwendig ist, ist die Anzucht von bakteriellen Erregern sehr leicht durchführbar. Der wesentliche Vorteil einer mikrobiologischen Kultur ist die Möglichkeit der weiteren Differenzierung des Mikroorganismus sowie eine Resistenzbestimmung. Heutzutage hat sich die Nutzung von molekularbiologischen Techniken (Gensonden und PCR) für viele Erkrankungen etabliert, da diese sowohl bei verschiedenen Untersuchungsmaterialien eingesetzt werden können als auch eine hohe Sensitivität besitzen. In einigen Fällen ist eine quantitative Aussage über die Replikation des Erregers möglich.

3.3.6 Radiologische Untersuchungen

Bildgebende Verfahren wie beispielsweise Sonographie, Röntgen oder Computertomographie können ebenfalls zu einer Lokalisation von Infektionsherden führen (▶ Kap. 9, Adnexitis).

3.3.7 Pathologie

Die Entnahme von Biopsien lässt nicht nur eine charakteristische Entzündungsreaktion des Gewebes zu, sondern ermöglicht in vereinzelten Fällen auch den direkten Erregernachweis durch die Nutzung spezifischer Antikörper am Gewebe.

3

◻ Tab. 3.3 Zeitraum, zu informierende Personen/Geschlechtspartner sowie Meldepflicht (alphabetisch)

Infektion	Empfohlene Periode	Mögliche Betroffene	Meldepflicht Deutschland
Adnexitis	2–3 Monate	Geschlechtspartner?	–
Chlamydia trachomatis	2–3 Monate	Geschlechtspartner Neugeborenes	–
CMV	Jetzt und in Zukunft?	Geschlechtspartner?	–
Filzläuse	Jetzt	Geschlechtspartner	–
Gonorrhö	2–3 Monate	Geschlechtspartner Neugeborenes	–
Hepatitis B	Variabel	Geschlechtspartner Neugeborenes Eigene Kinder Personen in demselben Haushalt	Ja (Labor) Akute Virushepatitis (Arzt)
Hepatitis C	Variabel	Geschlechtspartner Neugeborenes Eigene Kinder Personen in demselben Haushalt	Ja (Labor) Akute Virushepatitis (Arzt)
Herpes genitalis	Jetzt und in Zukunft?	Geschlechtspartner? Neugeborenes	–
HIV	Variabel	Geschlechtspartner Neugeborenes Eigene Kinder	Ja (Labor)
HPV	Jetzt und in Zukunft	Geschlechtspartner	–
Latente Syphilis	1 Jahr	Geschlechtspartner Neugeborenes	Ja (Labor)
Primäre Syphilis	2–3 Monate	Geschlechtspartner Neugeborenes	Ja (Labor)
Sekundäre Syphilis	6 Monate	Geschlechtspartner Neugeborenes	Ja (Labor)
Lymphogranuloma venereum	2–3 Monate	Geschlechtspartner Neugeborenes	–
Trichomoniasis	Jetzt	Geschlechtspartner	–
Ulcus molle	14 Tage	Geschlechtspartner	–
Urethritis	2–3 Monate	Geschlechtspartner	–

CMV Zytomegalievirus, *HIV* humanes Immundefizienzvirus, *HPV* humanes Papillomvirus.
Falls in dem angegebenen Zeitraum kein Geschlechtspartner vorhanden war, sollte der letzte Geschlechtspartner informiert/getestet/therapiert werden. Falls alle Geschlechtspartner in dem angegebenen Zeitraum negativ getestet wurden, sollte der letzte Partner informiert/getestet/therapiert werden.

3.4 Behandlung

Die Behandlung kann im Fall einer Infektion mit Bakterien, Pilzen oder Parasiten kurativ sein. Bei viralen Infektionen ist häufig nur eine palliative bzw. suppressive Therapie möglich.

Die Patientinnen sollten über die **notwendige Dosierung und Dauer** der Einnahme informiert werden. Es muss darauf hingewiesen werden, dass die Medikamente über den empfohlenen Zeitraum einzunehmen sind, auch wenn die Symptome schon früher verschwinden. Ebenfalls sollten die Arzneimittel nicht aufgrund von Nebenwirkungen eigenmächtig abgesetzt oder mit dem Geschlechtspartner geteilt werden.

Mögliche Nebenwirkungen der verschiedenen Medikamente und die daraus resultierenden Verhaltensweisen müssen ebenfalls mit der Patientin besprochen werden. Bei Erbrechen, das weniger als 1 Stunde nach Einnahme der Medikamente auftritt, ist eine erneute Gabe nötig.

Patientinnen mit einer bakteriellen STI oder mit Trichomoniasis sollten keinen ungeschützten Geschlechtsverkehr bis 7 Tage nach dem Behandlungsende haben.

Falls der Verdacht auf fehlende Compliance besteht, sind Medikamente mit einer einmaligen Gabe zu bevorzugen.

3.5 Nachsorge

Die Geschlechtspartner von Patientinnen mit einer STI sollten informiert, diagnostiziert und auch therapiert werden. In Abhängigkeit von der Anamnese und der Inkubationszeit des Erregers sollten der Zeitraum und die zu informierenden Partner bestimmt werden (◻ Tab. 3.3). Die Information an den Geschlechtspartner über die jeweilige Erkrankung erfolgt durch die Patientin.

Die Benachrichtigung des Geschlechtspartners stellt einen entscheidenden Schritt für eine **Sekundärprävention** dar. Durch eine Testung/Behandlung des Partners kann sowohl eine erneute Infektion der Patientin als auch eine weitere Ansteckung von anderen Personen vermieden werden. Zusätzlich ergibt sich die Möglichkeit einer ausführlichen Beratung über realisierbare Vermei-

dungsstrategien von sexuell übertragenen Erkrankungen.

> ❯ Die möglichen psychosozialen Hindernisse für eine Benachrichtigung des Geschlechtspartners durch die betroffene Patientin sollten bedacht werden.

Die Bedenken der Patientin wie
- Angst, den Partner zu verlieren (Schuldgefühle),
- Angst vor häuslicher Gewalt durch den Partner,
- Angst vor Kontakt mit einem unbekannten Geschlechtspartner,
- Angst vor legalen Konsequenzen

sind durch ein ausführliches Gespräch zu benennen, und ggf. muss nach einer optimalen Lösung gesucht werden (z. B. Information des Partners durch den behandelnden Arzt).

Die Verbreitung sexuell übertragbarer Krankheiten kann durch den ständigen und konsequenten Gebrauch von Kondomen signifikant eingeschränkt werden. Allerdings ist diesbezüglich eine entsprechende Aufklärung von Kindern und Jugendlichen über Sexualität, Geschlechtserkrankungen und Sexualhygiene von entscheidender Bedeutung.

Klinische Syndrome

Vulvitis und Vaginitis

Ioannis Mylonas

I. Mylonas, *Sexuell übertragbare Erkrankungen*,
DOI 10.1007/978-3-642-37928-4_4, © Springer-Verlag Berlin Heidelberg 2016

4.1   Einführung

Eine Entzündung von Vulva und Introitus vaginae wird als Vulvitis bezeichnet. Als mögliche Ursachen von Vulvabeschwerden können eine Rolle spielen:

- endogene Faktoren (Östrogenmangel, Diabetes, Allergie),
- exogene Faktoren (Medikamente, allergische Noxen, mangelnde Hygiene, Infektionen),
- deszendierende Faktoren (vermehrter oder pathologischer Fluor; Inkontinenzurin oder Fistelsekret, Infektionen).

> **Beschwerden im Vulva- und Vaginalbereich sind sehr häufig, wobei allerdings nicht alle durch Infektionen verursacht werden. Durch genaue Anamnese, Charakterisierung der Beschwerden und sorgfältige Untersuchung können zahlreiche infektiologische Probleme im vulvovaginalen Bereich erkannt und therapiert werden.**

Die Unterscheidung einer Vulvitis kann wie folgt vorgenommen werden:

- primäre Affektionen,
- isolierte Entzündungen der Vulva,
- sekundäre Affektionen (Folgen einer höher gelegenen Entzündung),
- Teilmanifestation einer dermatologischen oder einer Allgemeinerkrankung.

Trotz unterschiedlicher Genese ist das entzündliche Reaktionsmuster einheitlich und besteht in der Mehrzahl der Fälle aus

- Juckreiz (Pruritus),
- brennenden Schmerzen,
- Schwellung,
- Rötung,
- ggf. verstärktem Fluor genitalis.

Eine schmerzhafte Schwellung der inguinalen Lymphknoten, Dysurie oder Dyspareunie kann ebenfalls auftreten:

> **Klinische Symptome bei Infektionen**
> - **Entzündliche Reaktionsmuster:**
>   - Juckreiz (Pruritus)
>   - Brennende Schmerzen
>   - Schwellung
>   - Rötung
>   - Verstärkter Fluor
> - **Weitere Symptome:**
>   - Inguinale Lymphadenopathie
>   - Dysurie
>   - Dyspareunie

Es bestehen etliche diagnostische Parameter und Möglichkeiten, die zu Diagnosefindung genutzt werden können (Tab. 4.1).

Primäres Ziel jeder therapeutischen Maßnahme ist die Heilung. Allerdings ist diese abhängig von der jeweiligen Ursache bzw. dem entsprechenden Erreger. Während Infektionen in der Regel leicht heilbar sind, ist dies bei Immunerkrankungen oft nicht möglich, wobei häufig nur noch eine Besserung zu erzielen ist. Neben den somatischen Beschwerden kann es zusätzlich leicht zu psychischen Problemen mit Partnerkonflikten kommen, die gelöst werden müssten. Das Thema Infektionen und Vulva sollte schon bei Kindern und Jugendlichen bei Gesprächen über Sexualität, Geschlechtserkrankungen sowie Sexualhygiene behandelt werden.

> **Trotz unterschiedlicher Genese ist das entzündliche Reaktionsmuster einheitlich mit Juckreiz (Pruritus), brennenden Schmerzen, Schwellung, Rötung und verstärktem genitalem Fluor.**

4.2   Häufige Symptome

4.2.1   Symptom Juckreiz

Die **Kandidose** (Abb. 4.1) stellt die häufigste infektiöse Ursache eines isolierten Pruritus vulvae dar und ist in den meisten Fällen mit einer **Soor-Kolpitis** vergesellschaftet. Eine asymptomatische vaginale Besiedlung mit Sprosspilzen tritt bei etwa 20% der Frauen auf. Der alleinige Nachweis von *Candida*-Arten ohne klinische Symptomatik ist

■ **Tab. 4.1** Diagnostische Möglichkeiten bei Verdacht auf Vulvitis bzw. Vaginitis

Diagnostische Möglichkeiten	Beschwerden	Bemerkungen
Anamnese	Akute und kurze Beschwerdedauer	Spricht generell für Infektion
		Verletzung
		Unverträglichkeit bzw. Allergie
	Chronische Beschwerden	Verdächtig für eine Dermatose
		Chronische Hautbeschädigung
		Anatomische Besonderheit
		Suprainfizierte Hautschädigung
Art der Beschwerden	Juckreiz	Typisch für Pilzinfektionen
		Dermatosen (Lichen sclerosus, Lichen planus)
		Allergien
		Hauttrockenheit
		Parasitenerkrankungen
	Brennende Beschwerden	Häufiges Symptom bei Infektionen (Ausnahme: Kandidose)
		Lichen planus erosivus
		Irritative Dermatitis
		Hautbeschädigung
Diagnostik in der Praxis	Klinische Beurteilung	Dermatosen
		Suprainfizierte Hautschädigung
		Ulzerierende Läsionen
	Kolposkopie	Kolpitis, Zervizitis, Urethritis
	Spekulumeinstellung	Kolpitis, Zervizitis, Urethritis
	Beurteilung des Fluors	Bakterielle Vaginose
	pH-Wert	Bakterielle Vaginose
	Mikroskopie	Trichomonaden, *Candida*, bakterielle Vaginose
	Biopsie	HPV, Malignität
Diagnostische Hilfen durch ein Labor	Erregernachweis	Streptokokken, Staphylokokken, Darmbakterien
	Histologie	Viren (u. a. HPV)
		Dermatosen
	Entzündungsparameter	Aszendierende Infektion
		Generalisierte Infektion

HPV humanes Papillomvirus.

4

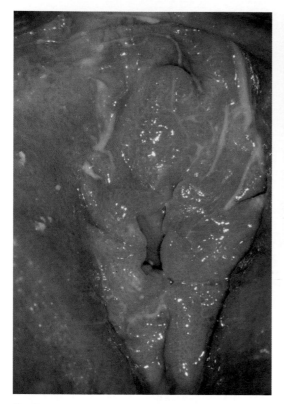

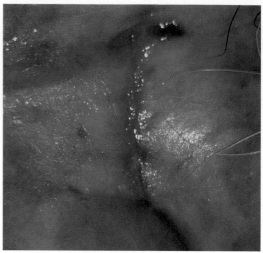

Abb. 4.2 Lichen sclerosus

Abb. 4.1 Vulvovaginalkandidose. (Aus Mylonas u. Petersen 2009)

außerhalb der Gravidität ohne klinische Relevanz, da im normalen Scheidenfluor auch Sprosspilze enthalten sind. Differenzialdiagnostisch ist der Lichen sclerosus zu erwähnen. Als seltenere Ursachen kommen – abgesehen von den Parasitenerkrankungen (Pediculosis pubis, ▶ Kap. 22) oder Krätzmilben (*Sarcoptes scabei hominis*, ▶ Kap. 23) – v. a. nichtinfektiöse Dermatosen und Hautschäden infrage.

> Häufigste infektiöse Ursache eines isolierten Pruritus vulvae ist die Kandidose, in der Regel assoziiert mit einer Soor-Kolpitis. Differenzialdiagnostisch sollten immer auch nichtinfektiöse Dermatosen und Hautbeschädigungen in Erwägung gezogen werden.

Ein **Lichen sclerosus** (▶ Abb. 4.2) ist die weitaus häufigste juckende, entzündliche, nichtinfektiöse Dermatose der Vulva. Ein persistierender Juckreiz mit zarten weißlichen Veränderungen am Präputium mit möglichen geringen Einengungen der

Vagina sind die primären typischen Frühzeichen. Differenzialdiagnostisch sollte ebenfalls ein selten vorkommender Lichen planus bzw. seine Spätform Lichen planus erosivus (im deutschsprachigen Raum auch Lichen ruber genannt) in Erwägung gezogen werden.

Juckreiz wird aber auch durch eine **mechanische Hautbeschädigung** verursacht. Die Angst vor einer Infektion sowie der Wunsch nach Gepflegtheit im genitalen Bereich lassen manche Frauen zu übertriebenen Waschprozeduren greifen. Bei zunehmender Hautbeschädigung kommt es schließlich zu Einrissen oder permanenten Rhagaden mit brennenden Beschwerden.

Der Pruritus vulvae kann etliche nichtinfektiöse Ursachen haben, die differenzialdiagnostisch in Erwägung gezogen werden müssen (▶ Tab. 4.2).

4.2.2 Symptom brennende Beschwerden und Schmerzen

Die beiden häufigsten Ursachen von Schmerzen und brennenden Beschwerden sind Herpes genitalis und ein Bartholin-Pseudoabszess (▶ Tab. 4.3).

Ein **Herpes genitalis** ist wegen der starken Entzündungsreaktion eine der schmerzhaftesten Vulvaerkrankungen. Ebenfalls, jedoch viel seltener, können A-Streptokokken und *Staphylococcus aureus*

◼ Tab. 4.2 Ursachen von Pruritus

Infektiöse Ursachen		Dermatosen	Allgemeine Ursachen	
Häufiger bei	Seltener bei		Häufig	Selten
Phthiriasis	Erythrasma	Lichen sclerosus	übertriebene Hygiene	Psychogen
Kandidose	Syphilis	Lichen planus	Verletzungen	Depression
Krätze	Molluscum contagiosum	Lichen simplex	Kratzspuren	Partnerkonflikt
	Kondylomen (HPV)		Allergien	Sexualstörung

HPV humanes Papillomvirus.

◼ Tab. 4.3 Ursachen von brennenden Beschwerden und Schmerzen

Infektiöse Ursachen		Dermatosen	Allgemeine Ursachen	
Häufiger bei	Seltener bei		Häufig	Selten
Abszess	Follikulitis	Behcet-Syndrom	Hautbeschädigung	Irritative Dermatitis
Acne inversa	A-Streptokokken	Lichen planus erosivus	Verletzung	Toxische Reaktion
Bartholin-Pseudoabszess	Trichomonaden	Pemphigus		
Herpes genitalis				
Pyodermia fistulans				
Zoster				

ähnliche Symptome verursachen. Bei Patientinnen mit Beschwerden ohne erkennbaren Erreger sollte zur mikrobiologischen Diagnostik ein Abstrich aus dem Introitus abgenommen werden. Allerdings ist der Nachweis von Darmbakterien nicht überzubewerten, da diese im Vulvabereich so gut wie immer nachweisbar sind und nur eine harmlose Kolonisation aus dem Analbereich darstellen.

Die **Bartholinitis** (Bartholin-Pseudoabszess) ist eine isolierte Entzündung des 1–2 cm langen Ausführungsgangs der apokrinen Bartholin-Drüse. Die Lokalisation dieses Gangs bedingt eine erhöhte Kontamination mit Darm- und Scheidenbakterien. Die Symptomatik ist gekennzeichnet durch eine plötzliche schmerzhafte Rötung in der hinteren Kommissur sowie eine zunehmend schmerzhafte, bis hühnereigroße entzündliche Schwellung des

Ausführungsgangs mit Vorwölbung der Labien und Einengung des Introitus (◼ Abb. 4.3). Gehen, Sitzen und Allgemeinbefinden werden in zunehmendem Maß beeinträchtigt. In der akuten Phase können konservative Maßnahmen erfolgen (z. B. Rotlicht, lokale Schmerzbehandlung), ggf. Breitbandantibiotika gegeben werden. Die Entlastung erfolgt nach Spontanruptur oder Inzision, wobei eine Entleerung der entzündeten Pseudozyste sowie die Vernähung des Schnittrands erfolgt (Marsupilisation). Nach wiederholten Bartholiniden entsteht häufig eine Bartholin-Retentionszyste.

> **Schmerzen sowie brennende Beschwerden werden meist durch einen Herpes genitalis oder einen Bartholin-Pseudoabszess verursacht.**

4

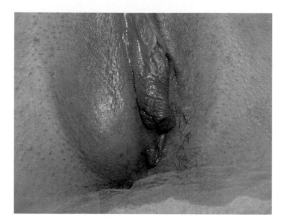

Abb. 4.3 Bartholin-Pseudoabszess. (Aus Mylonas u. Petersen 2009)

Staphylococcus aureus ist weit verbreitet und der Haupterreger von Wundinfektionen, Abszessen und Entzündungen von Haarbälgen oder Talgdrüsen.

Die **Follikulitis** ist die Entzündung eines Haarfollikels, meist verursacht durch *Staphylococcus*

aureus (■ Abb. 4.4). Eine Entzündung des Haarfollikels/der Talgdrüse mit zentraler Einschmelzung wird als **Furunkel** bezeichnet, die flächenhafte und konfluierende Entzündung mehrerer Furunkel mit Einschmelzung stellt ein **Karbunkel** dar. Die Diagnose erfolgt klinisch. Die Therapie beinhaltet primär ein lokales Antiseptikum (bei Follikulitis) bzw. die systemische Gabe von Cephalosporinen, und im Fall eines Furunkels/Karbunkels erfolgt die chirurgische Eröffnung durch Inzision sowie eine Nachbehandlung mit antiseptischen Maßnahmen.

Eine durch A-Streptokokken verursachte Vulvitis kommt nicht sehr häufig vor (■ Abb. 4.5). Beim kleinen Mädchen ist dieser Erreger jedoch die Hauptursache für eine Vulvitis. Bei jedem Nachweis dieser Bakterien im Genitalbereich, auch bei Beschwerdefreiheit, ist eine orale Antibiotikatherapie z. B. mit Penicillin über 10 Tage indiziert. Die Elimination des Erregers sollte nach der Behandlung überprüft werden.

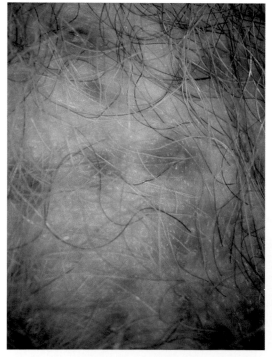

Abb. 4.4 Follikulitis verursacht durch *Staphylococcus aureus*. (Aus Mylonas u. Petersen 2009)

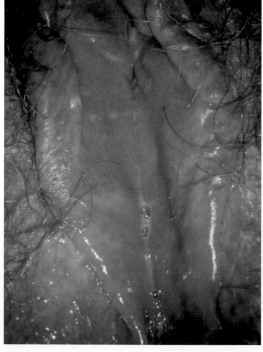

Abb. 4.5 Vulvitis verursacht durch A-Streptokokken. (Aus Mylonas u. Petersen 2009)

◘ Tab. 4.4 Ursachen von Ulzerationen

Infektiöse Ursachen	Dermatosen	Allgemeine Ursachen
Granuloma inguinale	Bullöses Pemphigoid	Kratzspuren
Herpes simplex	Pemphigus vulgaris	Ulcus vulvae acutum (Lipschütz)
Lymphogranuloma venereum	Behcet-Syndrom	Ulzeriertes Plattenepithelkarzinom
Pyodermie		
Syphilis		
Ulcus molle		
Zytomegalie		

4.2.3 Symptom Ulzera

Ulzera am äußeren weiblichen Genitale sind immer suspekt für **Ulcus molle**, **Syphilis**, **Granuloma inguinale** und **Lymphogranuloma inguinale** (◘ Tab. 4.4) – auch wenn diese Erkrankungen in unseren Breiten eher selten anzutreffen sind. Aufgrund der ausgeprägten lokalen und systemischen Symptomatik müssen sie ständig durch differenzialdiagnostische Überlegungen mit ausführlicher Anamnese (einschließlich Sexualanamnese) und ggf. Laboruntersuchungen ausgeschlossen werden (► Kap. 3). Ein Herpes genitalis (► Kap. 18) kann ebenfalls durch Ulzerationen imponieren, wobei diese Effloreszenzen eher als Erosionen angesehen werden. Basaliome, Plattenepithelkarzinome, das *Behçet*-Adamantiades (◘ Abb. 4.6), Hautdefekte durch Kratzen bei Lichen sclerosus, Aphthose und andere chronisch-entzündliche oder narbenbildende Prozesse sind gleichfalls differenzialdiagnostisch in Erwägung zu ziehen.

4.2.4 Symptom Vulvaerkrankungen ohne Beschwerden

Eine vulväre Erkrankung kann auch ohne charakteristische Symptome bestehen. Die Patientinnen suchen den Arzt zumeist wegen der »unästhetischen« Vulva auf. Manchmal können auch unspezifische Beschwerden beim Geschlechtsverkehr auftreten. In die differenzialdiagnostischen Über-

legungen sollten neben den häufigen Condylomata acuminata (◘ Abb. 4.7) auch Fibrome und genitale Malignome einbezogen werden.

> ❯ Vulvovaginale Erkrankungen wie z. B. Condylomata acuminata können auch ohne charakteristische Symptome auftreten.

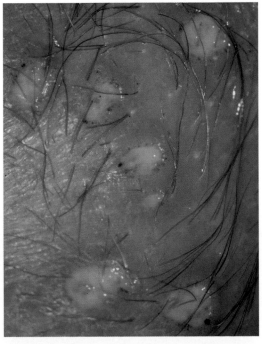

◘ Abb. 4.6 Morbus Behcet. (Aus Mylonas u. Petersen 2009)

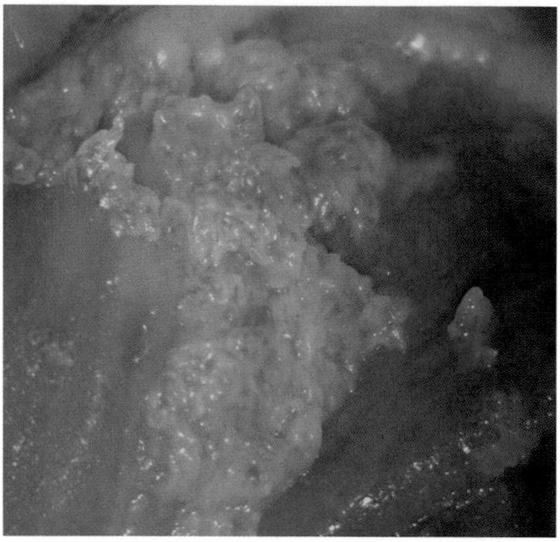

Abb. 4.7 Condylomata acuminata

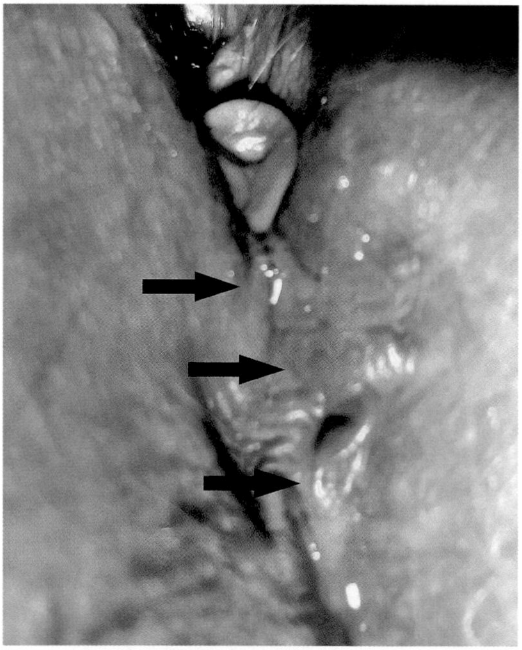

Abb. 4.8 Fluor genitalis

4.2.5 Symptom Fluor genitalis

Für manche Frauen ist ein Fluor genitalis ein ästhetisches Problem, welches sich primär durch Geruch und das Gefühl von Nässe (durch den Ausfluss) bemerkbar macht (Abb. 4.8). Der Fluor vaginalis kann unterschiedliche Merkmale haben, die auf bestimmte Erkrankungen hinweisen können (▶ Kap. 6).

Fluor genitalis kann ebenfalls eine Infektion als Ursache haben, wobei vulvovaginale Pilzinfektionen, bakterielle Vaginose und Trichomoniasis zu den häufigsten infektiologischen Ursachen einer Kolpitis zählen.

Häufigste infektiologische Ursachen einer Kolpitis sind vulvovaginale **Pilzinfektionen** (▶ Kap. 29), **bakterielle Vaginose** (▶ Kap. 28) und **Trichomoniasis** (▶ Kap. 15). Eine Kolpitis mit Fluor vaginalis können auch *Staphylococcus aureus*, Streptokokken der Gruppe A (GAS) und der Gruppe B (GBS) verursachen. Für eine ätiologische Zuordnung ist der mikrobiologische Nachweis ausschlaggebend, da eine spezifische Symptomatik nicht vorhanden ist. Die Therapie richtet sich nach dem Keimnachweis und dem entsprechenden Antibiogramm.

Anamnestisch hilfreich können auch Fragen zu der Menge und Dauer des Ausflusses sein. Die Farbe, das Aussehen und der Geruch des Fluor sowie begleitende Erscheinungen wie Schmerzen, Juckreiz oder Brennen sind wichtig. Auch Informationen zur persönlichen Hygiene (z. B. Kosmetika, Scheidenspülungen etc.) können hilfreich sein.

Ulzerationen im anogenitalen Bereich

Ioannis Mylonas

I. Mylonas, *Sexuell übertragbare Erkrankungen*,
DOI 10.1007/978-3-642-37928-4_5, © Springer-Verlag Berlin Heidelberg 2016

5.1 Einführung

Sexuell übertragene Erkrankungen manifestieren sich in zahlreichen Fällen mit Ulzerationen im Anogenitalbereich. Ein Ulkus stellt einen Substanzdefekt in einer vorgeschädigten Haut dar, welcher meist nur unter Narbenbildung abheilt. Neben lokalen Infektionen können auch Granulome und Tumoren ulzerieren.

Ulzerative Erkrankungen ermöglichen, v. a. wegen der tiefen Hautschädigung, die Besiedelung mit anderen Erregern. In zahlreichen Fällen besteht eine Mischinfektion.

> ❯ Patientinnen mit anogenitalen Ulzerationen haben ein höheres Risiko für eine Infektion und eine Transmission von HIV.

5.2 Erreger

Die Hautschädigung kann exogen, vaskulär oder durch lokale Infektionen verursacht werden. Allerdings haben die meisten jungen Patientinnen mit genitalen Ulzerationen eine Infektion mit einem sexuell übertragenen Erreger. Dabei handelt sich v. a. um Infektionen mit dem Herpes-simplex-Virus Typ I oder Typ II (bis zu 80% der Fälle).

Krankheitserreger, die genitale Ulzerationen verursachen

- *Herpes-simplex-Virus Typ I oder Typ II* als Ursache eines Herpes genitalis (▶ Kap. 18)
- *Treponema pallidum* als Ursache einer primären Syphilis (▶ Kap. 11)
- *Haemophilus ducreyi* als Ursache eines Ulcus molle (▶ Kap. 14)
- *Chlamydia trachomatis* Serotyp 1–3 als Ursache eines Lymphogranuloma venereum (▶ Kap. 13)
- *Calymmatobacterium granulomatis* (*Klebsiella granulomatis*) als Ursache eines Granuloma inguinale (▶ Kap. 21)

Allerdings können auch weitere Infektionen bzw. Erkrankungen anogenitale Ulzerationen verursachen. Vor allem maligne Tumoren der Vulva sollten

in diesem Zusammenhang immer ausgeschlossen werden.

Durch sexuell übertragene Erreger verursachte papilläre Effloreszenzen

- Kandidose (▶ Kap. 29)
- Condylomata acuminata (▶ Kap. 17)
- Condylomata lata (Syphilis) (▶ Kap. 11)
- Filzläuse (▶ Kap. 22)
- Herpes genitalis (▶ Kap. 18)
- Molluscum contagiosum (▶ Kap. 19)
- Skabies (▶ Kap. 23)

> ❯ Auch wenn eine komplette Diagnostik erfolgt, können bei 25% der Patientinnen mit einer genitalen Ulzeration keine Erreger nachgewiesen werden.

5.3 Risikofaktoren

Spezielle charakteristische Risikofaktoren für eine Infektion mit sexuell übertragbaren Erkrankungen, die Ulzerationen im Anogenitalbereich verursachen, existieren nicht; sie decken sich mit den generellen Risikofaktoren für STI (▶ Abschn. 2.4). Dennoch sollten diese Risikofaktoren bei betroffenen Patientinnen explizit erfragt werden.

Risikofaktoren für sexuell übertragbare Infektionen, die erfragt werden sollten

- Sexuelle Kontakte mit
  - Personen mit anogenitalen Ulzera
  - Neuen Partnern
  - Partnern, die in endemische Gebiete gereist sind
  - HIV-infizierten Sexualpartnern
  - Unbekannten Partnern
- Auslandsreisen in endemische Gebiete (auch des Sexualpartners)
- Vorangegangene genitale Läsionen
- Vorangegangene sexuell übertragene Erkrankungen
- Drogenabusus (auch des Sexualpartners)
- Homosexuelle Kontakte des männlichen Partners (MSM, *men who have sex with men*)

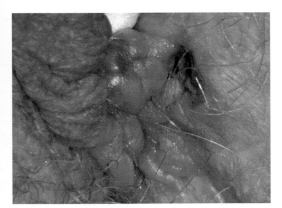

☐ **Abb. 5.1** Genitales Ulkus

5.4   Symptomatik

Ulzerative Läsionen können nicht nur im Genitalbereich auftreten (☐ Abb. 5.1), sondern sind aufgrund von sich verändernder Sexualität und Sexualpraktiken in den letzten 50 Jahren (► Kap. 2) auch
im analen Bereich aufzufinden (☐ Abb. 5.2). Diesbezüglich sollte der **gesamte Anogenitalbereich** genau inspiziert werden.

Eine genaue Anamnese, einschließlich der Sexualanamnese, sollte bei allen Patientinnen mit
einem genitalen Ulkus erfolgen. Dabei sind insbesondere sämtliche Risikofaktoren (► Abschn. 5.2)
zu erfragen und zu berücksichtigen. Papilläre Veränderungen sind häufig die Primäreffloreszenzen,
welche sich bei einer ulzerativen Erkrankung in den
meisten Fällen nicht mehr darstellen lassen. Demzufolge ist die zeitliche Abhängigkeit der Effloreszenzen bzw. der Beschwerden wichtig. Chronische
papilläre Veränderungen bzw. Ulzerationen sprechen eher für eine HPV-Infektion bzw. einen Tumor
(☐ Abb. 5.3), während akut eingetretene Symptome,
v. a. im Zusammenhang mit Geschlechtsverkehr,
auf eine sexuell übertragene Infektion hinweisen
(☐ Abb. 5.4).

Bei der klinischen Inspektion stellt sich eine
charakteristische Effloreszenz dar. Häufig ist die
Umgebung des Ulkus entzündlich verändert. Zusätzlich kann die Wunde nässen und ist oft mit einer
serösen bzw. eitrigen Substanz belegt.

Wesentliche Merkmale der Ulzera sind die
Hauteigenschaften und die Schmerzsymptomatik:

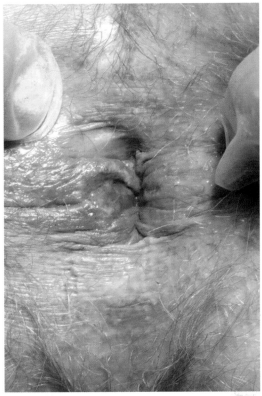

☐ **Abb. 5.2** Perianaler Primäraffekt eines Ulcus molle. (Aus
Caspary et al. 2005)

Ulkusmerkmale
- Ulkusgrund (granulierend, eitrig, blutig)
- Ulkusrand (ausgestanzt, unterminiert, im
  Hautniveau liegend)
- Konsistenz des Gewebes im Ulkusbereich
  (weich, derb, hart)
- Haut der Ulkusumgebung (reaktionslos,
  entzündlich gerötet, nässend, wallartig
  erhaben, infiltriert)
- Schmerzsymptomatik des Ulkus

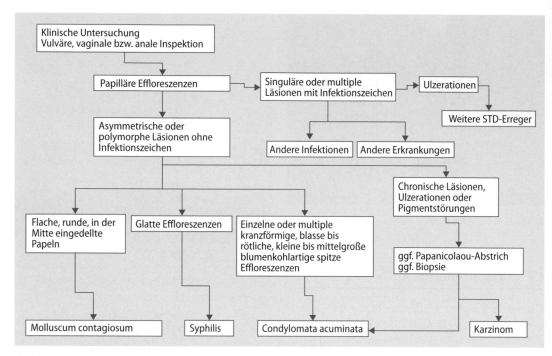

☐ Abb. 5.3 Papilläre Effloreszenzen

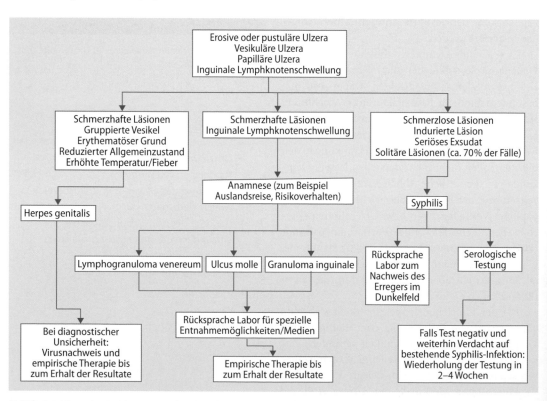

☐ Abb. 5.4 Ulzerationen im anogenitalen Bereich

5.5 Diagnostik

Eine Ursache der Ulzerationen kann nur selten alleine durch die Anamnese und die klinische Untersuchung festgestellt werden, da diese Läsionen keine eindeutigen Rückschlüsse auf die zugrundeliegende Infektion erlauben. Somit ist eine **mikrobiologische Diagnostik** notwendig. Bei Vorhandensein von genitalen Ulzera muss eine Syphilis-Serologie und bei Unklarheiten ein HSV-Nachweis durchgeführt werden. Falls weitere Infektionen vermutet werden, sollte erst Rücksprache mit dem jeweiligen Labor gehalten werden, um die nötigen Kulturmedien und das labortechnische Verfahren zu erfragen.

Zusätzlich kann auch eine **Hautbiopsie** zur Diagnose führen. Vor allem bei länger andauernden Effloreszenzen bzw. Symptomen ist eine Biopsie sinnvoll, um differenzialdiagnostisch andere Erkrankungen auszuschließen.

> ❯ Eine gleichzeitige bekannte HIV-Infektion kann zu einer uncharakteristischen Präsentation von genitalen Ulzerationen führen. Auch die Therapie von anogenitalen Ulzera bei bekannter HIV-Infektion kann unterschiedlich sein.

Bei einem anamnestischen bzw. klinischen Verdacht sollte der Nachweis von *Chlamydia trachomatis* und *Neisseria gonorrhoeae* erbracht werden. Eine labordiagnostische Untersuchung auf Granuloma inguinale kann ebenfalls erfolgen, wenn anamnestisch ein Aufenthalt in endemischen Gebieten erhoben wurde.

5.6 Therapie

5.6.1 Medikamentöse Therapie

Die Behandlung richtet sich nach der primären Ursache und dem primären Erreger.

> ❯ Aufgrund der epidemiologischen Situation sollte eine empirische Therapie gegen Herpes genitalis bei fast jedem Fall von genitalen Ulzera in Erwägung gezogen werden, v. a. wenn die Symptome und Effloreszenzen charakteristisch sind.

Eine empirische Behandlung gegen Syphilis, Lymphogranuloma venereum, Granuloma inguinale und Ulcus molle sollte von der jeweiligen Anamnese (z. B. Auslandsreisen in endemische Gebiete), von vorhandenen Risikofaktoren und einer fehlenden Möglichkeit zur Nachuntersuchung (z. B. mangelnde Compliance) in Betracht gezogen werden.

Falls die serologischen Ergebnisse für Syphilis negativ sind, könnte eine empirische Syphilis-Behandlung unter folgenden Bedingungen erfolgen:

Voraussetzungen für eine empirische Syphilis-Therapie
- Nachweis des Erregers per Dunkelfeldmikroskopie
- Positives Ergebnis des direkten bzw. indirekten Immunfluoreszenz-Antikörpertests oder der PCR
- Fortbestehen eines hochgradigen Verdachts auf Syphilis-Infektion oder eines anamnestischen Verdachts auf Kontakt mit einem mit Syphilis infizierten Sexualpartner, trotz
  - Negativer Dunkelfeldmikroskopie
  - Negativem Antikörpertest gegen HSV
  - Negativem kulturellem Nachweis von *Haemophilus ducreyi*
- Keine Gewährleistung einer Nachbetreuung (z. B. fehlende Compliance)

5.6.2 Weitere Maßnahmen

Eine **Testung auf HIV** wird empfohlen. Vor allem Patientinnen mit Syphilis, Lymphogranuloma venereum oder Ulcus molle haben ein höheres Risiko für eine gleichzeitige HIV-Infektion. Der Zeitpunkt einer Anti-HIV-Antikörperbestimmung sollte in diesem Zusammenhang bedacht werden, da genitale Ulzerationen ein höheres Risiko für die Infektion mit HIV darstellen. Eine erneute Testung auf HIV bei bestehender anogenitaler Ulzeration kann ggf. nach 12 Wochen wiederholt werden.

5.7 Prophylaxe

Bei Patientinnen ohne Immunität gegen das Hepatitis-B-Virus sollte außerdem eine Impfempfehlung
angesprochen werden. Ebenfalls ist eine Impfung
gegen HPV zu diskutieren.

> **❯ Um eine erneute Ansteckung der Patientin
> zu vermeiden, sollte der Sexualpartner infor-
> miert werden.**

Die Aufklärung über das Risiko von sexuell übertragenen Krankheitserregern bei ungeschütztem
Geschlechtsverkehr sowie über sichere Sexualpraktiken stellt ebenfalls einen wichtigen Bestandteil
eines Aufklärungsgesprächs dar.

Fluor genitalis

Ioannis Mylonas

I. Mylonas, *Sexuell übertragbare Erkrankungen*,
DOI 10.1007/978-3-642-37928-4_6, © Springer-Verlag Berlin Heidelberg 2016

6.1   Einführung

Fluor genitalis ist ein häufiges **Symptom unterschiedlicher Erkrankungen**. Prinzipiell kann die Ursache der vermehrten Schleimbildung im unteren Genitalbereich (Vagina, Zervix, Urethra) oder im oberen Genitalbereich (Uterus, Adnexe) liegen.

> ❯ Die häufigste Ursache eines Fluor genitalis ist eine Infektion oder Kolonisation mit unterschiedlichen Mikroorganismen, zu denen auch sexuell übertragbare Infektionserreger zählen.

Die Gründe für einen vermehrten Ausfluss sind allerdings sehr vielfältig. Eine Unterscheidung nach der Lokalisation ist sinnvoll, da sich daraus wichtige Hinweise auf die Ursache ergeben können. Während vaginaler und zervikaler Fluor sicherlich das häufigste klinische Erscheinungsbild in der Praxis darstellen, sollten bei der gynäkologischen Untersuchung auch andere Lokalisationen berücksichtigt werden (◻ Tab. 6.1).

> **Mögliche Lokalisationen von Fluor genitalis**
> ― Vestibulärer Fluor
> ― Vaginaler Fluor
> ― Zervikaler Fluor
> ― Korporaler Fluor
> ― Tubarer Fluor
> ― Urethraler Fluor

Für manche Frauen ist Fluor genitalis ein ästhetisches Problem, welches sich vorrangig durch Geruch und das Gefühl von Nässe bemerkbar macht (◻ Abb. 6.1).

> ❯ Fragen zur Menge und Dauer des Ausflusses können anamnestisch hilfreich sein. Die Farbe, das Aussehen und der Geruch sowie begleitende Erscheinungen wie Schmerzen, Juckreiz oder Brennen sind wichtig. Auch Fragen zur persönlichen Hygiene (z. B. Verwendung von Kosmetika, Scheidenspülungen) können nützlich sein.

6.2   Fluor vaginalis

Das **physiologische** Scheidensekret weist einen konstanten azidösen pH-Wert von 3,8–4,4, ausreichend Laktobazillen, reichlich Vaginalepithelzellen, fehlende/vereinzelte Leukozyten sowie einen geruchsneutralen vaginalen Fluor auf. Die Stabilität dieses Scheidenmilieus wird durch milchsäurebildende Bakterien (Laktobazillen) gewährleistet. Eine Störung dieses Regelmechanismus führt zu einer Herabsetzung des physiologischen Schutzmechanismus und begünstigt die Entwicklung einer Entzündung.

> **Normales Scheidenmilieu**
> ― pH < 4,5
> ― Ausreichend Laktobazillen (Nativpräparat)
> ― Reichlich vaginale Epithelzellen (Nativpräparat)
> ― Fehlende/vereinzelte Leukozyten (Nativpräparat)
> ― Geruchsneutraler vaginaler Fluor
> ― Subjektiv keine Beschwerden
> ― Fehlende Entzündungszeichen

Eine genaue Diagnostik des Fluor vaginalis ist entscheidend, um eine adäquate Therapie zu gewähr-

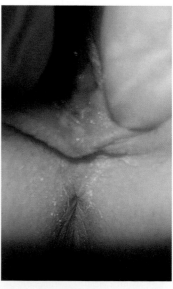

◻ **Abb. 6.1** Fluor genitalis

◘ Tab. 6.1 Unterschiedliche Lokalisationen mit möglichen Ursachen eines Fluor genitalis

Lokalisation	Ursache	Bemerkungen
Vestibulärer Fluor	Neurovegetative Ursachen	Vermehrte Sekretion aus Vorhofdrüsen
	Transsudationsfluor	Transsudation einer mukoiden Substanz (sog. Lubrikation)
Vaginaler Fluor	Infektionen	Trichomonaden-Kolpitis
		Soor-Kolpitis
		Bakterielle Vaginose
	Östrogenmangel	Fluor albus (Weißfluss, Leukorrhö): frühere Bezeichnung des nichtentzündlichen, weißlichen Scheidensekrets bei jungen Mädchen infolge von Östrogenmangel
	Fremdkörper-Kolpitis	Vor allem bei Kindern
	Fehlverhalten	Intimsprays, Spülungen
	Transsudationsfluor	Sexuelle Erregung, neurovegetativ
	Desquamationsfluor	Verstärkte Zytolyse durch vermehrte Produktion von Östrogen und Gestagen, z. B. in der Schwangerschaft
	Fluor neonatorum	Ausfluss bei Neugeborenen wegen Entzug der plazentaren Östrogene (kein Krankheitswert)
	Psychosomatische Ursachen	–
Zervikaler Fluor	Funktionell-hormonell	Physiologischer, nichtentzündlicher Ausfluss vor dem Eisprung
	Prämenstrueller Fluor	–
	Zervikale Hypersekretion	–
	Infektionen	Chlamydieninfektion
		Gonorrhö
		Herpes genitalis
	Organische Veränderungen der Zervix	Zervixriss
		Zervixkarzinom
		Ektopie
	Psychische Ursachen	–
Korporaler (uteriner) Fluor	Pyometra	–
	Polyp	–
	Korpuskarzinom	–
	Zerfallendes Myom	–
	Endometritis	–
Tubarer Fluor	Tubenkarzinom	–
	Adnexitis	–
Urethraler Fluor	Infektionen der Urethra	Chlamydien-Infektion
		Gonorrhö
		Andere Erreger (z. B. Mykoplasmen, *Gardnerella*, Streptokokken) verursachen selten einen markanten urethralen Fluor

7.6   Therapie

Die Therapie richtet sich nach dem jeweiligen Erreger (▶ Kap. 11, ▶ Kap. 12, ▶ Kap. 16, ▶ Kap. 17 und
▶ Kap. 18.

7.7   Prophylaxe

Kinder und Jugendliche sollten über Sexualität, Geschlechtserkrankungen sowie Sexualhygiene aufgeklärt werden. Bei Chlamydien- bzw. Gonokokkeninfektion sollte der Partner mitbehandelt werden,
um eine erneute Ansteckung zu vermeiden. Kon-
domnutzung schützt bis zu einem gewissen Grad
vor Ansteckung.

Urethritis

Ioannis Mylonas

I. Mylonas, *Sexuell übertragbare Erkrankungen*,
DOI 10.1007/978-3-642-37928-4_8, © Springer-Verlag Berlin Heidelberg 2016

9.1 Einführung

Als Adnexitis werden Entzündungen des inneren weiblichen Genitale bezeichnet. Eine Adnexitis entwickelt sich typischerweise dann, wenn Bakterien aus dem unteren Genitaltrakt in das Abdomen gelangen und den Uterus, die Salpingen und die Ovarien infizieren. Somit handelt es sich in den meisten Fällen um eine aszendierende, seltener um eine deszendierende oder postoperative Infektion. Die Adnexitis wird im angloamerikanischen Sprachraum auch als *pelvic inflammatory disease* (PID) bezeichnet.

9.2 Erreger und biologische Grundlagen

Eine Vielzahl von Bakterienarten kann das klinische Bild einer Adnexitis hervorrufen. Im Vordergrund stehen *Chlamydia trachomatis* und *Neisseria gonorrhoeae*, aber auch Keime, die sich in der Vaginalflora finden. Anaerobier, *Gardnerella vaginalis*, *Haemophilus influenzae*, Enterobakterien und *Streptococcus agalactiae* wurden in einen kausalen Zusammenhang mit der Erkrankung gebracht.

> **Mögliche Adnexitis-Erreger**
> - **Sexuell übertragene Erreger:**
>   - *Neisseria gonorrhoeae* (< 1%)
>   - *Chlamydia trachomatis* (8–9%)
>   - Herpes-simplex-Virus (selten)
> - **Anaerobe Erreger:**
>   - *Peptostreptococcus* sp., *Bacteroides* sp. und *Prevotella* sp. (12–37%)
>   - Aktinomyzeten
> - **Aerobe Erreger:**
>   - *Streptococcus* sp. (20–46%)
>   - *Staphylococcus* sp. (16–32%)
>   - *Escherichia coli* und andere Enterobakterien (17–19%)
>   - *Haemophilus influenzae* (selten)
> - **Vermeintliche bzw. unklare Assoziation mit einer Adnexitis:**
>   - Gardnerella vaginalis
>   - Trichomonas vaginalis

> - Mycoplasma genitalium
> - Mycoplasma hominis
> - Ureaplasma urealyticum
> - Zytomegalovirus

Zytomegaloviren, Mykoplasmen und *Ureaplasma urealyticum* werden ebenfalls als Ursache diskutiert. Allerdings liegen häufig **Mischkulturen** vor, sodass es manchmal schwierig ist, den Haupterreger zu benennen. *Actinomyces* wird in Einzelfällen, insbesondere im Zusammenhang mit einem Intrauterinpessar (IUD), als Ursache einer Adnexitis nachgewiesen. Peptostreptokokken, *Bacteroides* und andere obligate Anaerobier verursachen gehäuft Adnexitiden bei älteren Patientinnen.

> ❯ *Chlamydia trachomatis* und/oder *Neisseria gonorrhoeae* werden häufig bei Frauen mit Adnexitis nachgewiesen, wobei Infektionen mit diesen Erregern ungefähr ein Drittel der Fälle ausmachen.

Anaerobe gramnegative Bakterien und Mykoplasmen (wie etwa *Mycoplasma hominis* und *Ureaplasma urealyticum*) treten häufig bei Frauen mit **bakterieller Vaginose** auf und wurden bei Frauen mit Endometritis und Salpingitis aus dem oberen Genitaltrakt isoliert.

> ❯ Die bakterielle Vaginose wurde, unabhängig von einer bestehenden Gonokokken- und Chlamydien-Infektionen, mit dem V. a. eine akute oder subklinische Adnexitis in Verbindung gebracht.

Da Frauen mit Adnexitis variable und uncharakteristische Symptome aufweisen, sind die Diagnose und die Behandlung nicht immer einfach. So haben Frauen im Fall einer subakuten Adnexitis trotz Endometritis oder Salpingitis nur geringe oder gar keine Unterbauchbeschwerden. *Chlamydia trachomatis* wird mit einer Erhöhung des Risikos einer subklinischer Adnexitis um das 6-Fache in Verbindung gebracht, während bei Frauen mit *Neisseria gonorrhoeae* das Risiko einer subklinischen Adnexitis um das 4-Fache höher ist.

Kürzlich wurde eine Beteiligung von *Mycoplasma genitalium* (▶ Kap. 20), einem mit zunehmender Häufigkeit auftretenden Krankheitserreger, der mit Nichtgonokokken-Urethritis (▶ Kap. 8, Urethritis) und Zervizitis in Verbindung gebracht wird, auch bei der Ätiologie der Adnexitis impliziert.

9.3 Pathogenese

Eine Adnexitis wird typischerweise von Bakterien aus dem unteren Genitaltrakt verursacht, die den Uterus, die Salpingen und die Ovarien infizieren (aszendierende Infektion). Allerdings können Mikroorganismen auch auf anderem Weg in die weiblichen inneren Organe gelangen.

Die folgenden **Infektionswege** sind typisch:

Aszendierende Infektion Die Keime gelangen über die Zervix im Rahmen einer klinisch häufig oft unauffälligen Zervizitis zum Endometrium. Im weiteren Verlauf breiten sich die Erreger über die Tuben in Richtung Ovarien aus, wobei die Erkrankung nicht zwingend beidseitig auftreten muss und vom Schweregrad her seitendifferent sein kann. Schließlich resultiert eine Pelveoperitonitis.

Deszendierende Infektion Von einer Appendizitis, Peritonitis oder entzündlichen Darmerkrankung ausgehende Infektion des inneren weiblichen Genitale.

Postoperative Infektion Sie kommt selten nach gynäkologischen bzw. chirurgischen Eingriffen vor. Vor allem eine bestehende vaginale Infektion vor dem operativen Eingriff birgt ein erhöhtes Risiko für eine postoperative intraabdominelle Infektion. Aus diesem Grund sollte eine präoperative Evaluation einschließlich Phasenkontrastmikroskopie erfolgen.

Hämatogene Infektion Streuung der Erreger über das Blut, z. B. im Rahmen einer Tuberkulose.

Die Auslösung einer Adnexitis kann durch verschiedene prädisponierende Faktoren begünstigt werden:

> **Prädisponierende Faktoren für eine Adnexitis**
> — Menstruation
> — Intrauterinpessar (*intrauterine device*, IUD)
> — Fraktionierte Abrasio
> — Abortkürettage
> — Geburt/Wochenbett
> — Diagnostische Eingriffe (Hysteroskopie, Hysterosalpingographie)
> — Promiskuität
> — Frühe Aufnahme sexueller Beziehungen

So führt eine Infektion der Zervix durch Mikroorganismen zu einer Schädigung des Endozervikalkanals, wodurch ein Aufsteigen der Erreger gefördert wird. Interessanterweise können sich *Neisseria gonorrhoeae*, *Chlamydia trachomatis*, *Mycoplasma hominis*, *Mycoplasma genitalium* und andere Bakterien auch an Spermatozoen heften und so potenziell durch den Genitaltrakt aufsteigen.

Ebenfalls steigern der Verlust des zervikalen Schleimpfropfs zu **Beginn der Regel** sowie die **Menstruation** das Risiko einer Aszension von Mikroorganismen aus Vagina und Zervix in den oberen Genitaltrakt. Zusätzlich haben jüngere Frauen aufgrund des höheren Hormonspiegels bei der Menarche meist eine größere zervikale Ektopie, welche bakteriellen Krankheitserregern eine größere Haftfläche bietet.

— Als Folge der Aszension entsteht im Bereich der Tuben eine Entzündung mit ödematöser Gewebeschwellung und leukozytärer Infiltration des Stromas.
— Durch fibrinöse Verklebungen kommt es zu Veränderungen der Tuben mit Verlegung des Lumens, Einstülpung und Verklebung der Fimbrienenden, Verlegung des uterinen Tubenostiums und Perisalpingitis. Durch weitere Exsudation wird die Tube aufgetrieben. Hydro-, Pyo- und Hämatosalpinx sind die möglichen Folgen.
— Bei nichtverklebten Fimbrienenden kann in das kleine Becken gelangendes, infektiöses Exsudat eine Pelveoperitonitis hervorrufen.
— Erhebliche Eitermengen im Douglas-Raum führen zum sog. Douglas-Abszess.

◨ Tab. 9.4 Therapeutische Maßnahmen bei Adnexitis

Ergänzende Maßnahmen	
Allgemein	Stationäre Behandlung, leichte Kost, schonende Stuhlregulierung Strenge Bettruhe Überwachung der Bilanzierung Entfernung eines liegenden Intrauterinpessars (IUD)
Physikalische Maßnahmen	Lokale Kälteanwendung: Eis-Akku, Eisblase Feuchte Wärme: feucht-warme Wickel (nach Rückbildung des Lokalbefunds; während Monatsblutung bzw. bei Verschlechterung der Entzündungsparameter wieder Kälteanwendung)
Septische Temperaturen	Heparinisierung
Starke Beschwerden	Bei Bedarf nichtsteroidale Analgetika bzw. Antiphlogistika
Konservative Therapie	
Akutes Stadium vor Erregernachweis	Antibiotikatherapie
Akutes Stadium nach Erregernachweis	ggf. Therapieänderung entsprechend Kulturergebnis
Subakutes Stadium	Bettruhe Zunehmende trockene Wärmeapplikation, Fango oder Moorpackungen
Chronisches Stadium	Ambulante Therapie möglich Resorptions- bzw. Bädertherapie
Operative Therapie	
Frühe operative Therapie (alternativ zur konservativen Therapie)	Laparoskopie (alternativ Laparotomie) mit Punktion/Drainage bei: – Wirkungsloser konservativer Therapie – Verschlechterung des Allgemeinzustands – Septischen Temperaturen – Zunahme des Adnexbefunds – Persistierenden Peritonitiszeichen – Nachgewiesenem Ovarial-, Tuboovarial-, Douglas-Abszess oder Pyosalpinx
Späte operative Therapie (nach unbefriedigender konservativer Therapie)	Große Restbefunde Unterschiedliche objektivierbare Befunde (Palpation, Sonographie) Wiederholte Rezidive Durchgängige Beschwerden

9.7   Therapie

Jede Patientin mit akuter Adnexitis sollte unverzüglich **stationär** aufgenommen werden, und es sollte umgehend mit der Therapie begonnen werden (◨ Tab. 9.4).

❯ Die Behandlung sollte vor irgendeiner zusätzlichen Diagnosemaßnahme erfolgen, da eine verzögerte Therapieeinleitung mit einem größeren Risiko für Sterilität und chronische Unterbauchbeschwerden einhergeht.

Allerdings kann die Therapie bei leichten Adnexitis-Fällen und fehlendem palpablem Tumor bzw. fehlendem Ultraschallbefund sowie nach Ausschluss einer Appendizitis auch oral unter ambulanten Bedingungen durchgeführt werden.

Allgemeine Maßnahmen Bettruhe (!), Eisblase, Analgetika/Spasmolytika. Ein bekannter Diabetes mellitus sollte überwacht bzw. neu eingestellt werden.

Resorptionsfördernde Maßnahmen Im Anschluss an die bzw. in Ergänzung zur Akuttherapie gelangen

◻ Tab. 9.5 Vorschläge für die ambulante medikamentöse Adnexitis-Behandlung

Medikament	Dosierung	Behandlungsdauer
Ofloxacin + Metronidazol	2 × 400 mg p.o. 2 × 500 mg p.o.	14 Tage
Ceftriaxon + Doxycyclin + Metronidazol	1 × 250 mg i.m. einmalig, ggf. Wiederholung 2 × 100 mg p.o. 2 × 500 mg p.o.	14 Tage
Amoxicillin/Clavulansäure + Metronidazol	2 × 875/125 mg p.o. 3 × 500 mg p.o.	10–14 Tage
Ciprofloxacin + Metronidazol	2 × 500 mg p.o. 3 × 500 mg p.o.	10–14 Tage
Levofloxacin + Metronidazol	2 × 500 mg p.o. 3 × 500 mg p.o.	10–14 Tage
Bei Neisseria gonorrhoeae zusätzlich: Ceftriaxon	250 mg i.m. Einmalig, ggf. Wiederholung	
Bei Chlamydia trachomatis zusätzlich: Azithromycin	1 g p.o. Einmalig, ggf. Wiederholung	

antiphlogistische und resorptionsfördernde physikalische Maßnahmen zur Anwendung: lokale Kälteapplikation, Priesnitz-Umschläge, Wickel, ansteigende Sitzbäder, Kurzwellenbehandlung, Fango, Moorpackungen. Die klinische Wirksamkeit ist allerdings fraglich.

Medikamentöse Maßnahmen Nach Möglichkeit sollte die antibiotische Therapie entsprechend dem Antibiogramm in ausreichender Dosierung über einen angemessenen Zeitraum erfolgen. Für die kalkulierte Therapie einer akuten Adnexitis sind Antibiotika mit einem breiten Wirkungsspektrum zu wählen, welche die wichtigsten aeroben und anaeroben Bakterien abdecken (◻ Tab. 9.5 und ◻ Tab. 9.6). Detaillierte Empfehlungen finden sich bei den US amerikanischen Centers of Disease Control (CDC) sowie der Canadian Task Force, wobei sowohl auf die Verfügbarkeit in Deutschland als auch die pharmakologischen Eigenschaften geachtet werden sollte. Mittlerweile wird von den meisten Experten die Kombination eines Gyrasehemmeres plus Metronidazol empfohlen, da es in einigen Studien besser wirksam war als die traditionellen Kombinationstherapien mit Cephalosporine. Nach Erhalt des Antibiogramms muss die Therapie jedoch unter Umständen

entsprechend umgesetzt werden. Eine Verlängerung der Therapiedauer auf 3 Wochen ist bei einer chronischen Adnexitis indiziert.

Operative Maßnahmen Wenn die medikamentösen Maßnahmen keinen Erfolg zeigen (Fieber bleibt bestehen, Adnextumor persistiert, Allgemeinbefinden verschlechtert sich) ist eine operative Sanierung durch Laparoskopie/Laparotomie möglich. Besondere Aufmerksamkeit verlangen dabei Douglas-, Ovarial- und Tuboovarialabszesse, die immer stationär behandelt werden müssen. Die chirurgische Therapie muss dem Alter sowie dem eventuellen Kinderwunsch der Patientin Rechnung tragen.

> Ein liegendes IUD sollte entfernt werden.

9.7.1 Medikamentöse Therapie

Im Einzelfall kann die Therapie auch oral unter ambulanten Bedingungen (◻ Tab. 9.5) durchgeführt werden:

Proktitis

Ioannis Mylonas

I. Mylonas, *Sexuell übertragbare Erkrankungen*,
DOI 10.1007/978-3-642-37928-4_10, © Springer-Verlag Berlin Heidelberg 2016

10.1 Einführung

Die isolierte entzündliche Erkrankung des Rektums wird als Proktitis bezeichnet. Sie kann entweder durch eine lokale Infektion oder als Begleitsymptom einer anderen gastrointestinalen Erkrankung auftreten (z. B. Gastroenteritis, Colitis ulcerosa).

10.2 Erreger

Sowohl Bakterien als auch Viren können eine Proktitis verursachen. Auch Parasiten sind anzutreffen. Neben den sexuell übertragenen Infektionen, welche meist durch eine direkte Infektion der anorektalen Schleimhaut während des Analverkehrs auftreten, können auch *Entamoeba histolytica* und *Gardia lamblia* angetroffen werden. Die Häufigkeit der einzelnen Erreger bei Proktitis ist derzeit aufgrund von fehlenden Daten unbekannt. Die Infektionsrate steht in Zusammenhang mit den jeweiligen Sexualpraktiken, der Benutzung von Kondomen sowie der Anzahl der Sexualpartner. In den letzten Jahren hat die Häufigkeit der infektiösen Proktitis deutlich abgenommen. Mit hoher Wahrscheinlichkeit sind dafür die Informationskampagnen über den Zusammenhang von Infektionen, v. a. mit HIV, und sexuellen Praktiken verantwortlich.

> ❯ Neben einer direkten Infektion kann es auch bei anderen entzündlichen Erkrankungen zu einer Beteiligung des Rektums kommen.

10.3 Symptomatik

Eine ulzerierende Effloreszenz auf der perianalen Haut ist verdächtig für eine Infektion mit einem sexuell übertragenen Erreger.

> ❯ Aufgrund der häufigen Sekundärinfektionen sind Läsionen im Rektum häufig sehr schmerzhaft.

Häufig wird eine **inguinale Lymphadenopathie** beobachtet. Die Patienten klagen über schmerzhaften und teilweise auch blutigen Stuhlgang. Die granulomatösen Veränderungen können zu Strikturen, perianalen Abszessen und, bei Voranschreiten der nichttherapierten Erkrankung, zu einer Fistelbildung führen. Eine Proktitis, die durch *Chlamydia trachomatis* verursacht wird, kann asymptomatisch verlaufen.

In der Sigmoidoskopie können sich erythematöse Veränderungen sowie ein eitriges Exsudat darstellen. Auftretende Ulzerationen, Ödeme und Fissuren können den Erkrankungsverlauf komplizieren.

Infektionen mit dem **Herpes-simplex-Virus** (HSV) können sowohl asymptomatisch als auch mit ausgeprägten Schmerzen im perianalen Bereich ablaufen. Zusätzlich kann es zu Obstipation und Fieber kommen. Auf der Haut können charakteristische Bläschen vorhanden sein, wobei diese im Rektalkanal fehlen. Im Analkanal können auch Ulzerationen auftreten. In sehr seltenen Fällen konnte eine Infektion mit dem **Zytomegalievirus** (CMV) ebenfalls mit einer Proktokolitis in Verbindung gebracht werden. Während eine solche Manifestation bei immunkompetenten Personen sehr selten ist, zeigen Patienten mit Immundefizienz (z. B. HIV) häufig schmerzhafte perianale Ulzerationen und Fissuren.

10.4 Diagnostik

Bei V. a. Proktitis ist der Erregernachweis anzustreben. Abstriche und Biopsien können während der Sigmoidoskopie entnommen werden. *Treponema pallidum* wird serologisch nachgewiesen. Der direkte Nachweis von *Chlamydia trachomatis* und CMV sowie HSV mittels Nukleinsäure-Amplifikationsmethoden (z. B. PCR) ist die Methode der Wahl. Sowohl für HSV als auch für CMV sind serologische Untersuchungen bei einer bestehenden Proktitis nur eingeschränkt nützlich.

10.5 Therapie

Die Therapie richtet sich nach dem jeweiligen Erreger. Die Information der Patienten über das Risiko von sexuell übertragenen Krankheitserregern bei ungeschütztem Geschlechtsverkehr sowie die Aufklärung über sichere Sexualpraktiken sollte ausführlich erfolgen.

Klassische sexuell übertragene Erkrankungen

Syphilis (Lues)

Ioannis Mylonas

I. Mylonas, *Sexuell übertragbare Erkrankungen*,
DOI 10.1007/978-3-642-37928-4_11, © Springer-Verlag Berlin Heidelberg 2016

11.1   Einführung

Die Syphilis ist eine zyklisch verlaufende Infektionskrankheit, die in Stadien abläuft, wobei sich klinisch auffällige mit klinisch unauffälligen Stadien abwechseln. Die Symptome können sehr vielgestaltig sein.

> Aufgrund der unterschiedlichen klinischen Manifestationen wird die Syphilis häufig als »Chamäleon« bezeichnet.

◘ Tab. 11.1 Pathogene Erreger der Gattung *Treponema*

Erreger	Erkrankung
Treponema pallidum ssp. *pallidum*	Syphilis (Lues venereum)
Treponema pallidum ssp. *endemicum*	Nichtvenerische, endemische Syphilis
Treponema pallidum ssp. *pertenue*	Frambösie (Yaws)
Treponema carateum	Pinta

11.2   Erreger

Treponema pallidum gehört zur Familie der Spirochaetaceae und zur Gattung *Treponema*, die 4 für den Menschen pathogene (◘ Tab. 11.1) und mindestens 6 nichtpathogene Erreger einschließt.

Treponema pallidum ssp. *pallidum* ist eine sehr bewegliche Spirochäte mit 6–14 Windungen. Das Bakterium zeigt eine charakteristische »Korkenzieherbewegung«. Trotz vieler Versuche ist es nie gelungen, den Erreger in vitro erfolgreich zu kultivieren, da dieser gegenüber Umwelteinflüssen sehr empfindlich ist. Wenn Spirochäten sich außerhalb des Körpers befinden, sterben sie sehr schnell ab.

11.3   Epidemiologie

Treponema pallidum ssp. *pallidum* ist ausschließlich humanpathogen und weltweit verbreitet. Der häufigste Übertragungsweg ist mit > 95% der Fälle der Geschlechtsverkehr. Einzelne Berichte beschreiben auch eine Übertragung durch Bluttransfusionen, Küssen oder akzidentelle Inokulation, wobei diese Transmissionswege sicherlich eine Seltenheit darstellen.

Die Inkubationszeit ist abhängig von der Infektionsdosis und beträgt durchschnittlich 3 Wochen (2–10 Wochen). In Kaninchen lässt sich bereits mit einer Dosis von nur 4 Spirochäten eine Infektion hervorrufen. Das Infektionsrisiko bei Geschlechtsverkehr wird mit 40–60% angenommen, sodass die Syphilis hochinfektiös ist. Nach der Infektion kommt es zunächst zu einer Vermehrung der Keime an der Eintrittspforte. Allerdings besitzt der Erreger die Tendenz, sehr schnell zu disseminieren. *Treponema pallidum* hat zusätzlich einen ausgeprägten Tropismus für Endothelzellen der kleinen Blutgefäße.

Die Entdeckung des Penicillins und seine industrielle Herstellung haben zu einem deutlichen Rückgang der Syphilis-Erkrankung nach dem Zweiten Weltkrieg geführt. Während in Nordamerika 1945 noch mit ca. 66 Fällen auf 100.000 Einwohner gerechnet wurde, sank die Inzidenz innerhalb der darauffolgenden Jahre auf ca. 4 Fälle pro 100.000 Einwohner. Ein ähnlicher Rückgang wurde auch in Europa beobachtet. Während die Infektion in Deutschland mit ca. 1000–1500 Fällen pro Jahr rückläufig war, nimmt sie seit 1998 wieder kontinuierlich zu.

Eine **diaplazentare kongenitale Infektion** ist mittlerweile selten geworden. Während es in unseren Breiten kaum noch vorkommt, eine infizierte Schwangere zu betreuen, ist diese Situation in Ländern der Dritten Welt nicht ungewöhnlich. In Afrika wird die Zahl der Schwangeren mit positivem Nachweis zwischen 0,5–20% angegeben, und wahrscheinlich sterben ca. 25% der Neugeborenen an einer kongenital erworbenen Syphilis. In Südostasien ist die Anzahl der Syphilis-Infektionen in der Bevölkerung ebenfalls sehr hoch.

Es wird geschätzt, dass weltweit ca. 1 Mio. Schwangerschaften durch eine maternale Syphilis negativ beeinflusst werden. Es wird von ca. 270.000 Kindern mit einer kongenitalen Syphilis, von ca. 460.000 Schwangerschaften mit Abort oder perinatalem Fruchttod sowie von ca. 270.000 Kindern, die vorzeitig geboren werden, ausgegangen. Diese Annahmen sind um ein Vielfaches höher als für andere neonatale Infektionen, einschließlich HIV und Tetanus (540.000 und 300.000 Fälle/Jahr), sodass die gesundheitspolitische Relevanz einer Syphilis-Erkrankung in der Schwangerschaft nicht unterschätzt werden sollte.

11.4   Symptomatik

Unterschieden wird klinisch zwischen der erworbenen (**Syphilis acquisita**) und der angeborenen Syphilis (**Syphilis connata**).

Die erworbene Syphilis ist eine zyklische Infektionskrankheit, bei der sich klinisch auffällige mit klinisch unauffälligen Stadien abwechseln (◨ Tab. 11.2). Die typische Symptomatik der unbehandelten Syphilis tritt heutzutage in unseren Breitengraden seltener auf.

Eine Syphilis-Infektion kann nach Abheilen der Primärläsion beendet sein, aber auch zu einer chronischen systemischen Erkrankung führen. Ohne Therapie zeigen ca. 20% der infizierten Patienten nach ca. 15–20 Jahren Spätkomplikationen; kardiovaskuläre Spätmanifestationen sind am häufigsten.

11.4.1 Gynäkologische Aspekte

Frühsyphilis bzw. primäre Syphilis (Lues I)

Nach einer Inkubationszeit von ca. 3 Wochen tritt der charakteristische **Primäraffekt** (Schanker) auf. Typischerweise ist die Effloreszenz am äußeren Genitale vorhanden. Prädilektionsorte bei der Frau sind die Labien und die Vulva, seltener der Portio. Beim Mann tritt der Schanker am Sulcus coronarius, am inneren Präputialblatt und am Penisschaft auf. Seltener kann er auch an anderen Manifestationsorten vorkommen wie z. B. in der Mundschleimhaut oder im analen Bereich.

> ⊘ Einzelne Papeln bzw. ein induriertes, schmerzloses Ulkus sind verdächtig für eine primäre Syphilis, ebenso wie eine beidseitige schmerzlose Schwellung der inguinalen Lymphknoten.

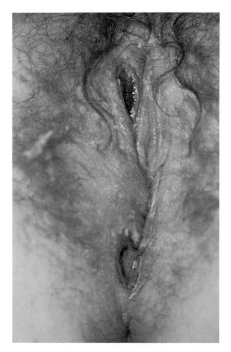

◨ **Abb. 11.1** Primäraffekt bei einer Syphilis-Infektion. (Aus Mendling 2006)

Der typische primäre Schanker beginnt als einzelne, schmerzlose Papel mit Übergang in ein induriertes schmerzloses Ulkus an der Eintrittspforte (◨ Abb. 11.1). In ca. 30% der Fälle können sich noch weitere Läsionen bilden. Die inguinalen Lymphknoten zeigen ebenfalls eine schmerzlose, derbe und leicht abgrenzbare Schwellung. Das Ulkus heilt nach ca. 3–6 Wochen spontan ab, während die Lymphadenitis häufig länger persistiert.

> ⊘ Die Papeln können von den Patienten übersehen werden, zumal sie auch von selbst abheilen können.

Sekundäre Syphilis (Lues II)

Ungefähr 9–12 Wochen nach der Infektion können sich **Allgemeinsymptome** wie Fieber, Gewichtsverlust und ein ausgeprägtes Krankheitsgefühl einstellen. Bei ca. 50% der Patienten treten starke Kopfschmerzen auf, welche in den vergangenen Jahrhunderten als erste Manifestation einer Syphilis angesehen wurden (▶ Kap. 1).

◪ **Tab. 11.2** Stadien der erworbenen Syphilis

Stadium	Klinische Manifestation	Inkubationszeit
Primäre Syphilis (Lues I)	Schanker (Chancre)	3 Wochen (3–90 Tage)
	Regionäre Lymphknotenschwellung	
Sekundäre Syphilis (Lues II)	Fieber, Übelkeit, Kopfschmerzen	2–12 Wochen (2 Wochen bis 6 Monate)
	Lymphadenopathie	
	Meningitis	
	Makulöse Exantheme	
	Palmoplantarsyphilid	
	Condylomata lata	
	Plaques muqueuses	
	Angina syphilitica	
	Alopecia specifica	
	Syphilitisches Leukoderm	
Latente Syphilis	Asymptomatisch	Frühe Syphilis: < 1 Jahr Späte Syphilis: > 1 Jahr
Tertiäre oder späte Syphilis (Lues III)		
Kardiovaskuläre Syphilis	Aortenaneurysma	10–30 Jahre
	Koronarstenose	
Neurosyphilis		
Asymptomatisch	Keine	–
Akute syphilitische Meningitis	Kopfschmerzen	< 2 Jahre
	Meningeale Reizung	
	Wahrnehmungsstörungen	
Meningovaskuläre Syphilis	Kraniale Nervenparalyse	
Generelle Parese	Kopfschmerzen	5–7 Jahre
	Vertigo	
	Persönlichkeitsveränderungen	
	Vaskuläre Schädigung	
Tabes dorsalis	Demenz mit Intensionstremor	10–20 Jahre
	Fatigue	
	Muskelschwäche und Muskeltonverlust	
	Schmerzen	
	Dysurie	15–20 Jahre
	Ataxie und Areflexie	
	Argyll-Robertson-Pupillen	
Gummata	Monozytische Infiltrate mit Gewebedestruktion	1–46 Jahre

11

Im Sekundärstadium können noch zusätzliche Allgemeinsymptome auftreten, wobei diese nicht krankheitsspezifisch sind:
- Abgeschlagenheit,
- Appetitlosigkeit,
- leichte Temperaturerhöhung,
- Myalgien,
- polyarthritische Schmerzen (v. a. Femur, Tibia, Humerus u. a.).

Allerdings ist eine klare Unterscheidung zwischen Primär- und Sekundärstadium häufig nicht möglich. Bei ca. 30% der infizierten Patienten kann bei Beginn des Sekundärstadiums der Primäraffekt immer noch vorhanden sein.

In diesem Stadium sind in 80–95% der Fälle die **Haut** und die **Schleimhäute** betroffen. Diese Haut- und Schleimhautreaktionen sind vom *antigen-load* (kritische Menge an Spirochäten) und von der Intensität der immunologischen Abwehrreaktion abhängig.

Die häufigste Erscheinungsform ist Roseola, ein makulöses Exanthem, welches symmetrisch am Stamm auftritt. Manifestationen auf der Haut sind typischerweise makulöse (■ Abb. 11.2), makulo-papulöse, papulöse oder anuläre Effloreszenzen (■ Tab. 11.2). In seltenen Fällen können auch noduläre und pustulöse Hauterscheinungen auftreten. Vesikuläre Effloreszenzen werden nur bei kongenitaler Syphilis beobachtet.

Weitere charakteristische Hautsymptome sind:
- Palmoplantarsyphilid (■ Abb. 11.3),
- Condylomata lata (genital und perianal) (■ Abb. 11.4),
- Plaques muqueuses der Zunge,
- Angina syphilitica,
- Alopecia specifica,
- syphilitisches Leukoderm.

Unbehandelt schreitet die Dissemination des Erregers weiter fort, und es kann zu weiteren **Organmanifestationen** kommen (wie z. B. syphilitische Hepatitis, Glomerulonephritis oder akutes nephrotisches Syndrom). Nebenbei tritt häufig eine generalisierte harte Lymphknotenschwellung (Polyskleradenitis) auf.

Die Manifestationen im Sekundärstadium können nach einmaligem Auftreten ohne Folgen ab-

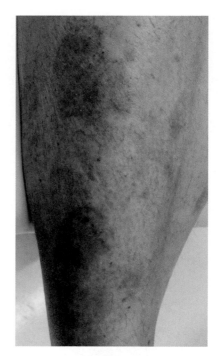

■ Abb. 11.2 Makulöses Exanthem an der unteren Extremität bei sekundärer Syphilis

heilen. Allerdings rezidivieren die Hauterscheinungen häufig. Diese Rezidive werden im Verlauf meist schwächer. Das Sekundärstadium ist nach ca. 1–2 Jahren abgeschlossen.

Vor allem bei immunsupprimierten Patienten können schwere Verlaufsformen der Syphilis, die sog. **Syphilis maligna**, beobachtet werden. Dabei treten, neben ausgeprägten Allgemeinsymptomen, auch Ulzerationen der Haut auf.

Latente Syphilis (Lues latens seropositiva)
Nach Abklingen der ersten Symptome einer Frühsyphilis schließt sich ein **klinisch symptomfreies Intervall** an, die sog. latente Syphilis. Mit einer Beteiligung des Zentralnervensystems in ungefähr 40% der Fälle schreitet die Dissemination des Erregers weiter fort. Auch in der prä-antibiotischen Ära gab es bei ungefähr der Hälfte der Syphilis-Patienten eine spontane Selbstheilung.

> **Bei der frühen und der späten latenten Syphilis sind die Patienten, bis auf wenige Ausnahmen, symptomfrei.**

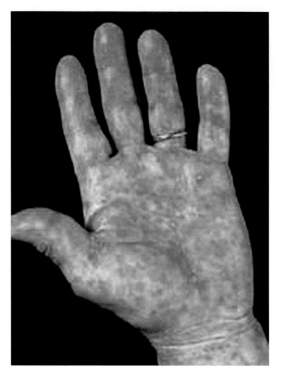

◨ **Abb. 11.3** Palmarpemphigoid. (Aus Altmeyer 2007)

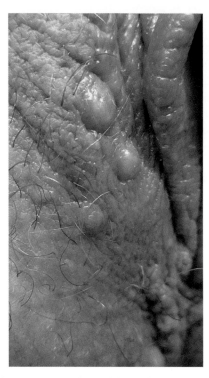

◨ **Abb. 11.4** Beginnende Condylomata lata bei einer Patientin mit sekundärer Syphilis

11

Späte Syphilis und Neurosyphilis

Die **tertiäre Syphilis** wird heute nur noch selten gefunden. Schon früh beginnt während der latenten Syphilis die langsam fortschreitende Erkrankung der Aorta oder des Zentralnervensystems.

Asymptomatische Neurosyphilis Sie findet sich bei unbehandelten Patienten ungefähr 2 Jahre nach der Infektion. Das durchschnittliche Intervall vom Infektionsbeginn bis zum Auftreten der symptomatischen Neurosyphilis beträgt 5–40 Jahre (◨ Tab. 11.2).

Symptomatische Neurosyphilis Sie kann unterteilt werden in eine parenchymatöse und eine meningovaskuläre Form. Typische Manifestation der meningovaskulären Form sind fokale bzw. generalisierte Krampfanfälle, Hemiplegie oder sogar Aphasie. Die parenchymatöse Neurosyphilis ist charakterisiert durch neurologische Auffälligkeiten und Ausfallerscheinungen, Persönlichkeitsveränderungen sowie Tabes dorsalis.

Kardiovaskuläre Syphilis Das typische Bild zeigt die Ausbildung eines Aneurysmas an der Aorta, welches häufig mit einer Aortenklappeninsuffizienz und einer Stenose der Koronararterien einhergeht (◨ Tab. 11.2).

Die **gummöse Form** ist heutzutage selten geworden. Gummen sind monozytäre, destruierende Granulome, die aus unspezifischem Granulationsgewebe mit zentralen Nekrosen und peripher liegenden mononukleären Zellen, Epitheloidzellen und Fibroblasten bestehen. Diese Gummen können noch Treponemen enthalten.

❯ Bei Vorliegen von Osteomyelitis, Hepatitis, Chorioretinitis oder einer neurologischen Symptomatik sollte eine Syphilis-Infektion ausgeschlossen werden.

Reinfektionen

Syphilis-Reinfektionen sind nach behandelter Infektion möglich. Die vorhandenen Antikörper schützen nicht vor einer Reinfektion. Die Syphilis-

▢ **Tab. 11.3** Symptome der kongenitalen Syphilis

Stadium	Klinische Manifestation	Inkubationszeit
Frühe Manifestation	Fulminante disseminierte Infektion	Beginn < 2 Jahre nach Geburt
	Mukokutane Läsionen	
	Pemphigus syphiliticus	
	Parrot-Furchen	
	Coryza syphilitica	
	Hepatosplenomegalie	
	Anämie	
	Osteochondritis syphilitica	
	Pneumonia alba	
	Neurosyphilis	
Späte Manifestation (Syphilis connata tarda)	Lymphadenopathie	Beginn > 2 Jahre nach Geburt
	Hepatosplenomegalie	
	Condylomata plana	
	Anämie	
	rekurrierende Arthropathien	
	Hutchinson-Trias mit – Innenohrschwerhörigkeit – Keratitis parenchymatosa – Hutchinson-Zähnen	
	Knochenerkrankungen und -deformitäten	
	Säbelscheidentibia	
	Sattelnase	
	Mesaortitis luica (selten)	
	Neurosyphilis	

Antikörper, die als sog. **Serumnarbe** noch gefunden werden, sind also kein Ausdruck für eine Immunität gegen *Treponema pallidum* ssp. *pallidum*.

11.4.2 Geburtshilfliche Aspekte

Kongenitale Syphilis (Lues connata)

Die kongenitale Syphilis tritt nur auf, wenn die Infektion bei einer Schwangeren nicht rechtzeitig erkannt und therapiert wurde (▢ Tab. 11.3). Der Erreger kann zu jedem Zeitpunkt **diaplazentar** auf den Feten übertragen werden. Vor allem während einer Frühsyphilis ist eine Infektion des ungeborenen Kindes sehr wahrscheinlich. Bei Infektionen während der Frühschwangerschaft kann es zu Aborten, Totgeburten und Frühgeburten kommen.

Der Infektionszeitpunkt bei der Mutter bestimmt die Schwere der kindlichen Erkrankung. Die Kinder werden, falls kein Abort bzw. keine Totgeburt stattgefunden hat, in der Mehrzahl der Fälle am Termin unauffällig geboren und erscheinen gesund.

Allerdings können dann bei einem infizierten Neugeborenen zwischen der 2. und 12. Lebens-

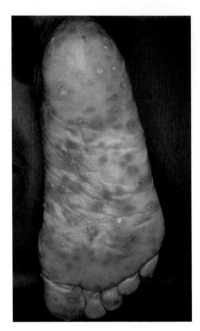

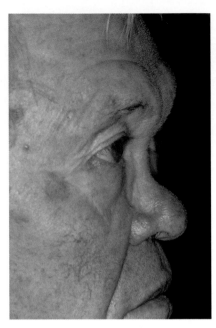

◘ **Abb. 11.5** Kongenitale Syphilis-Infektion. (Aus Braun-Falco et al. 2012)

◘ **Abb. 11.6** Sattelnase bei kongenitaler Syphilis-Infektion. (Aus Braun-Falco et al. 2012)

woche die ersten **klinischen Manifestationen einer angeborenen Syphilis** in Form von Hauterscheinungen auftreten (◘ Tab. 11.3). Meist bilden sich makulopapulöse Exantheme, Syphilide an den Fußsohlen und Händen, welche zum sog. Pemphigus syphiliticus mit Bildung von Blasen führen können (◘ Abb. 11.5). Die Erstmanifestationen einer kongenitalen Syphilis scheint eine blutig-schleimige Rhinitis (Coryza syphilitica) zu sein, die bis zu einem Alter von 2 Jahren auftritt. Diese kann auf das Nasenskelett übergehen und zu einer Deformität führen (sog. Sattelnase, ◘ Abb. 11.6).

Es können in diesem Stadium auch andere Organe beteiligt sein. So finden sich z. B. Hepatosplenomegalie, Pneumonie und Osteochondritis. Eine basale Meningitis wird später zu einem Hydrozephalus.

Wenn die kongenitale Syphilis nicht ausreichend therapiert wurde, können sich nach mehreren Jahren Spätmanifestationen zeigen, welche dem Tertiärstadium der Syphilis acquisita ähnlich sein können.

Die häufigsten Ursachen für den **letalen Verlauf** der Erkrankung sind bei Kleinkindern meist Lungenblutungen, Hepatitiden oder Superinfektionen.

Syphilis connata tarda

Die Spätmanifestationen der späten kongenitalen Syphilis (**Syphilis connata tarda** nach dem 2. Lebensjahr) treten erst lange nach der Geburt auf, z. B. im Kindesalter oder noch später. Sie zeigen sich typischerweise in der Hutchinson-Trias:

Hutchinson-Trias
- Keratitis parenchymatosa
- Innenohrschwerhörigkeit
- Zahnveränderungen (halbmondförmige Einbuchtungen an den Schneidezähnen, Tonnenform, ◘ Abb. 11.7)

Es können zusätzlich entzündliche Periostverdickungen an den Tibien (Türkensäbelbeine) entstehen (◘ Tab. 11.3).

11.5   Diagnostik

Zum Nachweis einer Infektion stehen mehrere Untersuchungsmethoden zur Verfügung. Der direkte Nachweis in der Dunkelfeldmikroskopie kann nur

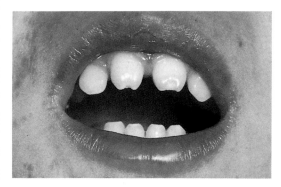

Abb. 11.7 Tonnenzähne bei konnataler Syphilis-Infektion. (Aus Braun-Falco et al. 2005)

aus der Primärläsion bzw. den Läsionen des Sekundärstadiums erfolgen. Serologische Untersuchungen haben in der Diagnostik nach Abheilung dieser Effloreszenzen die größte Bedeutung.

11.5.1 Direkter Erregernachweis

Dunkelfeldmikroskopie

Ein direkter Erregernachweis aus dem Transsudat eines Primäraffekts sowie aus Läsionen des Sekundärstadiums erfolgt in der Dunkelfeldmikroskopie. Entscheidend ist dabei die Gewinnung des Untersuchungsmaterials. Prinzipiell sollten die Läsionen vorsichtig mit einem Tupfer, welcher zuvor in Kochsalzlösung getaucht wurde, gereinigt werden. Mit einem zweiten Tupfer wird danach die Oberfläche vorsichtig arrodiert. Dabei ist eine Blutung aus der Läsion zu vermeiden. Durch das Exprimieren der tieferen Hautschichten kann nun das sog. **Reizserum** gewonnen und auf einen Objektträger aufgetragen werden.

> Ein negatives Ergebnis schließt eine Infektion keineswegs aus, da die Nachweisgrenze bei 10^5 Spirochäten/ml liegt.

Mittlerweile ist die Dunkelfeldmikroskopie labortechnisch in den Hintergrund gerückt und wird nicht mehr in allen Laboratorien durchgeführt.

Molekularbiologische Methoden

Molekularbiologische Techniken zeigen eine sehr unterschiedliche Sensitivität, die zwischen 40% und

100 % liegen kann. Prinzipiell lässt sich aus Gewebebiopsien mithilfe der **PCR** der Nachweis des Erregers durchführen. Gegenwärtig wird diese Untersuchung allerdings nur für spezielle Fragestellungen angewandt, da der serologische Nachweis (► Abschn. 11.5.2) hohe Aussagekraft besitzt.

11.5.2 Antikörpernachweis

Zur Abklärung einer Syphilis-Infektion wird heutzutage ein Stufenschema verwendet (■ Abb. 11.8). Als **serologischer Suchtest** zum Nachweis von spezifischen Antikörpern gegen *Treponema pallidum* ssp. *pallidum* wird eingesetzt (■ Tab. 11.4):

- der TPHA-Test (*T.-pallidum*-Hämagglutinationstest),
- der TPPA-Test (*T.-pallidum*-Partikelagglutinationstest) oder
- das Tp (*T.-pallidum*)-ELISA-Verfahren.

Fällt der Test negativ aus, kann auf weitere Untersuchungen verzichtet werden, wenn klinisch kein begründeter Verdacht auf eine Frühinfektion vorliegt. Ist ein solcher Verdacht gegeben, erfolgen wöchentliche Kontrollen, bis eine Syphilis-Infektion sicher ausgeschlossen werden kann. Der TPHA-Test wird frühestens 2 Wochen p.i. positiv (reaktiv) und reagiert während aller Erkrankungsstadien. Titerangaben lassen nur indirekt einen Rückschluss auf die Aktivität der Infektion zu. Nach behandelter oder ausgeheilter Syphilis bleibt dieser Test lebenslang positiv (»Serumnarbe«).

Der FTA-ABS-Test (Fluoreszenz-Treponema-Antikörper-Absorptionstest) gilt als Bestätigungstest für ein zweifelhaftes (schwach reaktives) oder ein positives (reaktives) Ergebnis im TPHA. Der VDRL-Test (Venereal-Disease-Research-Laboratory-Test) oder der RPR-Test (Rapid-Plasma-Reagin-Test) werden erst 5–6 Wochen nach der Infektion positiv. Der VDRL-Test kann falsch-positive Ergebnisse anzeigen, z. B. bei infektiöser Mononukleose, Tuberkulose, Lepra, Malaria sowie bei anderen Erkrankungen wie Kollagenosen, rheumatischen Erkrankungen, Lebererkrankungen, Karzinomen, Gravidität oder Schutzimpfungen. Diese unspezifischen positiven Ergebnisse können über die treponemenspezifischen Tests abgeklärt werden.

□ Tab. 11.5 Therapie der Syphilis (nach Leitlinie: *www.awmf-online.de*)

Stadium	Indikation	Substanz (Beispielpräparat) und Dosierung	Anmerkungen
Lues I und II (Frühsyphilis)	Empfehlung	Benzathin-Benzylpenicillin 2,4 Mio. I.E. i.m. (einmalig)	Gluteal li/re je 1,2 Mio. I.E
		Procain-Benzylpenicillin 1 × 1,2 Mio. I.E./d i.m. über 14 Tage	Procain-Benzylpenicillin 0,9 Mio. I.E. + Benzylpenicillin-Natrium 0,3 Mio. I.E
	Alternativen	Ceftriaxon 1 g/Tag i.v. über 10 Tage	–
		Doxycyclin 2 × 100 mg/Tag p.o. über 14–21 Tage	–
		Clemizolpenicillin G 1 Mio. I.E./Tag i.m. über 14 Tage	Keine Therapieunterbrechung. In Deutschland nicht mehr verfügbar (über internationale Apotheken beziehbar)
	Non-Compliance	Benzathin-Benzylpenicillin 2,4 Mio. I.E. i.m./Woche	Tag 1, 8 und 15 (insgesamt 7,2 Mio. I.E.)
	Penicillinallergie	Doxycyclin 2 × 100 mg/Tag p.o. über 14–21 Tage	–
	Cephalosporinallergie	Erythromycin 4 × 500 mg/Tag p.o. über 14–21 Tage	Serologische Kontrollen
Lues latens	1. Wahl	Benzathin-Benzylpenicillin 2,4 Mio. I.E./Woche i.m.	Tag 1, 8 und 15 (gluteal li/re je 1,2 Mio. I.E.; insgesamt 7,2 Mio. I.E.)
	2. Wahl	Procain-Benzylpenicillin 1 × 1,2 Mio. I.E./Tag i.m. über 21 Tage	Procain-Benzylpenicillin 0,9 Mio. I.E. + Benzylpenicillin-Natrium 0,3 Mio. I.E.
	Alternativen	Ceftriaxon 1 × 1 g/Tag i.v. Kurzinfusion über 14 Tage	–
	Bei Penicillinallergie	Doxycyclin 2 × 100 mg/Tag p.o. über 28 Tage	–
		Erythromycin 4 × 500 mg/Tag i.v. über 21 Tage	–
Lues III (Spätsyphilis, auch Neurosyphilis)	1. Wahl	Penicillin G 6 × 4 Mio I.E./Tag oder 3 × 10 oder 5 × 5 Mio. I.E./Tag i.v. mindestens 14 Tage (10–14–21)	–
	2. Wahl	Ceftriaxon 1 × 2 g/Tag i.v. über 10–14 Tage	Initial 2 × 2 g
	Alternativen	Clemizolpenicillin G 1 Mio. I.E. i.m. über 21 Tage	Keine Therapieunterbrechung. In Deutschland nicht mehr verfügbar (über internationale Apotheken beziehbar)
	Penicillinallergie (3. Wahl)	Doxycyclin 4 × 200 mg/Tag über 28 Tage	–
		Erythromycin 4 × 500 mg p.o. oder i.v. über 14 Tage	–
		Erythromycinlactobionat 4 × 500 mg i.v. über 14 Tage	Stationäre Bedingungen

11

Stadium	Indikation	Substanz (Beispielpräparat) und Dosierung	Anmerkungen
Lues connata	Säuglinge und Kleinkinder	Penicillin G 100.000–150.000 I.E./kg KG/Tag i.v., aufgeteilt in 3 Dosen über 14 Tage	–
		Ceftriaxon 75 mg/kg KG/Tag über 14 Tage	–
	Schulkinder	Penicillin G 200.000–300.000 I.E./kg KG/Tag, aufgeteilt in 3 Dosen über 14 Tage	–
		Ceftriaxon 0,25–0,5 g/Tag i.m. oder i.v. über 14 Tage	–

◼ Tab. 11.5 (Fortsetzung)

Herxheimer-Reaktion: Eine Prophylaxe erfolgt vor Beginn der Therapie mit der einmaligen Gabe von 1 mg/Prednisolonäquivalent/kg KG p.o.

allergie eine Sensibilitätstestung und ggf. eine Desensibilisierung.

Mit Benzathin-Penicillin G werden kaum ausreichende Liquorspiegel erreicht, weshalb wird es nicht mehr uneingeschränkt zur Behandlung der Syphilis im Sekundärstadium mit ZNS-Befall empfohlen wird. Als Alternative gilt Clemizolpenicillin, welches aber in Deutschland nicht mehr kommerziell verfügbar ist; es müsste also über die internationale Apotheke bestellt werden. Eine Syphilis-Therapie erfolgt nur ausnahmsweise oral.

> Die Dauer und die Dosierung der antibiotischen Therapie sind abhängig vom jeweiligen Stadium.

mit syphilitischen Haut- oder Schleimhautveränderungen, über Bluttransfusionen oder über Nadelstichverletzungen statt, besteht in seltenen Fällen die Gefahr einer Übertragung des Syphilis-Erregers. Mütter, bei denen der V. a. eine frische Syphilis-Infektion besteht und die noch nicht ausreichend therapiert werden, sollten ihr Kind nicht stillen.

> Da die Syphilis praktisch jedes Krankheitsbild vortäuschen kann, muss zuerst die Syphilis-Serologie durchgeführt werden, um eine Infektion auszuschließen, insbesondere dann, wenn es sich um Risikopatienten handelt.

11.7 Prophylaxe

Im Rahmen der Mutterschaftsvorsorge werden serologische Untersuchungen zur Erkennung einer Syphilis-Infektion der Schwangeren durchgeführt. Das eröffnet die Möglichkeit, das Fortschreiten einer Infektion in der Schwangerschaft rechtzeitig zu erkennen, zu therapieren und somit eine kongenitale Erkrankungen durch eine präventive Behandlung zu verhindern.

Die **anonyme Meldung** eines sicher Syphiliskranken und einer Syphilis connata ist verpflichtend.

Die sicherste Methode, eine Syphilis-Infektion zu verhüten, ist das **Kondom.** Findet der Kontakt

12.1   Einführung

Obwohl für die Gonorrhö mittlerweile keine Meldepflicht mehr besteht, lassen Schätzungen eine steigende Inzidenz auch in unseren Breitengraden annehmen. Eine Infektion mit *Neisseria gonorrhoeae* tritt meist im Urogenitaltrakt auf, sie kann jedoch auch im anorektalen, pharyngealen oder konjunktivalen Bereich vorkommen. Ohne rechtzeitige Behandlung kann sie zu einer disseminierten Gonokokkeninfektion und septischer Arthritis sowie zu Endokarditis, Myokarditis oder Meningitis führen. Bei Frauen kann eine Entzündung des oberen Genitaltrakts resultieren. Während der Neugeborenenperiode und des 1. Lebensjahrs können die Erreger eine neonatale Konjunktivitis (Ophthalmia neonatorum) verursachen.

12.2   Erreger und biologische Grundlagen

Neisseria gonorrhoeae ist ein Bakterium, welches zusammen mit *Neisseria meningitidis*, *Neisseria mucosa*, *Neisseria sicca*, *Neisseria flava*, *Neisseria cinerea* und mehreren anderen apathogenen Keimen zu der kleinen Gruppe von gramnegativen Kugelbakterien (Kokken) gehört.

Gonokokken sind anspruchsvolle Bakterien, die v. a. gegen Licht, Kälte und Trockenheit empfindlich sind. Sie vermehren sich durch Zweiteilung, wobei die Geschwisterzellen die Tendenz haben, aneinander zu bleiben, sodass sie im mikroskopischen Präparat oft als Diplokokken erscheinen oder sogar in Gruppen beieinanderliegen.

Sie sind vorwiegend auf Zylinderepithelien spezialisiert. Bei Frauen können neben der Urethra auch die Bartholin-Drüse, die Cervix uteri, die Salpinx und das Peritoneum betroffen sein. Das mehrschichtige Plattenepithel der Vagina selbst kann nicht infiziert werden, außer bei kleinen Mädchen, wo die Keratinisierung der Epithelzellen wegen Östrogenmangels noch nicht stattgefunden hat.

Der Erreger wird durch aktive Endozytose in das Zellinnere aufgenommen. Die intrazellulären Gonokokken reizen mit ihrem Endotoxin die Wirtszelle, sodass eine **unspezifische Immunantwort** über Zytokine induziert wird. Diese wirken chemotaktisch auf unterschiedliche Entzündungszellen, die in das infizierte Areal einwandern. Diese heterotopen Zellen beeinflussen das Gewebe und bewirken eine erhöhte Durchlässigkeit, sodass mehr Erreger den Weg in die Schleimhaut finden. Im Laufe einer fortdauernden Infektion entstehen durch diese lokalen Entzündungen Gewebeschäden, die nicht leicht vom Körper behoben werden können. Nach einer akuten Infektion werden diese Schäden durch bindegewebige Narben ersetzt.

Durch Autoinokulation kann ausgehend von der Urethra auch das Rektum befallen werden. Bei **Verschleppung** können in Ausnahmefällen die Konjunktivalschleimhäute betroffen sein. Speziell bei Neugeborenen können durch Schmierinfektion unter der Geburt die pathogenen Gonokokken in das Auge gelangen und dann dort eine eitrige Infektion hervorrufen. Ebenso können die Erreger bei entsprechender Exposition durch Schmierinfektion in den Pharynx kommen. In seltenen Fällen können die Gonokokken die Schleimhaut verlassen und in Haut und Gelenke disseminieren. Bei Schwangeren, bei denen die Immunabwehr doch in Teilbereichen geschwächt ist, besteht eine erhöhte Gefahr der systemischen Ausbreitung.

Trotz der heftigen Immunreaktion gibt es meist keine Spontanheilung. Es besteht die Tendenz zur **Chronifizierung**, wobei die eitrige Entzündung fortbesteht, allerdings nur noch in abgeschwächter Form.

12.3   Epidemiologie

Gonokokken kommen ausschließlich beim Menschen vor. Sie sind hochinfektiös und werden durch direkten Schleimhautkontakt beim Geschlechtsverkehr oder beim Geburtsvorgang übertragen. Das Infektionsrisiko bei einmaligem Kontakt wird bei Männern mit 20–50% und bei Frauen mit 60–90% angegeben. Außerhalb des Menschen sind diese Erreger nur kurzfristig überlebensfähig. Da für Gonorrhö keine Meldepflicht besteht, wird die Inzidenz in Deutschland auf ca. 2,5–4,7 Fälle pro 100.000 Einwohner geschätzt. Allerdings liegt die Dunkelziffer viel höher, sodass von 25–40 Fällen pro 100.000 Einwohner ausgegangen wird.

In Entwicklungsländern ist die Gonorrhö weit verbreitet und wird besonders durch Personen übertragen, die kommerziellen Sex betreiben. Möglicherweise wird durch die entzündlichen Veränderungen an der Mukosa das HI-Virus leichter akquiriert und auch weitergegeben, da die Zahl der Viruspartikel im Samen bei Patienten mit Gonorrhö signifikant erhöht ist. Es wird eine Inzidenz für die neonatale Konjunktivitis aufgrund einer Gonokokkeninfektion von 1–5% angenommen.

12.4 Symptomatik

12.4.1 Gynäkologische Aspekte

Das klinische Syndrom ist abhängig von Stadium und Schweregrad der Infektion.

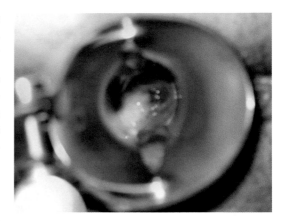

> ◻ **Abb. 12.1** Zervizitis mit reichlich Fluor cervicalis

> **Klinische Stadien**
> - **Untere Gonorrhö:** Die Infektion bleibt im vulvovaginalen und zervikalen Bereich
> - **Obere Gonorrhö:** Die Infektion kann durch den Zervikalkanal aszendieren und befällt das Endometrium und die Salpingen, evtl. ist auch der Peritonealraum mitbetroffen
> - **Extragenitale Manifestationen:** Die Infektion kann entweder als primäre Prädilektionsstelle oder durch Autoinokulation, peripartal oder durch hämatogene Disseminierung weitere Organe außerhalb des Genitalbereichs erreichen

Untere Gonorrhö

Das Leitsymptom der Gonorrhö bei Frauen ist nach einer Inkubationszeit von 2–7 Tagen eine heftige, eitrige Entzündung der Zervix (◻ Abb. 12.1). Bei ca. 70–80% der infizierten Patientinnen liegt eine gleichzeitige Urethritis (s. unten) vor.

Neisseria gonorrhoeae ist ein klassischer Erreger der **Zervizitis**. Eine Infektion der Zervix tritt meist mit rahmigem, häufig übelriechendem, eitrigem gelb-grünlichem Fluor genitalis auf. Eine Rötung der Zervix und/oder der Urethra ist ebenfalls möglich. Gonokokken können auch eine Entzündung der Bartholin-Drüse bzw. der Skene-Drüsen verur-

sachen. Bei gleichzeitigem Sekretverhalt kann sich ein Bartholin-Pseudoabszess bilden, der kirsch- bis hühnereigroß sein kann und die Patientin neben Schmerzen beim Sitzen und Gehen stark behindert. Eine begleitende Vulvitis ist ebenfalls möglich.

> ❯ Auch bei präpubertären Mädchen kann der Urogenitaltrakt mit Gonokokken infiziert werden. Eine Übertragung durch Wäsche, Handtücher, Toilettensitz oder Spielzeuge ist nicht erwiesen, sodass beim Nachweis einer Gonorrhö bei Kindern an sexuellen Missbrauch gedacht werden sollte!

Obere Gonorrhö

Eine aszendierende Infektion führt zum Befall des Endometriums, der Tuben und der Eierstöcke. Eine Infektion des Endometriums ist meist charakterisiert durch eine Metrorrhagie. Das Endometrium wird zwar nur vorübergehend infiziert, wobei Blutungsstörungen auf eine Endometritis gonorrhoica hinweisen können. Allerdings haben ca. 50% aller Frauen keine Beschwerden.

Die Infektion kann sich weiter über die Salpingen auf das Peritoneum ausbreiten und verursacht das klinische Bild einer **Adnexitis** mit Portioschiebeschmerz, schmerzhaften Adnexschwellungen und Fieber (◻ Abb. 12.2). Mittlerweile ist dies ein seltenes Krankheitsbild geworden. Allerdings ist aufgrund der steigenden Inzidenzzahlen für Gonorrhö wieder mit einem vermehrten Auftreten der Gonorrhö-bedingten Adnexitis zu rechnen.

◼ Tab. 12.2 Therapievorschläge bei Gonokokkeninfektion

Indikation	Medikament	Dosis	Dauer	Bemerkung
Unkomplizierte Gonokokkeninfektion				
1. Wahl	Ceftriaxon	1 g i.m. oder i.v.	Einmalig	–
	plus			
	Azithromycin	1,5 g p.o.	Einmalig	
	Cefixim	800 mg p.o.	Einmalig	Wenn eine i.m.-Verabreichung kontraindiziert und eine i.v.-Verabreichung nicht möglich ist
	plus			
	Azithromycin	1,5 g p.o.	Einmalig	
Alternativtherapie	Cefixim	400 mg p.o.	Einmalig	Nur bei vorab nachgewiesener Empfindlichkeit
	Ciprofloxacin	500 mg p.o.	Einmalig	
	Ofloxacin	400 mg p.o.	Einmalig	
	Azithromycin	1,5 g p.o.	Einmalig	
Schwangerschaft				
1. Wahl	Ceftriaxon	1 g i.m. oder i.v.	Einmalig	–
Alternativ	Spectinomycin	1 × 2 g i.m.	Einmalig	
Disseminierte Gonokokkeninfektion				
1. Wahl	Ceftriaxon	1 × 1 g/Tag i.m./i.v.	2–3 Tage	Bis zum Erhalt des Antibiogramms
	danach			
	Cefixim	2 × 400 mg p.o.	7 Tage	
	Ciprofloxacin	2 × 500 mg p.o.	7 Tage	
	Levofloxacin	2 × 500 mg p.o.	7 Tage	
Bei Meningitis	Ceftriaxon	2 × 1 g/Tag i.m./i.v.	14 Tage	–
Bei Endokarditis	Ceftriaxon	1 × 1 g/Tag i.m./i.v.	28 Tage	–
Konjunktivitis				
1. Wahl	Ceftriaxon	1 × 1 g i.m.	3 Tage	–
Alternativ	Azithromycin	1,5 g p.o.	Einmalig	Bei Kontraindikation gegen Ceftriaxon (Allergie)
	plus			
	Doxycyclin	2 × 100 mg p.o.	7 Tage	
	plus			
	Ciprofloxacin	2 × 250 mg p.o.	3 Tage	
Pharyngeale Infektion				
1. Wahl	Ceftriaxon	1 g i.m. oder i.v.	Einmalig	–
	plus			
	Azithromycin	1,5 g p.o.	Einmalig	
Alternativ	Ciprofloxacin	500 mg p.o.	Einmalig	Nur bei vorab nachgewiesener Empfindlichkeit
	Ofloxacin	400 mg p.o.	Einmalig	
	Azithromycin	1,5 g p.o.	Einmalig	

12

❯ Im Fall einer genitalen Gonorrhö sollten alle Sexualpartner der letzten 60 Tage getestet und ggf. behandelt werden. Wenn der letzte Geschlechtsverkehr länger als 60 Tage zurückliegt, sollte der letzte Sexualpartner untersucht werden.

12.7 Prävention

Da junge, unverheiratete Menschen und Prostituierte am ehesten von Gonorrhö betroffen sind, sollte in diesen Risikogruppen eine gezielte Aufklärung stattfinden. Die sachgerechte Verwendung von Kondomen beim Geschlechtsverkehr bietet einen sicheren, zuverlässigen Schutz vor der Übertragung dieser Bakterien.

Zur Prophylaxe der Ophthalmia neonatorum (Blennorhö) durch Gonokokken wird immer noch die **Credé-Prophylaxe** (Gabe von 1%iger Lösung von Argentum nitricum [Silbernitrat] in den Konjunktivalsack der Neugeborenen) empfohlen. Obwohl in 10% der Fälle durch diese Maßnahme eine chemische Konjunktivitis ausgelöst wird, die einer bakteriellen Blennorrhö ähnlich sein kann, wird diese Nebenwirkung akzeptiert, da diese technische Entzündung nur vorübergehend ist und keine nachfolgenden Schäden hinterlässt. In Deutschland ist die Credé-Prophylaxe nicht mehr vorgeschrieben, wobei die WHO diese kostengünstige prophylaktische Maßnahme noch empfiehlt.

Eine Wiedervorstellung nach einer Behandlung ist anzuraten, um die Therapie-Compliance und den Rückgang der Symptome zu überprüfen. Eine erneute Testung des Therapieerfolgs wird derzeit nicht empfohlen.

Voraussetzungen für eine erneute Testung
- Persistierende Symptome
- Nach erneuter Exposition
- Nach Feststellung einer Resistenz gegen die verabreichte antibiotische Therapie
- Bei Vorliegen einer pharyngealen Gonorrhö

13.1   Einführung

In Deutschland wird mit dem Auftreten einer Erkrankung pro 1 Mio. Einwohner pro Jahr gerechnet. Allerdings sind in den letzten Jahren kleinere Epidemien beobachtet worden, die v. a. unter homosexuellen Männern (*men who have sex with men*, MSM) auftraten. In einzelnen Fällen wurde in Europa auch eine heterosexuelle Übertragung beobachtet.

> Lymphogranuloma venereum (LGV) ist in unseren Breiten eine seltene Erkrankung.

13.2   Erreger

Das Lymphogranuloma venereum wird durch *Chlamydia trachomatis* L1–L3 verursacht. Zusätzliche Varianten konnten ebenfalls identifiziert werden (z. B. L2b). Im Vergleich zu den Typen A–K, die an der Mukosa bleiben, zeigen Chlamydien der Gruppe L ein invasives Wachstum und eine Dissemination in das Bindegewebe und in die regionalen Lymphknoten. Weder die Infektiosität der Erreger noch das Erregerreservoir sind derzeit bekannt.

13.3   Epidemiologie

Weltweit werden ca. 1–2% der genitalen Ulzerationen auf eine Infektion mit *Chlamydia trachomatis* L1–L3 zurückgeführt. Vorwiegend kommt diese Erkrankung in tropischen und subtropischen Gebieten vor, während sie in Europa eher sehr selten ist. Sie findet sich v. a. bei Seeleuten, homosexuellen Patienten und Prostituierten. Manchmal treten kleine Epidemien, v. a. in Hafenstädten, auf. Männer sind 2- bis 8-mal häufiger betroffen als Frauen. In den westlichen Ländern tritt LGV endemisch bei homosexuellen Männern auf, v. a. bei solchen mit einer zusätzlichen HIV-Infektion.

In kleineren epidemiologischen Untersuchungen werden Inzidenz und Prävalenz sehr unterschiedlich angegeben. Während in England alle mit LGV infizierten Patienten symptomatisch waren, konnten in den Niederlanden auch asymptomatische Fälle beobachtet werden.

13.4   Symptomatik

13.4.1 Gynäkologische Aspekte

Die Inkubationsperiode beträgt 1–4 Wochen. Bei MSM (*men having sex with men*) ist das erste Anzeichen meist die Manifestation einer Proktitis, die häufig innerhalb einiger Wochen nach sexuellem Kontakt auftritt. Sie ist charakterisiert durch rektale Schmerzen sowie purulenten bzw. mukopurulenten Ausfluss. Tenesmen und Obstipation können ebenfalls aufgrund einer mukosalen und perirektalen Ödembildung vorkommen. Beim klinischen Bild des Lymphogranuloma venereum werden 3 Stadien unterschieden.

Stadium I

Die **Primärinfektion** manifestiert sich im äußeren Genitalbereich und besteht aus einer kleinen, entzündlichen Papel auf erythematösem Hintergrund. Diese Papel entwickelt sich dann sehr schnell zu einer papulovesikalen und papulopustulären Effloreszenz, die im Anschluss ulzeriert. Bei Frauen kann die Läsionen sowohl an der Vulva, der Vagina als auch der Portio auftreten. Diese Primärläsion ist schmerzlos und wird demzufolge von der Patientin häufig nicht bemerkt. Da sie innerhalb von 10–14 Tagen spontan abheilt, sehen die meisten Patienten keine Veranlassung, einen Arzt zu konsultieren. Sehr selten kann auch eine pharyngeale Symptomatik in Mund und Rachen auftreten. Eine zervikale Lymphadenopathie ist in diesem Zusammenhang ebenfalls möglich.

Stadium II

Etwa 2–3 Wochen nach der Primärläsion erfolgt die Ausbreitung der Erkrankung über das **Lymphgefäßsystem**. Meist entsteht eine entzündliche Leistenlymphknotenschwellung (**Bubo**), die vorzugsweise einseitig auftritt (◻ Abb. 13.1). Die infizierten Leistenlymphknoten verschmelzen dann miteinander und verkleben mit der Haut, wobei die Lymphknoten immer noch verschieblich sind. Klinisch erscheint der Inguinalbereich gerötet. Zumeist entsteht ein Abszess im Zentrum dieser Lymphpakete, der häufig zur Perforation neigt und zur Fistelbildung mit der Entstehung von eingezogenen Narben führt.

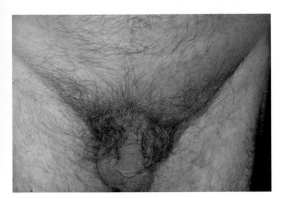

☐ **Abb. 13.1** Lymphogranuloma venereum mit Entwicklung eines einseitigen inguinalen Bubo. (Aus Braun-Falco et al. 2012)

Wenn die Primärläsion in der Scheide oder im Rektum liegt, kommt es zum Befall der perirektalen und paraaortalen Lymphknoten, aber auch bei einer Infektion des äußeren Genitale können diese Lymphknoten befallen sein. Die Entwicklung dieser Bubonen kann sowohl mit als auch ohne allgemeine Symptomatik, wie ein unspezifisches Krankheitsgefühl, Appetitlosigkeit, Gewichtsverlust und subfebrile Temperaturen, einhergehen.

Ebenfalls können rheumatoide Beschwerden sowie Exantheme auftreten. Durch die Ausbreitung der Infektion durch die Lymphabflussgebiete können auch eine Meningoenzephalitis, eine Hepatosplenomegalie, Arthralgie oder Konjunktivitis entstehen.

Stadium III

Die **Elephantiasis genitoanorectalis ulcerosa** wurde sehr lange als eigenständiges Krankheitsbild betrachtet. Dieses Stadium geht mit Fibrosen und Strikturen im genitoanalen Bereich einher. Eine wichtige Komplikation ist die Ausbildung einer Elephantiasis am äußeren Genitale und im Rektum. Klinisch ist es von entscheidender Bedeutung, ob sich diese Erkrankung im genitalen oder analen Bereich abspielt.

Unbehandelt kann es zu einer Elephantiasis, einer chronisch-ulzerativen Erkrankung der äußeren weiblichen Genitalien (Esthiomene) und zu einem »Frozen-pelvis-Syndrom« kommen. Gewöhnlich beginnt die **Elephantiasis genitalium** am Genitale mit Entstehung von langanhaltenden Ulzerationen und einem Lymphstau, der die Elephantiasis hervorruft.

Manchmal beschränken sich diese Veränderungen nur auf eine eingeschränkte anatomische Region wie z. B. die Urethra oder die Klitoris. In den meisten Fällen breitet sich die Erkrankung allerdings an den Labien aus. Diese sind vergrößert, und die betroffenen Stellen können sich sowohl papillomatös als auch vesikös verändern. Zusätzlich entstehen Strikturen an der Urethra, und genitoanale oder urogenitale Fisteln entwickeln sich. Eine Erkrankung im rektoanalen Bereich wird entweder aus einer Läsion des Genitale oder durch eine Läsion am Anus bzw. Rektum verursacht. Die Schwellung der perirektalen Lymphknoten führt zu einem verdickten Rektum, welches sich verhärtet und zudem eingeengt wird. Proktoskopisch können im Rektum Ulzerationen festgestellt werden. Es entstehen perianale und perirektale Fisteln. Nach längerem Verlauf nimmt die Sekretion aus den Fistelgängen ab, und es entstehen sog. Fistula sicca, die ohne Heilungstendenz fortbestehen.

13.4.2 Geburtshilfliche Aspekte

Es gibt keinen Hinweis auf eine Übertragung des Erregers auf den Fetus oder das Neugeborene. Berichte zu Häufigkeit, Bedeutung und Klinik in der Neonatologie liegen nicht vor. Eine Infektion des Neugeborenen ist somit vorläufig als unwahrscheinlich anzusehen.

Allerdings kann eine systemische Infektion mit *Chlamydia trachomatis* zur Konjunktivitis und Pneumonie des Neugeborenen führen (s. auch ► Kap. 16, *Chlamydia trachomatis*). Demzufolge sollte sowohl die Schwangere als auch das Neugeborene engmaschig überwacht und ggf. therapiert werden.

13.5   Diagnostik

Die Diagnose erfolgt durch den Nachweis von *Chlamydia trachomatis* der Serotypen L1–L3. Das Untersuchungsmaterial kann sowohl aus den Ulzera als auch aus der Aspirationsflüssigkeit der Bubonen gewonnen werden. Bei V. a. rektale Manifestation können auch anorektale Abstriche, optimalerweise unter proktoskopischer Sicht, entnommen werden.

Zur Diagnose verfügen die modernen Laboratorien derzeit über ein **2-Stufen-Verfahren**:

Stufe 1 Eine molekularbiologische Untersuchung auf *Chlamydia trachomatis* mittels PCR kann als Screening-Untersuchung bei klinischem Verdacht durchgeführt werden. Die meisten kommerziell verfügbaren Tests sind zwar für Flüssigkeiten und Materialien außerhalb des Genitalbereichs nicht zugelassen, doch etliche Untersuchungen zeigen, dass sie in diesem Zusammenhang genutzt werden können.

Stufe 2 Wenn *Chlamydia trachomatis* nachgewiesen wird, folgt eine zweite PCR-Analyse, welche speziell die Serotypen L1–L3 beinhaltet.

Stehen molekularbiologische Analysen nicht zur Verfügung, kann auch eine **serologische Diagnostik** durchgeführt werden. Ein hoher Titer (v. a. IgA-Anti-MOMP-Antikörper [MOMP: *major outer membrane protein*]) in Patienten mit einer charakteristischen klinischen Symptomatik kann die Verdachtsdiagnose unterstützen. Allerdings sind weder geringe noch erhöhte Titer bei Patienten ohne klinische Symptomatik aussagekräftig.

13.6   Therapie

Obwohl keine ausreichenden Daten vorhanden sind, wird eine orale Therapie mit **Doxycyclin** über 21 Tage empfohlen. Alternativ könnte auch Erythromycin über 21 Tage gegeben werden (◘ Tab. 13.1). Die große Anzahl der Fallbeispiele zeigt, dass die Patienten auf eine Doxycyclin-Therapie sehr gut ansprechen. Azithromycin wurde ebenfalls zur Behandlung vorgeschlagen, wobei die Datenlage noch nicht ausreichend zu bewerten ist. Sulfonamide wurden zwar eine Zeit lang erfolgreich eingesetzt, derzeit werden sie zur Behandlung jedoch nicht empfohlen.

Wenn die Bubonen fluktuieren, kann eine **Aspiration** des Inhalts über ein gesundes Hautareal den Patienten Erleichterung verschaffen. Eine chirurgische Exzision ist meist nicht angeraten, da dies potenziell zu einer chronischen Sinusformation führen kann. Patienten mit Fibrosen oder Fisteln zeigen keine Besserung der klinischen Symptomatik durch eine erweiterte oder zeitlich verlängerte antibiotische Therapie. Hier sollte eine rekonstruktive Operation in Erwägung gezogen werden.

13.7   Prävention

Sexualpartner sollten bis zu 3 Monate nach Diagnosestellung zurückverfolgt werden, um sowohl eine Chlamydien-/LGV-Testung als auch eine Behandlung durchzuführen.

Alle Patienten mit Lymphogranuloma venereum sollten nach Beendigung der Therapie klinisch

◘ **Tab. 13.1** Therapie des Lymphogranuloma venereum

Verlauf	Medikament	Dosierung	Therapiedauer
Unkomplizierte Infektion	Doxycyclin	2 × 100 mg/Tag p.o.	21 Tage
	Azithromycin	1 g p.o. Einzelgabe	Ggf. jede Woche Wiederholung bis zur Abheilung
	Erythromycin	4 × 500 mg/Tag p.o.	21–28 Tage
	Cotrimoxazol	2 × 160/800 mg/Tag p.o.	21–28 Tage
Schwangerschaft	Erythromycin	4 × 500 mg/Tag p.o.	21–28 Tage (nicht mehr empfohlen)
	Azithromycin	1 g p.o. Einzelgabe	Ggf. jede Woche Wiederholung bis zur Abheilung
Bemerkung: HIV-, HBV- und HCV- und Syphilis-Serologie; ggf. Wiederholung dieser Testungen nach 3–6 Wochen			

HIV humanes Immundefizienzvirus, *HBV* Hepatitis-B-Virus, *HCV* Hepatitis-C-Virus.

weiterbetreut werden. Dabei ist auf eine klinische Besserung der Symptomatik zu achten. Eine erneute Testung wird nicht empfohlen, wenn die Therapie über 21 Tage mit einer ausreichenden Dosierung erfolgt ist.

Patienten mit Lymphogranuloma venereum sollten auch getestet werden auf

- HIV,
- Hepatitis B,
- Hepatitis C,
- Syphilis.

Bei der Nachuntersuchung kann in Abhängigkeit von der Inkubationszeit ggf. eine erneute Testung durchgeführt werden.

Differenzialdiagnostisch sollten alle Erkrankungen mit genitalen Ulzerationen in Erwägung gezogen werden. Allerdings sind auch Mischinfektionen möglich. Einer Proktitis kann eine chronische inflammatorische Darmerkrankung (wie z. B. Morbus Crohn) sowohl klinisch als auch in der pathologischen Analyse sehr ähneln.

> Die inguinale Lymphadenopathie im Stadium II ist differenzialdiagnostisch schwer abzugrenzen, da zahlreiche Erkrankungen eine ähnliche Symptomatik hervorrufen. Vor allem sollten eine Syphilis, ein Herpes genitalis und ein Granuloma inguinale in Betracht gezogen werden. Weitere infektiöse Erkrankungen wie z. B. Tuberkulose oder neoplastische Manifestationen (etwa Morbus Hodgkin) sind ebenfalls zu erwägen.

Ulcus molle

Ioannis Mylonas

I. Mylonas, *Sexuell übertragbare Erkrankungen*,
DOI 10.1007/978-3-642-37928-4_14, © Springer-Verlag Berlin Heidelberg 2016

einer notwendigen Therapie des Kindes sollten die zugelassenen Medikamente an das Körpergewicht adaptiert werden.

14.5   Diagnostik

Der Ulkusgrund enthält nur wenige Erreger. Demzufolge besteht das Ziel der Materialgewinnung nicht so sehr in der Gewinnung von Eiter, sondern vielmehr von Gewebematerial. Während die Anamnese und das charakteristische klinische Bild hinweisend auf eine Infektion mit *Haemophilus ducreyi* sind, ist die endgültige Diagnose allerdings nur durch den Erregernachweis zu erbringen.

14.5.1 Histopathologie

Histologisch zeigt sich ein charakteristischer 3-Zonen-Aufbau des Ulkusrandes mit
- einer oberflächlichen Nekrose,
- einer mittleren Schicht aus ödematösem Korium, das von zahlreichen Blutgefäßen durchsetzt ist, und
- einem tiefen entzündlichen Infiltrat.

Obwohl dieser Aufbau histologisch von anderen ulzerierenden Erkrankungen sehr gut abzugrenzen ist, spielt die Biopsie als diagnostische Maßnahme heute keine wichtige Rolle mehr.

14.5.2 Mikroskopie

Bei der direkten mikroskopischen Untersuchung ist oft kein Erreger zu sehen – einerseits, weil nur wenige Bakterien vorhanden sind, und andererseits, weil der Gram-Farbstoff nicht ausreichend von diesen Erregern aufgenommen wird. Spezifische Antikörper für einen Immunfluoreszenztest am gewonnen Material stehen nur einigen Speziallaboratorien zur Verfügung.

Haemophilus ducreyi lässt sich gut mit Methylenblau oder mit der Giemsa-Färbung darstellen. Mit einer Acridinorange-Färbung ist die Ausbeute noch 10-fach höher. Allerdings sind Sensitivität und Spezifität dieses Abstrichs gering.

14.5.3 Mikrobiologie

Für eine kulturelle Untersuchung muss das gewonnene Gewebematerial in einem speziellen Medium transportiert werden. Ebenfalls sollte eine Kultivierung möglichst umgehend beginnen, da die Erreger sonst absterben könnten.

14.5.4 Serologie und Genamplifikationsmethoden

Antigennachweise mithilfe von Immunfluoreszenztests oder mit einem Enzymimmunoassay haben keinen praktischen Wert. Dagegen besteht in einigen Speziallaboratorien die Möglichkeit, mittels Polymerasekettenreaktion (PCR) einen Erregernachweis zu führen.

 Der kulturelle Nachweis ist der wichtigste Beleg für eine Infektion mit *Haemophilus ducreyi*.

14.6   Therapie

Die Therapie besteht primär in einer Antibiotikabehandlung mit **Ceftriaxon** und **Azithromycin**. Als Alternativen können Ciprofloxacin, Erythromycin, Spectinomycin oder Cotrimoxazol zur Anwendung kommen (◘ Tab. 14.1). Allerdings wurden in Thailand und in Kenia Resistenzentwicklungen gegen Sulfonamide beobachtet. Mittlerweile sind Tetrazykline und Ampicillin aufgrund von Resistenzen nur noch bedingt tauglich.

 Eine erfolgreiche Therapie sollte innerhalb von 3–7 Tagen zu einer Verbesserung der Symptome führen. Eine erneute Testung zur Feststellung des Therapieerfolgs ist nicht notwendig.

Desinfizierende Umschläge mit Chinosol oder Kaliumpermanganat können gleichzeitig mit der antibiotischen Therapie angewandt werden. Bei Bubo führt zusätzlich eine Punktion und Entleerung des Eiters zur Entlastung der Patienten. Gegebenenfalls kann diese Maßnahme erneut durchgeführt werden. Bubonen sollten allerdings nicht breit inzidiert werden.

◘ Tab. 14.1 Therapie des Ulcus molle

Therapie	Medikamente	Dosierung	Therapiedauer	Bemerkung
Systemische Therapie	Ceftriaxon	250 mg i.m.	Einzelgabe	–
	Azithromycin	1 g p.o.	Einzelgabe	
1. Alternativen	Ciprofloxacin	2 × 500 mg p.o.	3 Tage	–
	Erythromycin	4 × 500 mg p.o.	7 Tage	Bis Abheilung
2. Alternativen	Spectinomycin	2 g i.m.	Einzelgabe	–
	Cotrimoxazol	2 × 960 mg p.o.	7 Tage	Resistenzen
Bei Bubo	Azithromycin	1 g p.o.	Einzelgabe	ggf. Wiederholung
	Ceftriaxon	250 mg i.m.	Einzelgabe	ggf. Wiederholung
	Erythromycin	4 × 500 mg p.o. oder i.v.	7–14 Tage	–
Schwangerschaft	Erythromycin	4 × 500 mg p.o. oder i.v.	14 Tage	–
Weitere Maßnahmen	– Punktion und Entleerung des Eiters – Die Geschwüre sollten zunächst durch regelmäßiges Waschen mit Seife trocken und sauber gehalten werden – Desinfizierende Umschläge mit Chinosol oder Kaliumpermanganat			

> Bei gleichzeitiger HIV-Infektion kann u. U. eine längere Therapie erforderlich werden, weil die Ausheilung in solchen Fällen erschwert ist.

14.7 Prophylaxe

Nach einer Infektion mit *Haemophilus ducreyi* verbleibt keine Immunität gegenüber einer Zweitinfektion. Eine Meldung ist nur dann erforderlich, wenn die Erkrankung gehäuft auftritt und ein epidemiologischer Zusammenhang vermutet wird.

Insgesamt sind die Geschwüre leicht mit solchen anderer Genese zu verwechseln. Als differenzialdiagnostische Krankheitsbilder sind alle Infektionserkrankungen, die genitale Ulzerationen verursachen, in Erwägung zu ziehen (u. a. Herpes simplex, Granuloma inguinale, Lymphogranuloma venereum).

Alle Patienten mit Ulcus molle sollten nach Beendigung der Therapie klinisch weiterverfolgt werden. Da bei HIV-Patienten eine langsamere Heilung erfolgt, sollten diese engmaschig überwacht

werden. Bei **Therapieversagen** sollte an folgende Ursachen gedacht werden:
- Antibiotikaresistenz,
- andere Ursachen einer ulzerativen Erkrankung,
- erneute Infektion,
- unbekannte Immundefizienz.

Die sachgerechte Verwendung von Kondomen beim Geschlechtsverkehr bietet wahrscheinlich einen Schutz vor der Übertragung dieser Bakterien. Eventuell sollte an eine prophylaktische Therapie von Frauen mit einem erkrankten Sexualpartner gedacht werden.

> Eine gleichzeitige Infektion mit *Treponema pallidum* oder *Neisseria gonorrhoeae* ist möglich und sollte ausgeschlossen werden. Eine Testung auf HIV und Syphilis sollte bei Patienten mit Ulcus molle durchgeführt werden. Eine erneute Testung nach 3 Monaten auf Syphilis und HIV sollte ebenfalls angeboten werden.

Andere sexuell übertragene Erkrankungen

Trichomoniasis

Ioannis Mylonas

I. Mylonas, *Sexuell übertragbare Erkrankungen*,
DOI 10.1007/978-3-642-37928-4_15, © Springer-Verlag Berlin Heidelberg 2016

15.1   Einführung

Trichomonas vaginalis wurde erstmals von Alfred Donne 1836 in einer vorläufigen Mitteilung an die Akademie der Wissenschaften in Paris beschrieben. Die Artbezeichnung *Trichomonas vaginalis* wurde von Ehrenberg 1838 wegen des spezifischen Vorkommens eingeführt. Lange Zeit wurden die Trichomonaden als ein häufiger, aber klinisch belangloser Bestandteil der normalen Vaginalflora angesehen. Der Kieler Gynäkologe Hoehne führte 1916 erstmals den Begriff **Trichomonaden-Kolpitis** ein.

Beim Menschen finden sich mehrere Trichomonaden-Arten, die organspezifisch sind, sich also nur in den entsprechenden Organen ansiedeln, z. B. *Trichomonas tenax* in der Gingiva, *Trichomonas hominis* im Darm und *Trichomonas vaginalis* im Genitaltrakt.

15.2   Erreger

Trichomonas vaginalis ist ein obligat pathogener Keim. Die Protozoen vermehren sich ausschließlich in der Vaginal- und Urethralschleimhaut. Da die Trichomonaden weder Trockenheit noch Kälte oder Licht vertragen und schnell absterben, erfordert eine Infektion den direkten engen Kontakt von Wirt zu Wirt, z. B. bei Geschlechtsverkehr.

Trichomonas vaginalis ist ein einzelliges, birnenförmiges Protozoon, das zu den Flagellaten gehört und sich mithilfe von Geißeln fortbewegt. Es besitzt 4 kurze und eine lange Geißel, eine undulierende Membran und einen Achsenstab. Seine Länge beträgt bis zu 25 μm. Trichomonaden vermehren sich durch einfache Längsteilung und weisen einen anaeroben Stoffwechsel auf.

Trichomonas vaginalis wird durch Sexualkontakt von Mensch zu Mensch auf die Genitalorgane und die unteren Harnwege und beim Mann in Prostata und Samenblase übertragen. Andere Infektionswege wie Badewäsche, Handtücher, Toilettensitze oder Wasser in Schwimmbecken werden diskutiert, aber generell für unwahrscheinlich gehalten (▶ Abschn. 15.3).

15.3   Epidemiologie

Trichomoniasis ist mit geschätzten 174 Mio. Fällen pro Jahr weltweit die häufigste sexuell übertragene Erkrankung. Daneben spielt die Übertragung über Gegenstände und Wasser (z. B. Schwimmbecken) eine untergeordnete Rolle, obwohl dies in Einzelfällen möglich ist.

Daten zu Inzidenz und Prävalenz der Erkrankung sind allerdings sehr lückenhaft. Nach WHO gab es im Jahr 1999 in Westeuropa 10,6 Mio. Fälle bei Erwachsenen, in Osteuropa und Zentralasien 13,1 Mio. und in den USA 8,2 Mio. neue Fälle. Die genaue Inzidenz der Trichomonaden-Infektion in Deutschland ist derzeit unbekannt.

> **Prävalenz der Trichomoniasis**
> ▬ Die Trichomoniasis kommt häufiger bei Frauen vor (16 infizierte Frauen kommen auf 10 infizierte Männer)
> ▬ Die Prävalenz der Infektion bei 4000 untersuchten Frauen in den USA betrug 3,1%
> ▬ Infektionen treten mit ansteigendem Alter vermehrt auf, wobei die Prävalenz bei Frauen > 40 Jahre mit über 11% am höchsten ist
> ▬ Eine Infektion ist bei bestimmten ethnischen Gruppen häufiger: so betrug in den USA die Prävalenz der Trichomoniasis bei schwarzen, nichthispanischen Frauen 13,3%, im Gegensatz zu 1,3% bei weißen, nichthispanischen und 1,8% bei hispanischen Frauen
> ▬ Bei einer Untersuchung an 14- bis 17-jährigen, hauptsächlich schwarzen Mädchen ergab sich für die USA eine Prävalenz von 6,0%; auch wiederholte Infektionen kamen vor: fast 1% der Mädchen machten bis zu 4 Infektionen innerhalb des Beobachtungszeitraums von 2 Jahren durch

Die Prävalenz der Trichomonaden-Infektion bei **schwangeren** Frauen erscheint ebenfalls hoch, da die hormonelle Situation das Wachstum von Trichomonaden begünstigt. Allerdings differieren die vorhandenen Daten zwischen den einzelnen Ländern sehr. So zeigten Hochrechnungen der WHO aus den 1990er Jahren eine Prävalenz von 2,1% in Brasilien, 8% in Nicaragua, 27,5% in Chile, 9,9% in Zentralafrika und 41,4% in Südafrika.

Es gibt gegenwärtig keine sicheren Daten zur Prävalenz in Deutschland. Es wird geschätzt, dass etwa 1% der symptomatischen Frauen im geschlechtsreifen Alter an einer Trichomoniasis erkrankt sind. Frauen zwischen 19 und 35 Jahren weisen dabei die höchste Infektionsrate auf.

15.4 Symptomatik

15.4.1 Gynäkologische Aspekte

Meist hat der Mann als Träger nur eine inapparente Infektion, die in 50–90% der Fälle ohne wesentliche Symptome und mit nur minimaler Keimbelastung verläuft. Allenfalls kann eine Urethritis mit schleimigem und milchigem Ausfluss beobachtet werden. Später kann sich eine schmerzhafte Prostatitis, Epididymitis und sogar Infertilität entwickeln. Die Frau ist dagegen unterschiedlich hoch kontagiös.

Das klinische Bild ist gekennzeichnet durch eine Kolpitis, übelriechenden Fluor sowie Brennen und Juckreiz in der Vagina. Es können heftige erosive Entzündungen auch an Portio und Zervix auftreten. Außerdem werden Urethra, paraurethrale Drüsen und die Harnblase befallen. Die Trichomonaden-Symptomatik kann durch mitbestehende andere Infektionen, z. B. bakterielle Vaginose, Gonokokken-Infektion, modifiziert werden. Die Infektion geht meist auch mit einer vermehrten anaeroben bakteriellen Begleitflora einher.

Hinweisend auf eine Infektion mit *Trichomonas vaginalis* ist der bei der Sekulumeinstellung sichtbare **gelb-grünliche Fluor**, welcher mit einer bakteriellen Infektion in Verbindung stehen kann und bei *Trichomonas vaginalis* in 5–50% der Fälle vorkommt. Die ersten Symptome treten meist zwischen 5 und 28 Tage nach Infektion auf. Unbehandelte Infektionen können jedoch Monate bis Jahre andauern, während entsprechende Symptome jederzeit auftreten können. Außerdem kann die Symptomatik bei derselben Patientin im Lauf der Zeit variieren. Allerdings sind 70–85% der infizierten Personen asymptomatisch, wobei etwa ein Drittel der asymptomatischen Frauen innerhalb von 9 Monaten symptomatisch werden.

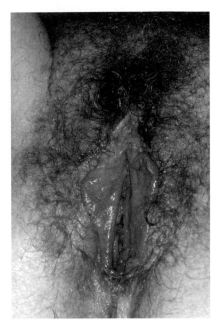

◻ **Abb. 15.1** Klinisches Bild einer Trichomonaden-Infektion. (Aus Weissenbacher 2013)

Die klinischen Zeichen einer Trichomoniasis sind variabel:

> **Symptome der Trichomoniasis**
> - Juckreiz und lokale Reizung
> - Lokale Erytheme (◻ Abb. 15.1)
> - Brennendes Gefühl beim Wasserlassen (Dysurie) bzw. bei Ejakulation
> - Vermehrter, schaumiger vaginaler bzw. urethraler Ausfluss, der häufig eine gelb-grünliche Farbe besitzt und übelriechend ist
> - Dyspareunie
> - Reibungsgefühl in der Scheide

Bei einer symptomatischen Infektion finden sich in bis zu einem Drittel der Fälle zusätzlich kleine Bläschenbildungen. Am häufigsten finden sich Reizungen und sogar Blutungen im vaginalen Epithel im hinteren Fornixbereich der Vagina. Zusätzlich, v. a. bei kolposkopischer Betrachtung der Portio, können kleine Einblutungen auf der Portio als Kolpitis granularis auffallen (»Erdbeerzervix«). Als seltene Komplikationen einer durch *Trichomonas vaginalis* bedingten Vaginitis wurden Emphyseme in der vaginalen Mukosa beschrieben. Der Ausfluss kann mit einer Geruchsbelästigung verbunden sein, was jedoch auch mit einer begleitenden bakteriellen Vaginose zusammenhängen kann. Diese ist häufiger in Verbindung mit einer *Trichomonas-vaginalis*-Infektion zu finden und kann bis zu 15% der Fälle ausmachen.

15.4.2 Geburtshilfliche Aspekte

Frauen mit einer Trichomonaden-Infektion in der Schwangerschaft haben ein erhöhtes Risiko für einen **ungünstigen Schwangerschaftsverlauf**. Komplikationen aufgrund einer Trichomonaden-Infektion in der Schwangerschaft sind:

- Frühgeburt,
- vorzeitiger Blasensprung,
- niedriges Geburtsgewicht.

Trichomonas vaginalis wurde unabhängig von anderen Risikofaktoren wie z. B. Rauchen mit vorzeitigen Wehen, Frühgeburt, niedrigem Geburtsgewicht und vorzeitigem Blasensprung assoziiert. Es sollen auch intrauterine Infektionen nach Abort und Entbindung auftreten können, wobei diese Berichte älter sind und neuere Studien keinen solchen Zusammenhang nachweisen.

> ❯ Eine Trichomonaden-Infektion in der Schwangerschaft stellt einen Risikofaktor für Frühgeburt, niedriges fetales Geburtsgewicht und Frühgeborene mit niedrigem Geburtsgewicht dar.

Eine Übertragung des Erregers auf den Fetus ist dagegen nicht bekannt. Bei der Geburt können allerdings Trichomonaden von der infizierten Mutter auf das Kind übertragen werden, wobei dann eine Urethritis und Kolpitis auftritt. Bei bis zu 5% der **weiblichen Neugeborenen** wurde, bei Infektion der Mutter bei Geburt, eine vaginale Trichomonadenbesiedlung nachgewiesen. Die klinische Symptomatik, die in Fallberichten dargestellt wurde, zeigt, dass sich sowohl bei Frühgeborenen als auch bei zeitgerecht geborenen Mädchen etwa innerhalb einer Woche nach der Geburt eine Rötung und Schwellung der Vulva einstellt.

Eine Trichomonaden-Kolpitis korreliert mit dem jeweiligen Östrogenisierungsgrad der Vagina. Da neugeborene Mädchen durch die mütterlichen Hormone für einige Tage bis Wochen entsprechende genitale Veränderungen aufweisen, kann der Erreger während der Geburt auf das Kind übergehen und dadurch entsprechende Symptome verursachen. Während der hormonalen Ruhephase des Mädchens kommt eine Trichomoniasis praktisch nicht vor.

> ❯ Während bei Kindern eine Trichomonadeninfektion praktisch nicht möglich ist (da die Scheidenhaut kein Östrogen aufweist), kann im Neugeborenenalter bei Kontakt während der Geburt eine Vaginitis auftreten. Bei einer vaginalen Trichomonaden-Infektion im Kindesalter muss daher immer auch an sexuellen Missbrauch gedacht werden!

15.5   Diagnostik

Die ersten Hinweise auf eine Trichomonaden-Infektion werden häufig klinisch erhoben. Bei der Frau fällt in der akuten Phase ein vermehrter schaumiger vaginaler bzw. urethraler Ausfluss auf, der häufig eine gelb-grünliche Farbe besitzt und übelriechend ist. Die Infektion ist beim Mann nur schwer zu diagnostizieren, da die Keimzahl gering ist und die entzündlichen Reaktionen schwach ausfallen.

> ❯ Das akute Stadium der Trichomonaden-Infektion ist im mikroskopischen Bild mittels Phasenkontrast gut erfassbar. Es finden sich massenhaft bewegliche Trichomonaden, die sich leicht von Leukozyten, Sprosspilzzellen und Epithelzellen abgrenzen lassen.

In den meisten Fällen reicht die **Mikroskopie eines Nativpräparats** aus (▶ Kap. 3, Praktisches Vorgehen), um die Diagnose zu stellen, da diese Protozoen anhand ihrer birnenförmigen Form und ihrer ruckartigen Bewegungen leicht zu erkennen sind (◻ Abb. 15.2). Die Sensitivität der Mikroskopie beträgt 66–80%. Ein negativer mikroskopischer Befund schließt eine Infektion jedoch nicht aus.

Gelegentlich wird empfohlen, eine 0,5%ige Methylenblaulösung bei der Beurteilung des Nativ-

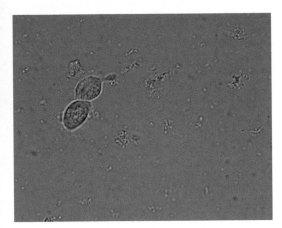

■ Abb. 15.2 *Trichomonas vaginalis* in der Phasenkontrast-mikroskopie. (Aus Mylonas 2013)

präparats aus dem Vaginalsekret zu verwenden, um vorhandene Bakterien besser sichtbar zu machen. Trichomonaden färben sich in dieser Lösung nicht an und können dann evtl. gegen den gefärbten Hintergrund optisch hervortreten. Auch die Färbung nach Giemsa kann zum Nachweis einer Trichomoniasis genutzt werden, da sich das Plasma der Trichomonaden blau färbt, während der Zellkern, die Geißeln und der Achsenstab rot hervortreten.

> Färbepräparate sind zur Trichomonaden-Diagnostik generell ungeeignet, da sich die Erreger meist nicht oder nur schwach anfärben lassen und zügig absterben.

Die Methode mit der höchsten Treffsicherheit ist bislang die **Kultur**. Allerdings sind, wegen der Empfindlichkeit der Trichomonaden, spezielle Medien und Nährböden sowie ein schneller Transport nötig, was wiederum in der täglichen Praxis nicht einfach zu organisieren ist. Mittlerweile kann ein DNA-Nachweis mittels PCR durchgeführt werden.

> Bei nachgewiesener Trichomoniasis ist im Rahmen einer STD-Ausschlussdiagnostik nach Begleitinfektionen zu suchen: Gonokokken-, Chlamydien-Infektion, bakterielle Vaginose, Kandidose, Syphilis-, HIV-Infektion sowie Hepatitis B und C.

15.6 Therapie

Da Trichomonaden einen anaeroben Energiestoffwechsel aufweisen, sind sie gegenüber **Nitroimidazolen** empfindlich (■ Tab. 15.1). Wirksam ist der durch den Stoffwechsel in der Leber gebildete

■ Tab. 15.1 Therapie der Trichomoniasis[a]

Therapie	Medikamente	Dosierung	Therapiedauer	Bemerkung
Systemische Therapie	Metronidazol	2 × 500 mg/Tag p.o.	7 Tage	–
		3 × 250 mg/Tag p.o.	7 Tage	–
		2 × 2000 mg p.o.	1 Tag	Einmaltherapie
Bei Therapieversagen	Metronidazol	2 × 500 mg/Tag p.o.	7 Tage	–
		1 × 2000 mg p.o.	3–5 Tage	–
Schwangerschaft	Metronidazol Vaginalovula 500 mg	1–2 × 1 Ovulum täglich	10 Tage	–
	Clotrimazol	100 mg intravaginal	7 Tage	Die Symptome werden meist geringer Mit einer Heilung ist nur bei ca. 20% zu rechnen
	Metronidazol	2 × 500 mg/Tag p.o.	10 Tage	Nicht im 1. Trimenon

[a] Metronidazol sollte nicht im 1. Trimenon gegeben werden.

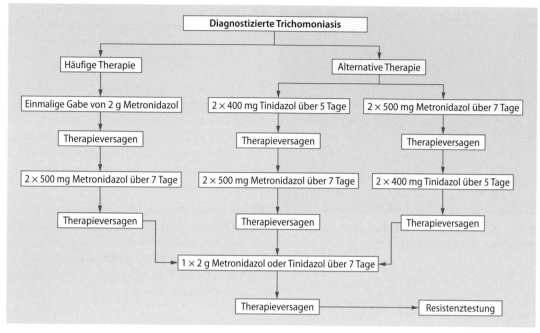

Abb. 15.3 Therapie-Algorithmus bei Trichomoniasis

Hydroxymetabolit. Trotzdem konnten in einigen Untersuchungen positive Ergebnisse einer Lokalbehandlung gezeigt werden. In der Schwangerschaft kann Metronidazol gegeben werden, da bisher keine negativen Auswirkungen auf den Fetus bekannt sind (in USA ist Metronidazol zur Behandlung in der Schwangerschaft zugelassen).

> Da meist gleichzeitig mit einer Kolpitis auch eine Affektion der Urethra besteht, muss systemisch behandelt werden.

Bei Therapieversagen sollte zunächst mangelnde Compliance oder eine Reinfektion durch den Partner angenommen werden. Bei schwer zu behandelnder Infektion und Resistenzen ist ein zweiter Therapieversuch zu unternehmen (Abb. 15.3).

15.7 Prophylaxe

Die Trichomonaden-Infektion ist eine sexuell übertragbare Erkrankung. Die Nutzung von Kondomen schützt vor Ansteckung. Eine Partnerbehandlung ist notwendig, um eine erneute Ansteckung zu vermeiden.

> Eine durchgemachte Infektion vermittelt keine Immunität, eine Ansteckung mit Trichomonaden ist daher immer wieder möglich.

Häufig geht eine Trichomonaden-Infektion mit anderen Infektionen (STI, Hefepilze) einher. So werden Trichomonaden bei HIV-positiven Frauen etwa doppelt so häufig gefunden wie bei HIV-negativen Patientinnen. Eine vaginale Trichomonaden-Infektion erhöht das Ansteckungsrisiko mit HIV. Untersuchungen aus Afrika zeigten eine doppelt so hohe Transmissionsrate von HIV bei bestehender Infektion. Durch die teilweise hohen Prävalenzraten von Trichomonaden in bestimmten Regionen bzw. Bevölkerungsgruppen (Afrika, USA) scheint dies daher für die Verbreitung von HIV eine wichtige Rolle zu spielen.

> Eine Trichomonaden-Infektion erhöht das Ansteckungsrisiko mit HIV und verstärkt die Ausbreitung des HI-Virus bei bestehender HIV-Infektion.

Chlamydia-trachomatis- Infektion

Ioannis Mylonas

I. Mylonas, *Sexuell übertragbare Erkrankungen*,
DOI 10.1007/978-3-642-37928-4_16, © Springer-Verlag Berlin Heidelberg 2016

16.1   Einführung

Weltweit zählt die urogenitale *Chlamydia-trachomatis*-Infektion zu den häufigsten bakteriell bedingten, sexuell übertragbaren Erkrankungen. Die Inzidenz und Prävalenz einer genitalen *Chlamydia-trachomatis*-Infektion variiert zwischen 1% und 40%, in Abhängigkeit von der jeweils getesteten Bevölkerung. Eine Infektion mit diesem Erreger kann verschiedene Erkrankungen verursachen (◘ Tab. 16.1).

Wie bei allen sexuell übertragbaren Erkrankungen sind in erster Linie junge, sexuell aktive Menschen betroffen. Jedes Jahr treten weltweit über 105 Mio. neue Fälle auf, wobei diese Schätzungen als deutlich zu niedrig eingestuft werden.

16.2   Erreger und biologische Grundlagen

Chlamydien sind obligat intrazelluläre Bakterien, die als infektiöse Elementarkörperchen extrazellulär und als nichtinfektiöse, jedoch meist metabolisch aktive Retikularkörperchen in Endosomen der Wirtszelle auftreten. Der aktuelle Taxonomievorschlag unterteilt die Familie der Chlamydiaceae u. a. in

- *Chlamydia trachomatis, Chlamydia muridarum* und *Chlamydia suis,*
- *Chlamydophila psittaci, Chlamydophila abortus, Chlamydophila caviae, Chlamydophila felis, Chlamydophila pecorum* und *Chlamydophila pneumoniae* sowie
- weitere Genera wie *Simkania* und *Waddlia,* deren medizinische Bedeutung noch unklar ist.

Allen gemeinsam ist, dass es sich um unbewegliche, gramnegative Bakterien handelt, die während ihres Reproduktionszyklus zwei Formen durchlaufen:

- intrazelluläre, nichtinfektiöse Retikularkörperchen,
- extrazelluläre, infektiöse Elementarkörperchen.

Unterschieden werden je nach Ausprägung des *major outer membrane protein* (MOMP)18 verschiedene Serotypen von *Chlamydia trachomatis:*

- die Serotypen A–C verursachen das Trachom,
- die Serotypen D–K Urogenitalinfektionen,
- die Serotypen L1–L3 das Lymphogranuloma venereum (► Kap. 13).

16.3   Epidemiologie

Chlamydia trachomatis ist der am häufigsten vorkommende sexuell übertragbare Mikroorganismus in Deutschland. Als genitale Chlamydien-Infektion wird, unabhängig vom klinischen Erscheinungsbild, der Befall der Cervix uteri und/oder der Urethra mit *Chlamydia trachomatis* der **Serotypen D–K** bezeichnet.

Nach Schätzungen der WHO treten bei Erwachsenen weltweit jährlich 105,7 Mio. Neuinfektionen mit Chlamydien auf. In Europa wird von einer Inzidenz von 20,6 Mio. Infektionen pro Jahr ausgegangen, wobei ca. 8,3 Mio. Fälle bei Frauen vorkommen. Für Deutschland existieren keine verlässlichen Daten, da diese Infektion – mit Ausnahme von Sachsen, wo Labormeldepflicht besteht – nicht meldepflichtig ist. Laut Robert-Koch-Institut kann davon ausgegangen werden, dass in Deutschland ca. 200.000 Neuerkrankungen pro Jahr auftreten.

In Sachsen konnte in den letzten Jahren eine deutlich gestiegene Inzidenz der Chlamydien-Infektion beobachtet werden: Es wurde eine deutliche Steigerung der gemeldeten *Chlamydia-trachomatis*-Infektionen von 26,3 Infektionen/100.000 Einwohner im Jahr 2003 auf 95 Infektionen/100.000 Einwohner im Jahr 2011 beobachtet. Bei 15- bis 24-jährigen Frauen ist die gemeldete Inzidenz mit 969 Infektionen/100.000 Einwohner am höchsten. Die Anzahl der Meldungen ist nach Einführung des Chlamydien-Screenings im Jahr 2008 für < 25-jährige Frauen angestiegen und könnte zumindest teilweise auf eine vermehrte Anzahl von durchgeführten Tests zurückzuführen sein.

Die aktuelle Prävalenz und Inzidenz von infizierten Schwangeren in Deutschland ist weiterhin unbekannt und dürfte nach Schätzungen zwischen 1–4% betragen. In Sachsen konnten 2,5% der Proben von Schwangeren positiv getestet werden, wobei die höchste Inzidenz in der Altersgruppe der 15- bis 19-Jährigen auftrat.

◻ **Tab. 16.1** Erkrankungen durch *Chlamydia trachomatis*

Erkrankung	Symptome/Bemerkungen
Adnexitis/PID (s. auch ▶ Kap. 9)	Infertilität (ca. 20%)
	Chronische pelvine Schmerzen (ca. 18%)
	Extrauterine Gravidität (ca. 6%)
	Peritonitis und Perihepatitis (Fitz-Hugh-Curtis-Syndrom)
	Aszites mit rechtsseitigen Oberbauchschmerzen, Übelkeit und Erbrechen
Trachom	Trachom (Serotypen A–C)
	Bei Erstinfektion folgt in einer Woche die Bildung einer eitrigen Konjunktivitis → Pannus
	Bei chronischen Infektionen führen Narbenbildungen zur Liderveränderung (Entropiumbildung) mit mechanischen Schädigungen der Hornhaut → Erblindung
Nichtgonorrhoische Urethritis (s. auch ▶ Kap. 8)	Eitrige, schmerzhafte Urethritis
	Komplikationen: Harnröhrenstriktur (insbesondere bei multiplen Infektionen)
	Sterilität des Mannes (nach Epididymitis)
	Sterilität der Frau (insbesondere nach PID)
	Pharyngitis (nach Oralverkehr möglich)
	Proktitis (nach Analverkehr oder als Schmierinfektion bei Frauen möglich)
Lymphogranuloma venereum (s. auch ▶ Kap. 13)	Serotypen L1–L3
	Beginn als schmerzfreies Ulkus in der Genitalregion mit Schwellung der regionalen Lymphknoten
Reaktive Arthritis (Serotypen D–K)	Besonders bei Männern kann nach etwa 4 Wochen eine reaktive Arthritis, begleitet von Urethritis und Konjunktivitis (Reiter-Syndrom), in Erscheinung treten
Einschlusskörper-Konjunktivitis	Gutartige Infektion nach Erregeraufnahme im Schwimmbad
	Bei Neugeborenen Infektion unter der Geburt
	Meist Spontanheilung innerhalb eines halben Jahres
	In seltenen Fällen entstehen trachomartige Krankheitsbilder
Einschlusskörper-Konjunktivitis nach peripartaler Transmission	Peripartale Übertragung bei ca. 36–60% der infizierten Mütter
	Insgesamt zeigen 2,8% der neugeborenen Säuglinge serologische Beweise einer perinatalen *Chlamydia-trachomatis*-Infektion, sie entwickeln in 1,4% der Fälle eine Lungen- oder Bindehautentzündung
	Inklusionskonjunktivitis bei ca. 18% der infizierten Säuglinge
	Lungenentzündung bei ca. 16% der infizierten Säuglinge
	Etwa 50% Prävalenz einer bakteriellen Vaginose (→ Frühgeburtlichkeit)
	Erhöhte peripartale Mortalität

PID Pelvic Inflammatory Disease.

Bei einer Rate genitaler *Chlamydia-trachomatis*-Infektionen in Deutschland von 2–4% bei schwangeren Frauen bedeutet dies, dass etwa 13.000–26.000 Schwangere infiziert sind und damit mit 8500–17.000 infizierten Neugeborenen zu rechnen ist.

> **Risikofaktoren für eine Chlamydien-Infektion**
> — Geschlecht:
>   – Höhere Prävalenz bei Frauen (455/100.000), ca. 3,5-mal höher als bei Männern
> — Rasse und ethnische Zugehörigkeit:
>   – Die jeweilige Rasse der Patientin scheint nicht mit einer Chlamydien-Infektion zusammenzuhängen, wobei afroamerikanische Patientinnen am stärksten betroffen zu sein scheinen
> — Alter:
>   – Erhöhtes Infektionsrisiko im Alter < 25 Jahre
> — Sexualverhalten:
>   – Multiple Sexualpartner
>   – Neuer Sexualpartner Partner bzw.
>   – Neuer Partner innerhalb der letzten 90 Tage
> — Sexuelle Aufklärung:
>   – Keine oder geringe Nutzung von Kondomen
> — Sexuell übertragbare Infektion (STI):
>   – Patientinnen mit vorangegangen oder zum Zeitpunkt der Untersuchung bestehender anderer STI
> — Klinische Untersuchung:
> — Auffälligkeiten bei der vaginalen Untersuchung wie
>   – zervikaler Ausfluss,
>   – Zervizitis oder
>   – zervikale Ektopie

> ❯ Es kann auch in Population ohne Risikofaktoren zu einer Prävalenzrate von > 5% kommen.

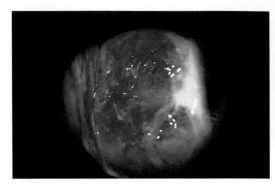

❏ **Abb. 16.1** Zervizitis verursacht durch *Chlamydia trachomatis*. (Aus Mylonas et al. 2013d)

16.4 Symptomatik

16.4.1 Gynäkologische Aspekte

Das Erscheinungsbild reicht vom typischen mukopurulenten Ausfluss aus der Cervix uteri bis zur unspezifisch wirkenden **Zervizitis** (❏ Abb. 16.1) oder sogar bis zu völlig asymptomatischen Verlaufsformen. Eine akute Entzündung der Cervix uteri geht häufig mit einem eitrigen, manchmal stark riechenden Ausfluss aus dem Zervikalkanal einher, während chronische oder unspezifische Gebärmutterhalsentzündungen oft keine oder nur geringe Symptome wie leichten Ausfluss oder abnorme Blutungen aufweisen.

> **Mögliche Formen einer Chlamydien-Infektion**
> — Zervizitis (▶ Kap. 7)
> — Urethritis (▶ Kap. 8)
> — Proktitis oder Proktokolitis (▶ Kap. 10)
> — Arthritis
> — Perihepatitis (Fitz-Hugh-Curtis-Syndrom)
> — Adnexitis (▶ Kap. 9)

Die Chlamydien-Infektion selbst geht nur zu einem geringen Anteil mit einer ausgeprägten Zervizitis einher. Etwa 70–80% der Infektionen verlaufen ohne klinische Symptome ab, sodass der klinische V. a. Chlamydien-Infektion häufig nicht besteht. Infolge einer Keimaszension im inneren weiblichen Genitale kann eine Chlamydien-Infektion eine En-

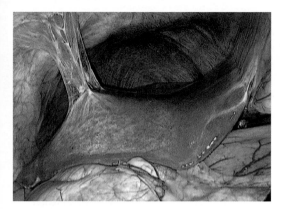

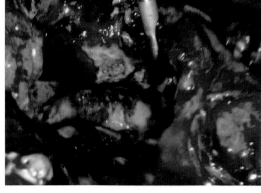

◘ Abb. 16.2 Fitz-Hugh-Curtis Syndrom. (Aus Mylonas u. Friese 2009b)

◘ Abb. 16.3 Akute Adnexitis mit Nachweis von *Chlamydia trachomatis* aus den Tuben (Aus Mylonas et al. 2013d

dometritis und Salpingitis verursachen. Aufgrund einer peritonealen Aussaat kann es zur Bildung von Aszites und zu einer **Perihepatitis** (Fitz-Hugh-Curtis-Syndrom) kommen (◘ Abb. 16.2), die klinisch mit rechtsseitigen Oberbauchschmerzen einhergehen kann.

Unbehandelte zervikale Chlamydien-Infektionen führen in bis zu 40% der Fälle zur **Adnexitis** bzw. *Pelvic Inflammatory Disease* (PID). Auch ohne klinisch apparente Zervizitis kann eine durch *Chlamydia trachomatis* verursachte Salpingitis entstehen (◘ Abb. 16.3), die v. a. in chronischer oder subklinischer Form zur Schädigung und Vernarbung der Salpingen führen kann. Retrospektive populationsbasierte Kohortenstudien in Schweden und Norwegen demonstrierten bei positiv-getesteten Frauen ein erhöhtes Risiko für eine Adnexitis. Dieses Risiko erhöhte sich weiter bei einer erneuten Infektion mit *Chlamydia trachomatis*. Allerdings stehen prospektive Untersuchungen und der Beleg über den Zusammenhang einer zervikalen Chlamydien-Infektion und einer durch diese oder andere Erreger verursachten Adnexitis noch aus.

Frauen mit einer anamnestischen Adnexitis/ PID weisen evtl. schwerwiegende gesundheitliche und reproduktionsmedizinische Probleme auf:
- Infertilität (ca. 20%),
- chronische pelvine Schmerzen (ca. 18%),
- extrauterine Gravidität (ca. 6%).

16.4.2 Geburtshilfliche Aspekte

Trotz weiterhin widersprüchlicher Untersuchungsergebnisse gelten ein gehäuftes Auftreten von vorzeitigem Blasensprung, Chorioamnionitis, Frühgeburt, niedrigem Geburtsgewicht und einer damit erhöhten perinatalen Morbidität und Mortalität als gesichert.

> **Mit Infektionen während der Schwangerschaft einhergehende Problematik**
> - Fehlgeburt und Spontanabort; Spontanaborte könnten durch eine bereits bei der Konzeption bestehende Endometritis begünstigt werden
> - Chorioamnionitis
> - Vorzeitiger Blasensprung
> - Frühgeburt
> - Geringes Geburtsgewicht
> - Bei Schwangeren mit einer Chlamydien-Infektion besteht z. B. gleichzeitig eine fast doppelt so hohe Prävalenz einer bakteriellen Vaginose, die ebenfalls mit Frühgeburtlichkeit assoziiert ist
> - Späte postpartale Endometritis

❯ Das routinemäßige Screening auf *Chlamydia trachomatis* in der Schwangerschaft ist, wie in den USA, auch in Deutschland standard of care. Es soll bei der ersten Schwangerschaftsvorsorgeuntersuchung und bei sich zusätzlich stellender Indikation zwischen der 30. und 34. Schwangerschaftswoche nach Information und Einverständnis vorgenommen werden.

16.4.3 Neonatologische Aspekte

Unter der Entbindung kommt es bei Befall der Cervix uteri bei 70% der exponierten Neugeborenen zur Infektion mit **Einschlusskörperchen-Konjunktivitis**, zu atypischer Pneumonie sowie Otitis media oder Entzündungen des Nasopharynx.

❯ Jede Konjunktivitis bei einem Kind im Alter < 30 Tage ist auf Chlamydien verdächtig.

16.5   Diagnostik

Der am besten geeignete Test zur labortechnischen Diagnose einer akuten Infektion und im Rahmen eines Screening-Programms ist die **PCR**. Eine Kosten-Nutzen-Einschätzung für die PCR ist zurzeit im deutschsprachigen Raum erschwert, da sowohl die Erhebung verlässlicher Prävalenzdaten als auch eine effektive Schätzung der Kosten und des Arbeitsaufwands nicht ohne Weiteres möglich sind. Allerdings sollte berücksichtigt werden, dass bei Frauen in zervikalen und vaginalen Abstrichproben höhere *Chlamydia-trachomatis*-Konzentrationen nachweisbar sind als im Urin.

Der Gemeinsame Bundesausschuss (G-BA) hat 2007 ein jährliches Screening-Angebot auf genitale Infektionen mit *Chlamydia trachomatis* als Regelleistung der gesetzlichen Krankenversicherung für junge Frauen bis 25 Jahre beschlossen. Als labortechnischer Test ist die PCR vorgesehen. Für das Screening-Programm wurde seinerzeit aus Kostengründen die Durchführung der PCR mit Urinproben im sog. **Pooling-Verfahren** (5 Urine gleichzeitig) beschlossen. Allerdings wird ein solches diagnostisches Verfahren kontrovers diskutiert, insbesondere wegen der Möglichkeit der Aszension von *Chlamydia trachomatis* aus dem äußeren Genitale, der peripheren Elimination und des engen Zeitfensters für eine ausreichende Therapie.

Mittlerweile werden weitere Methoden wie Gewebekultur, Antikörpernachweis (Enzymimmunoassay [EIA] oder Immunfluoreszenztest [IFT]) oder DNA-Hybridisierung in der Praxis nicht mehr angewandt.

❯ Gemäß Beschluss des gemeinsamen Bundesausschusses über eine Änderung der Richtlinien zur Empfängnisregelung und zum Schwangerschaftsabbruch sowie den Mutterschaftsrichtlinien *Screening auf genitale Chlamydia-trachomatis-Infektionen bei Frauen* vom 13. September 2007 liegt die Präferenz heute bei Urin als Untersuchungsprobe und bei der Polymerasekettenreaktion als Nachweisverfahren. Wichtig ist es, den morgendlichen Ersturin (*first void urine*) dafür zu verwenden.

16.6   Therapie

Infektionen sollten grundsätzlich und in ausreichender Dosierung **antibiotisch** therapiert werden (◻ Tab. 16.2). Da die Erreger intrazellulär liegen und der Vermehrungszyklus 48–72 h dauert, sollte eine Therapie über mindestens 10–14 Tage erfolgen.

16.6.1 Gynäkologische Aspekte

Die übliche Behandlung besteht in der Gabe von **Doxycyclin** oder einem **Klasse-III-Chinolon** (Levofloxacin). Während das Chinolon Ciprofloxacin in vitro eine gewisse Wirksamkeit gegen Chlamydien besitzt, wird es für die Behandlung einer Infektion nicht empfohlen. Bei Adnexitis und bestehendem V. a. Chlamydien-Infektion sollte in der antibiotischen Kombinationstherapie zusätzlich ein Antibiotikum gewählt werden, welches sich gegen *Chlamydia trachomatis* richtet (▶ Kap. 9).

Vor allem im angloamerikanischen Raum wird bei unkomplizierten unteren Genitalinfektionen bei Erwachsenen die Eindosistherapie mit Azithromycin (1–1,5 g) empfohlen. Allerdings kann eine erneute Therapie mit diesem Medikament notwendig sein. Es wurde eine leicht geringere Ansprechrate gegenüber Azithromycin im Vergleich zu Doxycyclin beobachtet, insbesondere bei einer rektalen Infektion, die einer weiteren wissenschaftlichen Abklärung bedarf.

❯ Eine Partnertherapie ist in jedem Fall obligat!

◻ Tab. 16.2 Therapeutische Empfehlungen bei Chlamydien-Infektion

Situation	Vorgehen	Medikament	Dosierung	Dauer
Unkomplizierte Infektion (Nicht-schwangere)	Standard	Doxycyclin	2 × 100 mg/Tag p.o.	7–10 Tage
		Azithromycin	1,5 g p.o.	Einzelgabe, ggf. Wiederholung nach 2–5 Tagen
	Alternativ	Erythromycin	4 × 500 mg/Tag p.o.	7 Tage
		Erythromycinethylsuccinat	4 × 800 mg/Tag p.o.	7 Tage
		Levofloxacin	1 × 500 mg/Tag p.o.	7 Tage
Schwangerschaft	Standard	Erythromycinethylsuccinat	4 × 400 mg/Tag p.o.	14 Tage
		Erythromycinethylsuccinat	4 × 800 mg/Tag p.o.	7 Tage
	Alternativ	Azithromycin	1,5 g p.o.	Einzelgabe, ggf. Wiederholung nach 2–5 Tagen
		(Amoxicillin	3 × 500 mg/Tag p.o.	10–14 Tage)

16.6.2 Schwangerschaft

Eine Behandlung mit Tetrazyklinen bzw. Chinolonen in der Schwangerschaft ist kontraindiziert. Aufgrund von wissenschaftlich einwandfrei dokumentierter guter Wirksamkeit und Verträglichkeit wurde in Deutschland primär die Therapie mit **Erythromycinethylsuccinat** oral 4 × 800 mg für mindestens 7 Tage empfohlen (◻ Tab. 16.2). Bei Unverträglichkeit kann die Dosis halbiert und die Einnahmezeit entsprechend verlängert werden. Erythromycinestolat ist, wegen seiner Hepatotoxizität, in der Schwangerschaft kontraindiziert.

Die Behandlung Schwangerer kann auch mit **Azithromycin** 1,5 g als Einmaldosis erfolgen, wobei in der deutschen Zulassung eine ausgesprochen strenge Indikationsstellung für dieses Pharmakon hervorgehoben wird. Azithromycin zeigte eine ähnliche Wirksamkeit, aber weniger Nebenwirkungen im Vergleich zu Erythromycin und Amoxicillin in der Behandlung von Schwangeren mit einer *Chlamydia-trachomatis*-Infektion.

In den letzten Jahrzehnten hat sich in zahlreichen Untersuchungen die Therapie mit **Amoxicillin** trotz theoretischer Bedenken als gleichwertig mit Erythromycin erwiesen. Auch die Therapie mit Azithromycin im Vergleich zu Amoxicillin zeigte gute Ergebnisse mit einer geringfügig besseren Verträglichkeit für Amoxicillin. Allerdings zeigen In-vitro-

Untersuchungen eine geringe Aktivität von Amoxicillin gegenüber den interzellulären Erregern, sodass mittlerweile die Therapie mit Penicillinen in den amerikanischen CDC-Leitlinien nicht mehr empfohlen wird.

> **Behandlung der *Chlamydia-trachomatis*-Infektion bei Schwangeren**
> — Die Behandlung sollte möglichst unmittelbar nach der Diagnosestellung, aus Sicherheitsgründen aber nicht vor Abschluss der 14. Schwangerschaftswoche begonnen werden
> — Es wird empfohlen, den Therapieerfolg durch eine Kontrolle 3–4 Wochen nach Behandlungsende sicherzustellen
> — Die Partnertherapie ist in jedem Fall obligat

16.6.3 Wochenbett und Neugeborene

Die Empfehlungen während der Schwangerschaft gelten sinngemäß auch für die Therapie im Wochenbett bzw. in angepasster Dosierung beim erkrankten Neugeborenen (**Erythromycin** 40–60 mg/kg KG/Tag für 14 Tage). Erythromycin ist in 80–90% der Fälle effektiv zur Behandlung der Konjunktivitis. **Azithro-**

mycin (20 mg/kg KG/Tag verabreicht über 3 oder 5 Tage als 1 × tägliche Gabe) zeigt eine Wirksamkeit bis zu 85%. Alternativ kann Azithromycin mit 10 mg/kg KG/Tag 1 × wöchentlich über 3 Wochen geben werden. Die nachträglich erkannte Exposition des Kindes unter der Geburt stellt keine Indikation zur prophylaktischen Therapie dar, sollte aber zu einer gezielten Überwachung des Neugeborenen führen.

> ❯ Die Kontrolle bei Mutter und Kind sollte frühestens 6 Wochen nach Abschluss der Therapie erfolgen.

16.7   Prävention

Aufgrund der bekannten Komplikationen wurde im Jahr 2007 eine einmal jährliche Screening-Untersuchung bei allen sexuell aktiven Frauen bis zum abgeschlossenen 25. Lebensjahr beschlossen. Ein **routinemäßiges Screening** in der Schwangerschaft ist ebenfalls national und international empfohlen und mit Wirkung vom 01.05.1995 in den Mutterschaftsrichtlinien verankert. Es soll bei der ersten Schwangerschaftsvorsorgeuntersuchung vorgenommen werden.

Die Augeninfektionsprophylaxe mit 1% Silbernitrat (**Credé-Prophylaxe**) gegen Gonokokken und andere Erreger ist in Deutschland nicht mehr gesetzlich vorgeschrieben. Allerdings stehen derzeit keine besseren Alternativen zu Verfügung, sodass diese Prophylaxe in zahlreichen Ländern weiterhin empfohlen bzw. gesetzlich vorgeschrieben ist. Die Ophthalmieprophylaxe wird demzufolge in Deutschland weiterhin als von den Fachgesellschaften getragener *standard of care* eingestuft.

Zur Prävention einer *Chlamydia-trachomatis*-Infektion ist eine entsprechende Aufklärung von Kindern und Jugendlichen über Geschlechtserkrankungen sowie Sexualhygiene wünschenswert. Einen gewissen Schutz vor Ansteckung bieten Kondome.

16

Condylomata acuminata

Ioannis Mylonas

I. Mylonas, *Sexuell übertragbare Erkrankungen*,
DOI 10.1007/978-3-642-37928-4_17, © Springer-Verlag Berlin Heidelberg 2016

17.1   Einführung

Humane Papillomviren (HPV) können die Epithelzellen der Haut bzw. Schleimhaut befallen und zu unkontrolliertem Wachstum führen. Es folgt eine Warzenbildung am Ort der Infektion. Allerdings können einige HPV-Typen auch maligne Veränderungen verursachen.

In den letzten Jahrzehnten wurden bahnbrechende Errungenschaften in der Pathogenese, Diagnose und Therapie erzielt. Vor allem die Entwicklung von **prophylaktischen Impfstoffen** gegen spezifische HPV-Typen zur Prävention von genitalen Warzen (Condylomata acuminata) und Krebsvorstufen der Zervix hat in den letzten Jahren den medizinischen Alltag beeinflusst. Mittlerweile werden Infektionen mit HPV auch für eine Vielzahl von weiteren Karzinomerkrankungen (z. B. Vulva-, Penis-, Analkarzinom) verantwortlich gemacht.

> ❯ Ein Befall mit HPV ist zwar eine wichtige Voraussetzung für die Entstehung eines Karzinoms, aber für seine Ausprägung müssen zusätzlich endogene (z. B. Immunsuppression, genetische Disposition) sowie exogene Faktoren (z. B. HIV-, Chlamydien-Infektion, Rauchen) einwirken. Die entsprechenden Frauen müssen engmaschiger kontrolliert werden, um das Vor-/Frühstadium eines Karzinoms rechtzeitig zu erkennen und behandeln zu können.

17.2   Erreger und biologische Grundlagen

Condylomata acuminata werden durch das humane Papillomvirus (**HPV**) verursacht. Die HP-Viren sind doppelsträngige DNA-Viren (dsDNA) ohne Hülle und gehören zur Familie der Papillomaviridae. Mittlerweile sind über 150 HPV-Genotypen bekannt.

HPV-Unterteilung
- **Low-risk-Typen** (LR-Typen):
  - Typ 6 und Typ 11 finden sich so gut wie ausschließlich in spitzen Kondylomen

- **High-risk-Typen** (HR-Typen):
  - Typ 16 und Typ 18 kommen am häufigsten vor
  - Typ 31, 33, 39, 45, 59 u. a.

Doppel- oder Mehrfachinfektionen mit verschiedenen Typen kommen vor. Obwohl ca. 30–80% der erwachsenen Bevölkerung infiziert sind, persistiert die Infektion bei nur 10–30% der mit HPV infizierten Frauen.

Die Übertragung erfolgt überwiegend bei Sexualkontakten mit HPV-positiven Partnern (ca. 70%). Eine Transmission ist auch bei direktem körperlichem Kontakt durch Inokulation infiziösen Materials über kleine Hautverletzungen möglich. Nur ca. 1% der jungen, sexuell aktiven Menschen haben Kondylome.

17.3   Epidemiologie

HPV wird primär durch vaginalen oder analen Geschlechtsverkehr übertragen. Eine Übertragung kann auch durch oral-genitalen oder genital-genitalen Kontakt erfolgen. Untersuchungen bei heterosexuellen Paaren zeigten höhere Übertragungsraten von Frauen zu Männern als von Männern zu Frauen.

Die jährliche Häufigkeit von Anogenitalwarzen liegt im Bereich von 160–289 Fällen pro 100.000 Personen. Die meisten HPV-Infektionen sind selbstlimitierend. Bei 90% der Männer und Frauen verschwindet die Infektion in der Regel innerhalb von 2 Jahren. Unter jungen Frauen weist HPV im Alter von 20–24 Jahren die höchste Prävalenz auf. Bei Männern bleibt die Prävalenz von HPV allerdings bis in das Alter von 50–60 Jahren konstant.

Eine HPV-Infektion tritt häufig kurz nach Beginn der sexuellen Aktivität auf. Die kumulierende Häufigkeit einer HPV-Infektion bei jungen Frauen im 1. Jahr nach dem ersten Geschlechtsverkehr liegt bei 28,5%, während sie nach 3 Jahren auf fast 50% ansteigt. Sogar Frauen im Alter von 18–25 Jahren mit nur einem bisherigen Sexualpartner können in bis zu 15% der Fälle infiziert sein. Mit zwei vorangegangenen Sexualpartnern erhöht sich die Inzidenz auf 22,3% und mit mehr als drei Sexualpartnern beträgt sie 31,5%.

Der Übertragungsweg von HPV auf **Kinder** ist bislang nicht ausreichend geklärt, wobei die häufigste Form wahrscheinlich die vertikale Transmission während der Geburt ist. Allerdings könnte auch eine pränatale Infektion stattfinden, da HPV im Fruchtwasser bei Frauen mit zervikalen HPV-Läsionen nachgewiesen werden konnte. Auch sind Fälle von HPV-infizierten Neugeborenen nach einem Kaiserschnitt bei intakter Fruchtblase beschrieben worden. Das Risiko für eine HPV-Infektion von Neugeborenen wird bei vaginaler Geburt auf einen Fall pro 231–400 Geburten geschätzt, wobei vereinzelt auch höhere Inzidenzen (bis zu ein Fall pro 10.000 Geburten) berichtet wurden. Allerdings fehlen noch große epidemiologische Untersuchungen, die eine exakte Risikoeinschätzung ermöglichen.

17.4　Symptomatik

17.4.1 Gynäkologische Aspekte

Die Erkrankung wird von den dominierenden HPV-Typen bestimmt. Condylomata acuminata werden primär durch die Low-risk-Typen 6 und 11 verursacht.

Bei Condylomata acuminata zeigt sich ein variables klinisches Bild von kranzförmig angeordneten, blassen bis rötlichen, kleinen spitzen bis zu mittelgroßen (blumenkohlartigen) Kondylomen, welche z. T. pigmentiert sein können. Bevorzugte Stelle für das Auftreten von Condylomata ist die hintere Kommissur bzw. der Perianalbereich.

Meist treten keine zusätzlichen Beschwerden auf. Gelegentlich kann ein lokalisierter Juckreiz oder Brennen auftreten. Kondylome werden allerdings aufgrund ihres Aussehens und ihrer Größe häufig als störend bzw. lästig empfunden.

❯ **Das Fehlen von sichtbaren Kondylomen schließt eine HPV-Infektion nicht aus.**

17.4.2 Geburtshilfliche Aspekte

Bei ausgedehnten Condylomata acuminata im Geburtskanal kann es bei der Geburt zur Infektion des Neugeborenen mit HPV kommen. Da aber wenige Viren in den Kondylomen nachweisbar sind, scheint das Übertragungsrisiko begrenzt zu sein. Eine Sectio caesarea ist daher nur sehr selten gerechtfertigt. Es gibt keine zuverlässigen Daten über die peripartale Übertragungshäufigkeit von HPV.

17.4.3 Neonatologische Aspekte

Eine der häufigsten Manifestation bei Neugeborenen bzw. Säuglingen stellt die **Larynxpapillomatose** dar. Das erste Symptom ist häufig eine raue bzw. heisere Veränderung der Stimme, welche allerdings bei Neugeborenen bzw. Säuglingen nicht auffällt. Somit wird die Erstdiagnose im Durchschnitt erst im 6. Lebensjahr gestellt.

Später können chronischer Husten sowie Atemnot auftreten. Schluckbeschwerden und rezidivierende Pneumonien sind ebenfalls möglich. Die Papillomatose kann sich auf den Nasen-Rachen-Raum, den Ösophagus sowie in die tiefer gelegenen Atemwegen ausbreiten.

❯ **Eine Entbindung durch Kaiserschnitt bei vorhandenen mütterlichen Condylomata acuminata ist derzeit als prophylaktische Maßnahme für eine Larynxpapillomatose nicht indiziert. Allenfalls bei einer großen und breitflächigen Verbreitung von Condylomata acuminata (Buschke-Löwenstein-Tumor) kann aufgrund der Verlegung der Geburtswege eine Sectio caesarea angezeigt sein.**

17.5　Diagnose

Die Diagnose erfolgt klinisch. Häufig zeigen sich kranzförmig angeordnete, blasse bis rötlich-gefärbte Kondylome (◘ Abb. 17.1), die unterschiedliche morphologische Manifestationen aufweisen können. Die Diagnose von Condylomata acuminata lässt sich durch eine **Biopsie** bestätigen. Diese ist v. a. dann indiziert, wenn diese Läsionen atypisch sind,

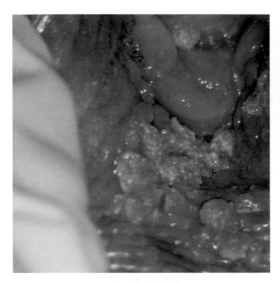

Abb. 17.1 Condylomata acuminata

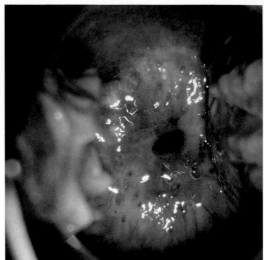

Abb. 17.2 Zervikale intraepitheliale Neoplasie (CIN2)

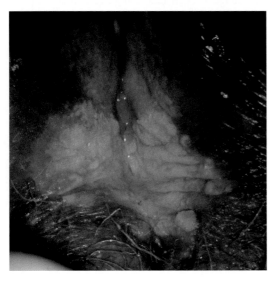

Abb. 17.3 Vulväre intraepitheliale Neoplasie (VIN2)

17

sich verhärtet darstellen, eine auffällige Pigmentierung aufweisen oder mit dem umliegenden Gewebe verwachsen sind. Eine Biopsie kann ebenfalls notwendig sein, wenn die Diagnose unsicher ist, die Kondylome nicht auf eine Standardtherapie ansprechen oder sich sogar während dieser Behandlung verschlimmern.

Eine Betupfung des Muttermundes (**Abb. 17.2) oder der Vulva (**Abb. 17.3) mit 3%iger Essig-

säure lässt auch subklinische Infektionen als weiße Flecken mit diskreter Punktierung sichtbar werden. Bei V. a. subklinische Infektionen kann ein DNA-Nachweis der HPV-Typen mithilfe von Hybridisierung oder PCR durchgeführt werden.

Zervikale Läsionen werden durch **Routine-Vorsorgeuntersuchungen** auf Gebärmutterhalskrebs erkannt. Vorsorgerichtlinien für Gebärmutterhalskrebs sind abhängig von nationalen Empfehlungen und variieren in der ganzen Welt. Bei Frauen mit auffälligen Befunden in der Vorsorgeuntersuchung bleibt die Kolposkopie mit nachfolgender und zielgerichteter Biopsie der aktuelle Standard für die Diagnose von zervikalen Läsionen und invasiven Karzinomen. Mittlerweile wird, neben der vorgeschriebenen zervikalen Zytologie (Papanicolaou-Abstrich), auch zunehmend eine HPV-Testung zur Früherkennung von interazervikalen Neoplasien herangezogen (**Tab. 17.1). Ob eine alleinige HPV-Testung die bisher vorhandenen Vorsorgeprogramme ersetzen kann, wird aus sozioökonomischer Sicht immer noch kontrovers diskutiert.

17.6   Therapie

Die Behandlung ist auf die klinischen Erscheinungsformen von HPV-Infektionen ausgerichtet, aber nicht auf die Infektion selbst. Die Behand-

◻ **Tab. 17.1** Diagnostik in Abhängigkeit vom zytologischen und vom HPV-Befund (gemäß Leitlinie der Deutschen Gesellschaft für Gynäkologie und Geburtshilfe DGGG)

Zytologischer Befund	HPV-Befund	Zytologische Kontrolle	Weitere Diagnostik
Pap I/II erstmalig	HR-negativ	Routineintervall	–
	HR-positiv	12 Monate	Gleichzeitig HPV-Kontrolle Falls wieder HR-positiv oder zytologisch auffällig: Dysplasiesprechstunde[a]
Pap II wiederholt	HR-negativ	12 Monate	Erneute HPV-Testung
	HR-positiv	6 Monate	Gleichzeitig HPV-Kontrolle Falls wieder HR-positiv oder zytologisch auffällig: Dysplasiesprechstunde[a]
Pap III**/III D erstmalig	HR-negativ	6 Monate	Erneute HPV-Testung
	HR-positiv	3–6 Monate	Falls erneut HPV-HR-positiv: Dysplasiesprechstunde[a]
Pap III**/III D wiederholt	HR-negativ	6 Monate	Erneute HPV-Testung In jedem Fall: Dysplasiesprechstunde[a] nach 12 Monaten
	HR-positiv	–	Dysplasiesprechstunde[a]
Pap IVa und höher	Unabhängig	–	Dysplasiesprechstunde[a]

[a] Dysplasiesprechstunde: Differenzialkolposkopie mit Biopsie eventueller Herdbefunde.
HR High-risk.

lungsoptionen unterscheiden sich nach der Erscheinungsform der Erkrankung.

❯ **In der Mehrzahl der Fälle kommt es (auch ohne Behandlung) zu einer spontanen Remission, sodass ein abwartendes Vorgehen möglich ist.**

Kommt es nicht zur Spontanremission oder fühlt sich die Patientin stark belästigt, sollten die Kondylome beseitigt werden. Bei kleineren Läsionen kann eine medikamentöse Therapie in Erwägung gezogen werden (◻ Tab. 17.2). Treten Condylomata acuminata allerdings vermehrt bzw. breitflächiger auf, kommen zusätzlich chirurgische Maßnahmen zur Anwendung (◻ Tab. 17.3). Das Virus selbst wird durch die therapeutischen Maßnahmen jedoch nicht eliminiert.

Als prophylaktische Maßnahme kann mittlerweile eine **Impfung** empfohlen werden, wobei junge Mädchen optimalerweise vor Aufnahme des Geschlechtsverkehrs geimpft werden sollten. Eine therapeutische Impfung steht noch nicht zur Verfügung.

Eine frühzeitige Behandlung sollte angestrebt werden, bevor eine Streuung bzw. Vergrößerung der Kondylome stattfindet. Da hohe Rezidivgefahr besteht, sind regelmäßige und ausreichende Nachuntersuchungen angezeigt. Bei perianalem Befall sollte sich immer eine proktologische Untersuchung anschließen, da in 50% der Fälle zusätzlich ein Befall des Rektums festgestellt werden kann. Handelt es sich um einen ausgedehnten Befall, sollte die Möglichkeit einer HIV-Infektion bedacht werden. Eine Untersuchung und ggf. die Mitbehandlung des Partners sollten ebenfalls mit der Patientin besprochen werden.

Die Behandlung von **zervikalen intraepithelialen Neoplasien** (CIN), v. a. CIN2 und CIN3, besteht primär aus der elektrochirurgischen Entfernung der befallenen Läsionen (◻ Tab. 17.4). Die Behandlung von **Adenokarzinomen** in situ besteht i. Allg. entweder aus Konisation oder Hysterektomie. Die Therapie von **Zervixkarzinomen** ist ab-

◻ Tab. 17.2 Therapie bei vereinzelten Condylomata acuminata (maximal therapierbare Warzenfläche: 10 cm²)

Medikament	Dosierung	Bemerkungen
Podophyllin-Lösung 5–20%	Lokale Anwendung	**Kontraindikation:** Schwangerschaft Nicht mehr empfohlen
Podophyllotoxin	– 0,5% Lösung mittels Wattetupfer 2 × täglich über 3 Tage – 0,15% Creme mit dem Finger 2 × täglich über 3 Tage auf die genitalen Warzen aufgetragen → anschließend 4 Tage Pause – Wiederholung bis max. 4 Zyklen	Maximale Tagesdosis: 0,5 ml **Cave:** Bei Anwendung auf aufeinanderliegender Haut erhöhte toxische Wirkung wegen starker Resorption Applikation nur durch den Arzt **Kontraindikationen:** Schwangerschaft, Immunsuppression
Interferon β-haltiges Gel	– Lokaltherapie nach operativer Abtragung: 5 × täglich für 4 Wochen – Maximal therapierbare Fläche: < 10 cm²	**Kontraindikationen:** Schwangerschaft, Immunsuppression
Imiquimod (5% Creme)	– 3 × wöchentlich (nachts) bis max. 16 Wochen – Areal 6–10 h später mit Wasser abwaschen	Lokaler Immunmodulator Durch Resorption können grippeartige Symptome auftreten **Kontraindikationen:** Schwangerschaft, Immunsuppression
Trichloressigsäure 80–85% (lokal)	– Sparsame Anwendung auf Läsionen – Wiederholung ggf. nach 2 Wochen. – Wiederholung der Therapie ggf. in wöchentlichem Abstand	Die Applikation von Trichloressigsäure führt zu Zellnekrosen Trichloressigsäure wird vom Arzt mit einem Applikator auf die Warzen aufgebracht Sehr gute Resultate werden bei kleinen, unverhornten Condylomata acuminata im Schleimhautbereich erzielt Sichere Anwendung während der Schwangerschaft Nur in kleinsten Mengen einsetzen Bei Überdosierung ist die Neutralisation mit Natriumcarbonat nötig Brennen und Schmerzen
Sinecatechine- oder Grüntee-Catechine (10–15% Salbe)	– 3 × täglich bis zu 16 Wochen	Leichte lokale Hautreaktionen (Rötung, Juckreiz, Hautreizung, Schmerzen) **Kontraindikation:** Schwangerschaft **Cave:** Kann Kondome schädigen

hängig vom Stadium der Krebserkrankung, von der Größe des Tumors, dem Alter der Patientin sowie dem Wunsch der Fertilitätserhaltung. Sie beinhaltet v. a. chirurgische Maßnahmen, Strahlentherapie, Chemotherapie oder sogar andere therapeutische Möglichkeiten, in Abhängigkeit von den jeweiligen nationalen Leitlinien und Empfehlungen.

Eine spezifische Therapie der **Larynxpapillomatose** bei Kindern existiert derzeit nicht. Eine operative Sanierung (endoskopische-chirurgische Methoden, Laser) dient der vollständigen Beseitigung der HP-Viren, der Erhaltung der anatomischen Strukturen und der Freihaltung der oberen Atemwege. Bei schwierigen Verläufen kommt auch eine Vielzahl von medikamentösen Therapieverfahren (z. B. Virostatika oder Immunmodulatoren) zum Einsatz, wobei deren Effektivität noch nicht ausreichend bewiesen wurde.

▣ Tab. 17.3 Operative Therapie bei großen bzw. flächenhaften Kondylomen

Verfahren	Bemerkungen
Abtragung der Condylomata acuminata mittels Scherenschlag oder scharfem Löffel, Kürettage, Elektrokauter oder CO_2-/Nd-Yag-Laser	Lokale Anästhesie ist immer erforderlich
	Bei ausgedehnten bzw. rezidivierenden Warzen besteht die Indikation zur Therapie mit Elektrokauter oder Laser
	Cave: Wegen potenzieller Infektionsgefahr muss ein effizienter Rauchabzug vorhanden sein
Vereisung der Condylomata acuminata mit flüssigem Stickstoff (Kryotherapie)	Kälteanwendung mit flüssigem Stickstoff im offenen Verfahren (Spray-Verfahren bzw. Wattetupfer) oder als Kontaktkryotherapie (geschlossenes Verfahren, Kryoprobe mit CO_2, N_2O, N_2)
	Wiederholung der Therapie wöchentlich bis zweiwöchentlich
	Cave: Kann zu tiefen Nekrosen führen; daher Kontraindikation für anale oder urethrale Anwendung
	Initial lokale Komplikationen
	Rezidive sind häufig (bis zu 75%)

▣ Tab. 17.4 Therapie von zervikalen intraepithelialen Neoplasien (gemäß Leitlinie der Deutschen Gesellschaft für Gynäkologie und Geburtshilfe DGGG)

Schweregrad	Management	Operationsverfahren	Konservatives Management
CIN1	Kolposkopisch-zytologische Kontrolle alle 6 Monate (nur bei HPV-HR-Positivität)	Schlingenkonisation Laserkonisation/Vaporisation (bei Befundpersistenz, HPV-HR-Positivität und Wunsch der Patientin)	Bis zu 24 Monate (nur bei HPV-HR-Positivität relevant)
CIN2	Kolposkopisch-zytologische Kontrolle alle 6 Monate (nur bei HPV-HR-Positivität)	Schlingenkonisation Laserkonisation/Vaporisation (bei Befundpersistenz, HPV-HR-Positivität und Wunsch der Patientin)	Bis zu 12 Monate (nur bei HPV-HR-Positivität relevant)
CIN3	Therapie	Konisation (Schlinge, Laser, Nadel, Messer)	In graviditate
Ausdehnung in die tiefe Endozervix	Kolposkopisch-zytologische Kontrolle	Konisation (Schlinge, Laser oder Messer)	Bei CIN1 möglich (nur bei HPV-HR-Positivität relevant)

CIN zervikale intraepitheliale Neoplasie.

17.7   Prävention

Die korrekte Anwendung von Kondomen kann das Risiko von HPV- und HPV-assoziierten Erkrankungen (z. B. Genitalwarzen, Gebärmutterhalskrebs) um bis zu 70% reduzieren. Der Verzicht auf sexuelle Aktivität (d. h. Verzicht auf genitalen Kontakt mit einer anderen Person) ist der einzige Weg, um genitale HPV-Infektionen zu verhindern. Sexuell aktive Männer und Frauen können das Risiko, sich mit HPV zu infizieren, dadurch verringern, dass sie die Zahl ihrer Sexualpartner begrenzen oder einen Partner wählen, der vorher keine oder wenige Sexualpartner hatte. Beratende Aufklärung zu HPV kann für die Patienten nützlich sein.

Zwei **prophylaktische HPV-Impfstoffe** zur Verhinderung einer HPV-Infektion sind seit einigen Jahren zugelassen:

- ein quatrivalenter (HPV 6/11/16/18) Impfstoff und
- ein bivalenter (HPV 16/18) Impfstoff.

Beide Impfstoffe haben einen hohen Wirkungsgrad zur Vorbeugung von HPV-typenspezifischen zervikalen intraepithelialen Neoplasien. Klinische Untersuchungen dieser HPV-Impfstoffe zeigten > 93% Wirksamkeit bei der Verhinderung von CIN2, CIN3 und AIN (anale intraepitheliale Neoplasie). Der tetravalente HPV-Impfstoff zeigte ebenfalls eine sehr hohe Wirksamkeit (bis zu 80%) bei der Verhinderung von Anogenitalwarzen. In den nächsten Monaten ist mit einer europäischen Zulassung eines Impfstoffs gegen mehrere unterschiedliche HPV-Typen zu rechnen (nonavalenter Impfstoff).

Die Impfstoffe wirken prophylaktisch und haben den höchsten Wirkungsgrad, wenn sie **vor** einer HPV-Infektion, d. h. vor dem ersten Geschlechtsverkehr, verabreicht werden. Trotz der suboptimalen Akzeptanz der Impfung in Deutschland haben neuere Studien gezeigt, dass diese, v. a. der Impfstoff gegen die primäre Ursache von Genitalwarzen (HPV 6/11), die Genitalwarzen bis zu 80% verringert. In einer Analyse aus Australien, wo eine generelle Impfpflicht während der Schulzeit besteht, konnte nicht nur eine Reduzierung von Genitalwarzen bei den geimpften Mädchen, sondern auch bei den nichtgeimpften Jungen festgestellt werden (sog. Herdeffekt). Somit scheint die Impfung gegen Condylomata acuminata äußerst wirkungsvoll zu sein. Ob nun diese Impfungen auch gegen Zervixkarzinome wirken, müsste noch durch Langzeituntersuchungen bestätigt werden.

> **❯ Eine maligne Entartung nach 10–20 Jahren ist möglich. Eine HPV-Infektion mit Viren vom High-risk-Typ wird nachgewiesen**
> - **bei gesunden Frauen (Alter > 30 Jahre) in 5% der Fälle,**
> - **bei Frauen mit CIN1 in ca. 50% der Fälle,**
> - **bei Frauen mit CIN2 in ca. 75% der Fälle,**
> - **bei Frauen mit CIN3 in 95% der Fälle,**
> - **bei Frauen mit Zervixkarzinomen in 98% der Fälle.**

17

Herpes genitalis

Ioannis Mylonas

I. Mylonas, *Sexuell übertragbare Erkrankungen*,
DOI 10.1007/978-3-642-37928-4_18, © Springer-Verlag Berlin Heidelberg 2016

18.1 Einführung

Das **Herpes-simplex-Virus Typ 2** (HSV-2) ist die Hauptursache des genitalen Herpes, wobei Infektionen des Genitaltrakts auch bei HSV-1 vermehrt beobachtet werden. Die Infektion mit HSV ist weltweit eine der häufigsten durch Geschlechtsverkehr übertragenen Viruserkrankungen. Etwa 75–90% der mit HSV-2 infizierten Personen sind sich einer Infektion nicht bewusst. Da fast 75% aller Patientinnen mit genitalem Herpes – unabhängig davon, ob es sich um eine Primärinfektion oder ein Rezidiv handelt – keine oder sogar atypische Symptome aufweisen, gestaltet sich eine korrekte Diagnose recht schwierig. Die primäre Gefahr in der Schwangerschaft besteht in der Übertragung des Virus auf den Feten bzw. Neugeborenen mit teils schweren klinischen Verläufen.

18.2 Epidemiologie

Die Prävalenz von HSV-2 in der Normalbevölkerung lag in einer älteren Untersuchung bei 0,25–5%, bei Frauen mit anderen genitalen Infektionen (z. B. sexuell übertragene Erkrankungen) stieg diese auf ca. 7% an. Während die Zahl der HSV-2-Infektionen während der letzten Jahre in den USA gesunken ist (von 21% in den Jahren 1988–94 auf 17% in den Jahren 1999–2004), hat sich die HSV-1-Seroprävalenz von 57,7% (1988–1994) auf 62% (1999–2004) erhöht. In Großbritannien wurde eine Inzidenz für HSV-2 von 25% beschrieben, während in den Entwicklungsländern die Seroprävalenzrate in Abhängigkeit von weiteren Risikofaktoren (z. B. Prostitution oder bekannte HIV-Infektion) zwischen 60% und 90% variiert.

> **Hoher Durchseuchungsgrad von HSV**
> ▬ Erwachsene mit HSV-1: ca. 90–95%
> ▬ Erwachsene mit HSV-2: ca. 10–30% (bis zu 60% der Personen mit häufig wechselnden Sexualpartnern sind betroffen)
> ▬ Inzidenz rezidivierender HSV-Infektionen: ca. 10–20%

Neben HSV-2 als Hauptursache des genitalen Herpes kommen auch vermehrt genitale Infektionen mit **HSV-1** vor. Interessanterweise zeigt sich bei Patienten, die nur mit HSV-1 infiziert sind, eine ansteigende Inzidenz, an Herpes genitalis zu erkranken. Genitale Infektionen mit HSV-1 sind in den letzten Jahren häufiger geworden. Somit ist HSV-1 mittlerweile eine wichtige Ursache von Herpes genitalis bei jungen Patienten. Es wird angenommen, dass ca. 80% der neuen Fälle von genitalem Herpes in dieser Altersklasse durch HSV-1 verursacht werden. Veränderte Sexualität sowie orogenitaler Geschlechtsverkehr ist der wichtigste Risikofaktor für eine genitale Infektion mit HSV-1.

Serologische Untersuchungen in den USA ergaben, dass 22% der **Schwangeren** mit HSV-2 infiziert sind. Interessanterweise zeigten 63% eine Seropositivität gegen HSV-1, und bei 13% konnten abgelaufene Infektionen beider Herpes-simplex-Viren nachgewiesen werden. In Skandinavien wird die Seroprävalenz von HSV-2 auf ca. 33% während der Schwangerschaft geschätzt, wogegen die Rate in Kanada mit 17% niedriger ist. Vereinzelte Untersuchungen in Deutschland weisen auf eine Durchseuchungsrate mit HSV-2 von 20–25% in der Durchschnittsbevölkerung hin. Der Anteil von Patienten mit HSV-2-Antikörpern im Erwachsenenalter wird auf ca. 15–40% geschätzt, wobei eine Prävalenz bei Schwangeren zwischen 6,3% und 8,9% angenommen wird.

In den USA liegt die Infektionsrate während der Schwangerschaft je nach untersuchter Population zwischen 8 und 60 Infektionen pro 100.000 Lebendgeburten. Die geschätzte HSV-Infektionsrate bei Neugeborenen in den Vereinigten Staaten ist Schwankungen unterlegen und beträgt zwischen 1/1400 und 1/30.000 Lebendgeburten. In Kanada wurde eine niedrigere Inzidenz von 0,59:10.000 Lebendgeburten festgestellt, während für Großbritannien eine jährliche Inzidenz von 1:60.000 Lebendgeburten angenommen wird. Für das restliche Europa liegen noch keine ausreichenden Daten vor; die Prävalenz entspricht wahrscheinlich derjenigen in Nordamerika.

Eine **intrauterine Transmission** findet wahrscheinlich bei 4–5% aller neonatologischen HSV-Erkrankungen statt. Ausgehend von einer mittleren Inzidenz von 1:5000 Geburten mit einer intrauterinen Transmissionsrate von 5% ist ca. ein Fall pro 100.000 Geburten durch eine intrauterine HSV-Infektion betroffen. Das Risiko einer intrauterinen Virusübertragung ist während der ersten 20 Schwangerschaftswochen am höchsten und führt zu Abort, Totgeburt und angeborenen fetalen Fehlbildungen, wobei die perinatale Mortalität mit ca. 50% angenommen wird.

18.3 Symptomatik

Die primäre Übertragung erfolgt direkt von Mensch zu Mensch, selten – wegen der Labilität des Virus – indirekt über Gegenstände. Die mit Viruspartikeln angefüllten Bläschen sind besonders infektiös. HSV kann aber auch über Ulzera, Erosionen im Krustenstadium sowie über scheinbar unveränderte Schleimhäute übertragen werden. Nach Transmission können bei einer Herpesinfektion nach einer Inkubationszeit von 3–20 Tagen (Durchschnitt 5–7 Tage), an denen unspezifische Prodromi auftreten, auch weitere klinische Manifestationen wie z. B. Hepatitis und Ekzema herpeticatum beobachtet werden.

> Die Herpes-Enzephalitis (ca. 95% durch HSV-1 und 5% durch HSV-2) ist eine wichtige Differenzialdiagnose bei akuten Erkrankungen des ZNS, da HSV ca. 50% aller Enzephalitiden im mitteleuropäischen Raum verursacht.

Betroffen sind bei der **HSV-Enzephalitis** temporale und orbitoparietale Regionen des Gehirns, die im CT sichtbar sind. Die Letalität einer unbehandelten HSV-Enzephalitis ist mit 70% sehr hoch, und viele Patienten behalten Residuen. Die Patienten zeigen eine akute neurologische Symptomatik mit den Prodromi Fieber, Kopfschmerz und Übelkeit, zusätzlich zu Veränderungen des Bewusstseins und fokalen neurologischen Zeichen. In unbehandeltem Zustand führt die Infektion zu einem Hirnödem und einer nekrotisierenden Enzephalitis.

Symptome der Herpes-genitalis-Infektion

- **Mukokutane Manifestation:**
  - Herpes labialis, Herpes facialis, Herpes integumentalis (vorwiegend durch HSV-1 verursacht)
    - Heilung nach 10–20 Tagen
    - Häufigste Form eines Herpes recurrens oder recidivans
  - Gingivostomatitis und Stomatitis herpetica (primär HSV-1)
  - Herpes genitalis (Vulvovaginitis, Balanitis)
    - Häufigste genital übertragene Kontaktinfektion
    - Tritt nach Primärinfektion und als rekurrierender Herpes auf
- **ZNS-Infektionen:**
  - Herpes-Enzephalitis ist in Mitteleuropa die häufigste nekrotisierende Enzephalitis (ca. 50%)
    - 30% nach Primärinfektionen
    - Bis zu 70% als rekurrierender Herpes
  - Hohe Letalität (bis zu 70%), wobei viele überlebende Patienten Residuen behalten
- **Disseminierte Infektionen:**
  - Disseminierter Herpes simplex mit Streuung des Virus:
    - Ekzema herpeticatum
    - Beteiligung des Auges (primär HSV-1)
    - Ösophagitis
    - Hepatitis
    - Beteiligung von weiteren inneren Organen (HSV-1 und HSV-2) mit oft tödlichem Verlauf

---

18.3.1 Gynäkologische Aspekte

Primärinfektion

Eine symptomatische Primärinfektion mit HSV, die nach einer Inkubationszeit von 2–20 Tagen auftritt, kann Blasenbildung und Ulzeration an den äußeren Genitalien (◻ Abb. 18.1) und am Gebärmutterhals verursachen und zu Vulvaschmerzen, Dysurie, vaginalem Ausfluss und lokaler Lymphadenopathie führen. Solche vesikulären und ulzerativen

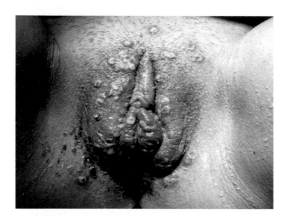

■ **Abb. 18.1** Primärer Herpes genitalis

Läsionen werden ebenfalls an Innenschenkeln, Gesäß, Perineum oder der perianalen Haut beobachtet. Dennoch können bereits vorhandene HSV-1-Antikörper die klinischen Manifestationen einer nachträglich erworbenen HSV-2-Infektion mindern. Generell führt eine alleinige genitale HSV-1-Infektion zu einem klinisch stärker ausgeprägten Ausbruch, edoch zu weniger Rezidiven im Vergleich zu HSV-2.

Rezidivierende Infektion

Die Symptome der Rezidive einer HSV-Infektion können denen einer Primärinfektion ähneln. Jedoch weisen die Patienten weniger ausgeprägte Symptome als nach einer ersten Krankheitsepisode auf (■ Abb. 18.2). Prodromale Symptome wie z. B. Juckreiz, Schmerzen oder Neuralgie können Stunden oder Tage vor einer rezidivierenden Herpes-Episode auftreten.

Die asymptomatischen Phasen zwischen klinischen Ausbrüchen des genitalen Herpes sind von Bedeutung, da HSV periodisch in **latent infizierten Zellen** reaktiviert werden kann.

> ❯ Der Großteil der sexuellen Übertragungen von HSV ereignet sich während der asymptomatischen Phasen, da sich die Patienten der asymptomatischen Virusausscheidung nicht bewusst sind und keine klinische Symptomatik auftritt.

Fast alle HSV-2-seropositiven Patienten zeigen eine intermittierende Ausscheidung des Virus an der genitalen Mukosa, wobei meist milde bzw. keine

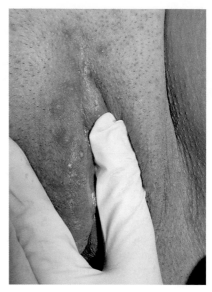

■ **Abb. 18.2** Akute Symptomatik eines rezidivierenden Herpes genitalis in der 32. Schwangerschaftswoche

Symptome dieser Erkrankung vorhanden sind. Interessanterweise ist die asymptomatische Virusausscheidung bei HSV-2-infizierten Frauen höher als bei Frauen mit HSV-1-Infektion.

> ❯ Bei drei Vierteln aller Patientinnen mit genitalem Herpes (Erstinfektion oder rekurrierende Erkrankung) kann die Infektion asymptomatisch oder atypisch verlaufen.

18.3.2 Geburtshilfliche Aspekte

Primärinfektionen während der Schwangerschaft

Primärinfektionen bei schwangeren Patientinnen können zu schwerwiegenderen Erkrankungen führen als bei Nichtschwangeren. Gingivostomatitis und Vulvovaginitis herpetica neigen besonders während einer Schwangerschaft zur Dissemination, jedoch wurden diese nur sehr selten während der Gestation beobachtet.

Obwohl das Risiko einer **vertikalen Übertragung** gering ist, muss ein genitaler Herpes als häufigste Ursache für neonatale Infektionen angesehen werden, und die Passage durch einen infizierten Geburtskanal ist der wahrscheinlichste Übertragungsweg. Es gibt nur wenige Daten für eine neonatale Herpes-Erkrankung bei immunsupprimierten Patientinnen. Da HIV-positive Frauen eine höhere Inzidenz einer HSV-2-Infektion im Vergleich zur normalen Population haben (ca. 80%), scheint das Risiko einer asymptomatischen oder oligosymptomatischen genitalen Virusausscheidung zum Zeitpunkt der Geburt erhöht zu sein.

Neonataler Herpes

Bei bis zu 90% der Fälle von neonatalem Herpes beruht das Risiko auf einer **perinatalen Infektion** durch direkten Kontakt mit infiziertem maternalem Genitalsekret. Diese Transmission ist behaftet mit
- einer neonatalen Infektionsrate von 40–50%,
- einer neonatalen Mortalität von 40%,
- einer Morbidität von 20%.

Im Gegensatz dazu führt die rekurrierende Infektion, bedingt durch maternale IgG-Antikörper und geringe Virusmengen, nur in etwa 1–5% der Fälle zu einer neonatalen Infektion.

Eine neonatale HSV-Infektion kann mit unterschiedlichen Symptomen einhergehen.

Symptome des Neugeborenen bei Herpes-genitalis-Infektion während der Schwangerschaft
- Abort
- Totgeburt
- Frühgeburt
- Herpes-Sepsis des Neugeborenen mit:
  - Aphthen
  - Konjunktivitis
  - Fieber
- Generalisierte Bläscheneruption
- Ekzema herpeticatum
- Meningoencephalitis herpetica
- Mikrozephalie
- Krampfanfälle
- Koma
- Mikroopthalmie
- Dysplasie der Retina
- Chorioretinitis
- Geistige Retardierung

Die neonatale HSV-Infektion wird in drei unterschiedliche **Verlaufsformen** unterteilt, wobei die Übergänge fließend sind:

Geringgradige Infektion mit lokaler Erkrankung von Haut, Auge und Mund Diese Manifestation mit typischen Effloreszenzen an Haut, Auge und Mund (ohne Beteiligung des ZNS oder anderen Organen) betrifft ca. 45% der infizierten Kinder. Ohne rechtzeitige Therapie mit Aciclovir kann es zu einer Beteiligung des zentralen Nervensystems und einer generalisierten HSV-Dissemination kommen. Obwohl die Prognose mit einer Therapie sehr gut ist, kann es während der Kindheit zu weiteren Krankheitsausbrüchen (v. a. an der Haut) kommen.

Gravierende Infektionen des zentralen Nervensystems Eine Infektion des ZNS kommt bei ca. 30% der infizierten Neugeborenen vor. Es zeigen sich primär Lethargie, Unruhe, Schwierigkeiten bei der Nahrungsaufnahme sowie Krämpfe mit oder ohne Hauteffloreszenzen. Mit einer rechtzeitigen Aciclovir-Behandlung sinkt die Mortalität auf ca. 6%. Allerdings weisen bis zu 50% der überlebenden Kinder neurologische Auffälligkeiten auf.

Schwerwiegende disseminierte Erkrankung mit Einbeziehung multipler Organe Eine disseminierte Verbreitung von HSV führt zur Beteiligung multipler Organe und zum klinischen Bild einer Sepsis. Diese Form betrifft ca. 25% der HSV-infizierten Neugeborenen. Mit einer i.v.-Aciclovir-Therapie sinkt die Mortalitätsrate auf 30%. Allerdings sind die rechtzeitige Diagnose und Therapie für die kindliche Prognose entscheidend.

18.4 Diagnostik

Die Diagnose genitaler HSV-Infektionen gestaltet sich oftmals schwierig, da sehr häufig keine oder sogar atypische Symptome auftreten. Allgemein wird die Diagnose bei Schwangeren klinisch anhand der prodromalen Schmerzsymptomatik und der typischen kleinen vesikulären Effloreszenzen gestellt. Aus diesen Vesikeln lässt sich bei diagnostischer Unsicherheit leicht das Herpes-Antigen durch effloreszierende Antikörper nachweisen und

Tab. 18.1 Serologische Parameter bei HSV-Infektion (nach AWMF-S2k-Leitlinie: Labordiagnostik schwangerschaftsrelevanter Virusinfektionen; *www.awmf-online.de*)

HSV-Serologie				HSV-1-PCR	HSV-2-PCR	Infektionsstatus
Anti-HSV-1/2-IgG	Anti-HSV-1-IgG	Anti-HSV-2-IgG	Anti-HSV-1/2-IgM[a]			
–	–	–	–	–	–	Empfänglich
–	–	–	– oder +	+	–	HSV-1-Primärinfektion
+	–	+	– oder +	+	–	HSV-1-Primärinfektion bei HSV-2-Latenz
+	+	–	– oder +	+	–	HSV-1-Infektion oder Rekurrenz
+	+	–	+	–	–	Klassifikation bei fehlendem Erregernachweis schwierig
–	–	–	– oder +	–	+	HSV-2-Primärinfektion
+	+	–	– oder +	–	+	HSV-2-Primärinfektion bei HSV-1-Latenz
+	–	+	– oder +	–	+	HSV-2-Infektion, Rekurrenz
+	–	+	+	–	–	Klassifikation bei fehlendem Erregernachweis schwierig
+	+	–	–	–	–	Abgelaufene HSV-1-Infektion
+	–	+	–	–	–	Abgelaufene HSV-2-Infektion
+	+	+	–	–	–	Abgelaufene HSV-1- und HSV-2-Infektion

[a] Ein negatives Ergebnis für Anti-HSV-1/2-IgM schließt eine akute Infektion nicht aus.

eine Virusanzucht bzw. PCR-Diagnostik durchführen.

Die Bestimmung des **serologischen HSV-Status** (Tab. 18.1) der Schwangeren kann in bestimmten Situationen hilfreich sein, da dadurch eine bessere Beratung und Einschätzung eines fetalen Infektionsrisikos bedingt möglich ist. Allerdings gehören solche routinemäßigen Untersuchungen (Screening) nicht zu den aktuellen Empfehlungen, da einerseits typenspezifische serologische Tests gegenwärtig nicht weit verbreitet sind und andererseits ihre Zuverlässigkeit fraglich ist.

18.5 Therapie

Aciclovir, **Famciclovir** und **Valaciclovir** werden zur oralen Therapie des Herpes genitalis eingesetzt (Tab. 18.2).

Hauptindikationen für eine i.v.-Behandlung
- Herpes-Enzephalitis
- Ausgedehnte mukokutane Herpes-Läsionen
- Starke Beschwerden
- Disseminierte Herpes-Infektionen

◩ **Tab. 18.2** Therapie des Herpes genitalis

Medikament[a]	Dosierung	Therapiedauer
Primärinfektion		
Aciclovir p.o.	5 × 200 mg/Tag p.o.	5 Tage
	3 × 400 mg/Tag p.o.	10 Tage
Valaciclovir	2 × 1 mg/Tag p.o.	10 Tage
Famciclovir	3 × 250 mg p.o.	5–10 Tage (noch keine Zulassung)
Foscarnet (bei Aciclovir-Resistenz)	2–3 × 40 mg/kg KG/Tag i.v.	7–21 Tage
In schweren Fällen: Aciclovir i.v.	3 × 5 mg/kg KG/Tag i.v.	5–7 Tage
Rezidiverkrankungen		
Aciclovir p.o.	5 × 200 mg p.o.	5 Tage
Aciclovir p.o.	3 × 400 mg/Tag p.o.	5 Tage
Valaciclovir p.o.	2 × 500 mg p.o.	5 Tage
Famciclovir	2 × 125 mg p.o.	5 Tage
Prophylaxe		
Aciclovir p.o.	4 × 200 mg/Tag p.o.	Nicht länger als 6–12 Monate
Valaciclovir	1 × 0,5–1 g/Tag p.o.	
Famciclovir	2 × 250 mg	
Aciclovir p.o. (bei Immunsuppression)	4 × 400 mg	

[a] Bemerkungen: Aciclovir ist nicht in der Schwangerschaft zugelassen. Bei Behandlungsindikation ist Aciclovir zu bevorzugen, da die meisten Erfahrungen mit diesem Medikament bestehen.

Vor jeder Form der Behandlung **in der Schwangerschaft** müssen die werdende Mutter und ihr Partner ausführlich aufgeklärt werden. Insbesondere sollten Patientinnen mit rezidivierendem Herpes genitalis informiert werden über
— das relativ geringe Transmissionsrisiko,
— die Möglichkeit einer prophylaktischen Aciclovir-Gabe,
— die Möglichkeit einer Kaiserschnittentbindung.

Schwangere Frauen mit einer ersten klinischen Episode oder einem Rezidiv können mit Aciclovir oder Valaciclovir behandelt werden.

❯ Da Aciclovir und Valaciclovir offiziell **nicht** für die Behandlung in der Schwangerschaft zugelassen sind, sollten die Patientinnen vor einer antiviralen Therapie informiert und beraten werden. Eine Zunahme sowohl fetaler Fehlbildungen als auch von vorzeitigen Blasensprüngen bzw. Frühgeburten wurde nicht berichtet, auch wenn langfristige Ergebnisse noch ausstehen.

Eine suppressive Behandlung mit Aciclovir und Valaciclovir ab der 36. Schwangerschaftswoche bis zur Geburt reduziert sowohl die Häufigkeit klinischer Manifestationen als auch die Virusausscheidung bei der Geburt erheblich. Dadurch wird das Risiko einer vertikalen Übertragung verringert und eine Kaiserschnittentbindung verhindert. Daher empfiehlt sich die **prophylaktische Gabe** von Aciclovir oder Valaciclovir im 3. Trimenon für alle schwangeren Frauen mit regelmäßigen Ausbrüchen eines genitalen Herpes und/oder mit einer aktiven genitalen HSV-Infektion kurz vor oder zum Zeitpunkt der Geburt.

Unabhängig von einer medikamentösen Therapie sollte eine **Kaiserschnittentbindung** bei Patientinnen mit symptomatischem Herpes genitalis vor oder spätestens innerhalb eines Zeitraums von 4–6 h nach dem Blasensprung erfolgen, da sonst keine Vorteile für das Kind zu erwarten sind. Durch einen Kaiserschnitt vor dem Blasensprung wird das Risiko einer intrapartalen Übertragung auf den Säugling reduziert. Ein prophylaktischer Kaiserschnitt bei Frauen mit anamnestisch rezidivierendem Herpes genitalis zur Verhinderung einer maternofetalen Transmission ist nicht indiziert. Es müssten ca. 1580 Kaiserschnitte vorgenommen werden, um einen Fall von neonatalem Herpes zu verhindern.

Die Behandlung der Schwangeren im 3. Trimenon mit einer Aciclovir-Dosis von 4×200 mg/Tag über einen Zeitraum von 2–3 Wochen vor der Entbindung vermindert die Zahl der Kaiserschnittentbindungen dramatisch und erwies sich als vorteilhaft für primäre wie auch rezidivierende Infektionen mit genitalem Herpes. Allerdings könnte eine prophylaktische Aciclovir-Behandlung in bestimmten Situationen, wie z. B. Oligohydramnion oder fetale Niereninsuffizienz, eine Gefahr für das Kind darstellen.

Eine orale oder topische Therapie des neonatalen Herpes ist obsolet. Auch bei antiviraler Medikation sind Morbidität und Mortalität bei einem disseminierten neonatalen Herpes immer noch sehr hoch. Trotz dieser Maßnahmen muss festgestellt werden, dass in keinem Fall eine absolute Sicherheit für den Feten gegeben ist.

18.6   Prävention

18.6.1 Allgemeine Aspekte

- Durch die hohe Rate an asymptomatischen und dadurch nichtdiagnostizierten HSV-Infektionen sind prophylaktische Maßnahmen erschwert. Die Entwicklung eines Impfstoffs, der eine Infektion mit HSV-1 und HSV-2 verhindert, wäre sicher die beste präventive Strategie, um die Anzahl der Fälle von Herpes neonatorum zu senken. Allerdings steht gegenwärtig noch kein effektiver prophylaktischer oder auch therapeutischer Impfstoff zur Verfügung.
- Bei der ersten Untersuchung sollte eine ausführliche Anamnese bei allen schwangeren Frauen und deren Partner erhoben werden.
- Frauen mit einer positiven HSV-Anamnese sollte geraten werden, während eines Rezidivs vom Geschlechtsverkehr (auch oraler Verkehr) abzusehen.
- Eine ausführliche Aufklärung sowie Beratung sollte bei Frauen mit einer negativen HSV-Anamnese über das mögliche Ansteckungsrisiko erfolgen. Kondome scheinen das Risiko einer sexuellen HSV-Übertragung in bis zu 50% der Fälle zu reduzieren und bieten diesbezüglich einen Transmissionsschutz.
- Die Bestimmung des serologischen HSV-Status der Schwangeren könnte zwar in bestimmten Situationen hilfreich sein, solche routinemäßigen Untersuchungen werden jedoch aktuell nicht empfohlen (▶ Abschn. 18.4).

18.6.2 Medizinische Prophylaxe

Es empfiehlt sich die prophylaktische Verabreichung von Aciclovir (oder Valaciclovir) im 3. Trimenon für alle schwangeren Frauen

- mit einer aktiven genitalen HSV-Infektion kurz vor oder zum Zeitpunkt der Geburt (◘ Abb. 18.3),
- mit rezidivierendem Herpes genitalis (◘ Abb. 18.4).

Die Behandlung der Schwangeren im 3. Trimenon mit einer Aciclovir-Dosis von 4×200 mg/Tag über einen Zeitraum von 2–3 Wochen vor der Entbindung vermindert die Zahl der Kaiserschnittentbindungen.

Eine Aciclovir-Prophylaxe hat sich sowohl beim primären als auch beim rezidivierenden Herpes genitalis als effektiv erwiesen. Allerdings könnte eine prophylaktische Aciclovir-Behandlung in bestimmten Situationen, wie z. B. bei Oligohydramnion oder fetaler Niereninsuffizienz, eine Gefahr für das Kind darstellen.

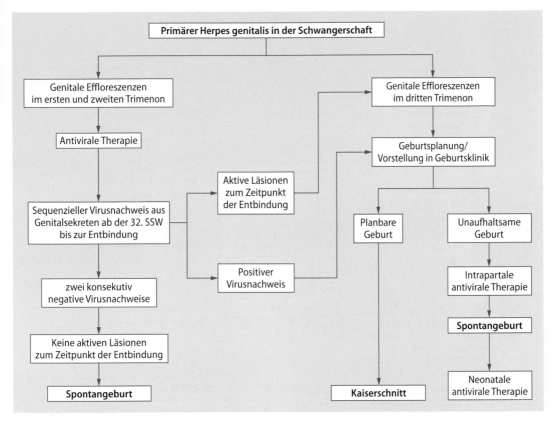

◻ Abb. 18.3 Primärer Herpes genitalis in der Schwangerschaft. *SSW* Schwangerschaftswoche

18.6.3 **Geburtsmodus**

- Unabhängig von einer medikamentösen Therapie sollte eine Kaiserschnittentbindung bei allen schwangeren Frauen, bei denen der V. a. aktive genitale HSV-Infektion besteht (oder prodromale Symptome einer HSV-Infektion vorliegen) durchgeführt werden (◻ Abb. 18.3, ◻ Abb. 18.4). Durch einen Kaiserschnitt **vor** dem Blasensprung wird das Risiko einer intrapartalen Übertragung auf das Neugeborene reduziert.
- Ein notwendiger Kaiserschnitt sollte spätestens innerhalb von 4–6 h nach dem Blasensprung erfolgen.
- Wird die Primärinfektion während der ersten beiden Trimester der Schwangerschaft erworben, können sequenzielle Virusnachweise im Genitalsekret ab der 32. Schwangerschafts-

woche durchgeführt werden. Zeigen zwei aufeinanderfolgende Erregerbestimmungen ein negatives Ergebnis und liegen zum Zeitpunkt der Entbindung keine aktiven genitalen Herpesläsionen vor, könnte eine vaginale Entbindung angestrebt werden.
- Eine Amniotomie unter der Geburt sollte vermieden werden.
- Des Weiteren sollte auf das Legen einer kindlichen Kopfelektrode während der Geburt zur besseren CTG-Ableitung verzichtet werden.
- Eine Saugglocken- bzw. Zangenentbindung sollte ebenfalls vermieden werden, da das Risiko für eine HSV-Übertragung hierdurch erhöht wird.
- Ein prophylaktischer Kaiserschnitt bei Frauen mit anamnestisch rezidivierendem Herpes genitalis zur Verhinderung einer maternofetalen Transmission ist nicht indiziert.

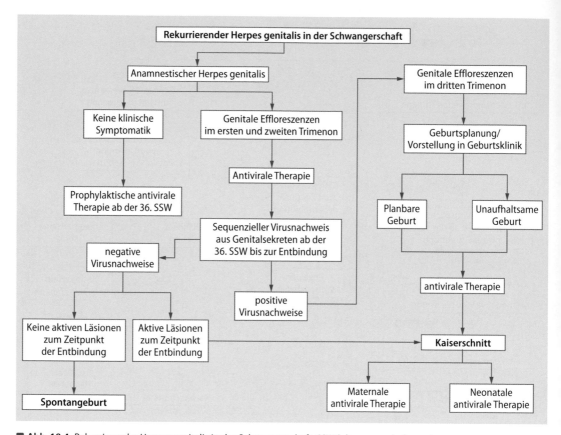

Abb. 18.4 Rekurrierender Herpes genitalis in der Schwangerschaft. *SSW* Schwangerschaftswoche

18

Molluscum contagiosum

Ioannis Mylonas

I. Mylonas, *Sexuell übertragbare Erkrankungen*,
DOI 10.1007/978-3-642-37928-4_19, © Springer-Verlag Berlin Heidelberg 2016

19.1 Einführung

Molluscum contagiosum wird durch das **Molluscum-contagiosum-Virus** (MCV) verursacht und sowohl sexuell als auch nichtsexuell übertragen. Die durchschnittliche Dauer einer einzelnen Läsion beträgt ca. 2 Monate. Da sich die Läsionen durch Autoinokulation (z. B. Kratzen oder Trauma) jedoch sehr leicht ausbreiten, liegt die mittlere Infektionsdauer bei ca. 8 Monaten, in Einzelfällen 12 Monaten oder länger.

> ❯ **Molluscum contagiosum ist eine gutartige Erkrankung, welche in der Regel selbstlimitierend ist.**

19.2 Erreger

Das MCV gehört zu den Pockenviren. Es unterscheidet sich phylogenetisch von anderen Pockenviren und weist mehrere einzigartige biologische Merkmale auf. Die Replikation ist auf die menschliche Epidermis begrenzt.

19.3 Epidemiologie

Molluscum contagiosum tritt wahrscheinlich am häufigsten in Ländern mit tropischem Klima auf, wobei ausführliche epidemiologische Untersuchungen nicht vorliegen. Es ist davon auszugehen, dass aufgrund der fehlenden Symptomatik vielfach auf einen Arztbesuch verzichtet wird, sodass genaue Angaben der Inzidenz und Prävalenz nicht möglich sind.

Die Krankheit betrifft vorwiegend Kinder, sexuell aktive Erwachsene und immungeschwächte Personen. Das Virus wird direkt durch Hautkontakt übertragen, wobei gelegentlich auch eine Übertragung über kolonisierte Gegenstände/Einrichtungen erfolgen kann (z. B. Schwimmbäder, Badetücher). Allerdings existieren keine genauen Angaben über Kontagiosität, Epidemiologie und Effizienz der Übertragung.

Eine vertikale Übertragung während der Geburt ist ebenfalls beschrieben worden. Epidemiologische Daten gibt es diesbezüglich nicht.

19.4 Symptomatik

19.4.1 Gynäkologische Aspekte

Klinisch stellen sich typische, in Gruppen auftretende, hautfarbene, schmerzlose, ca. 2–5 mm große Läsionen dar, welche oberflächlich wachsartig erscheinen und teilweise an der Kuppel eingedellt sind (Dellwarzen) (◘ Abb. 19.1). Die Anzahl der Einzelläsionen beträgt in der Regel < 20. Bei immuninkompetenten Infizierten (z. B. HIV-Infektion) können sogar mehr Läsionen (> 100) auftreten. Bei Trauma oder mechanischer Eröffnung der Effloreszenzen tritt häufig ein cremiges, grau-weißliches Exsudat hervor.

Typische **Lokalisationen** bei sexueller Übertragung sind der Genitoanalbereich sowie die untere Abdominalregion. Außerdem können Dellwarzen überall an den Extremitäten (auch auf Fußsohlen und Handflächen), im Gesicht oder im Stammbereich auftreten, sodass hier von einer nichtsexuellen Übertragung ausgegangen werden kann. Die Krankheit kann sich bei Personen jeglichen Alters manifestieren, wobei die meisten Fälle bei Kindern und jungen Erwachsenen beobachtet werden.

19.4.2 Geburtshilfliche Aspekte

Da sich das Virus primär in der Epidermis vermehrt, ist von einer systemischen Ausbreitung und daher einer fetalen Infektion während der Schwangerschaft nicht auszugehen. Allerdings kann das Virus während einer vaginalen Geburt auf das Neu-

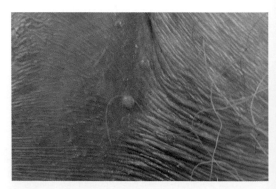

◘ **Abb. 19.1** Isolierte Dellwarze

geborene übertragen werden und dadurch das klinische Bild von Dellwarzen verursachen. Eine Vermeidung des Kontakts zwischen der Läsion und des Neugeborenen ist wünschenswert (z. B. Abkleben der vorhandenen Läsionen). Ein Kaiserschnitt zur Prävention einer Übertragung ist nicht indiziert.

19.5 Diagnostik

Die Diagnose erfolgt klinisch, wobei im Zweifelsfall eine histologische Sicherung (Inklusionskörper) oder der Virionennachweis (elektronenmikroskopisch) erfolgen kann. Der indirekte Virusnachweis mittels PCR oder sogar die Antikörperbestimmung mittels ELISA ist theoretisch möglich. Diese Nachweismethoden fließen aber aufgrund der fehlenden Standardisierungen derzeit nicht in die Routine ein.

19.6 Therapie

Eine spezifische Therapie steht zurzeit nicht zur Verfügung.

> Viele MCV-Infektionen heilen spontan ab, sodass eine aufwendige apparative oder medikamentöse Therapie häufig nicht indiziert ist.

Bei entsprechender Indikation können chirurgische oder oberflächendestruierende Maßnahmen (z. B. Betupfung mit Trichloressigsäure, Laser-Therapie, Elektrokoagulation, Kryotherapie, Kürettage) angewandt werden (◘ Tab. 19.1). Der Erfolg jeder einzelnen Therapie variiert stark. Einige Untersuchungen sind nur an HIV-positiven Patienten durchgeführt worden. Die Gabe von Cidofovir erfolgte bislang nur bei HIV-positiven Patienten mit ausgeprägten Befunden.

◘ Tab. 19.1 Therapeutische Möglichkeiten bei MCV-Infektion	
Methode/Medikament	Anwendung
Physikalische Maßnahmen	
Kürettage	Kürettage unter lokaler Anästhesie
Kryotherapie	Kryospray (flüssiger Stickstoff) für 10–20 s pro Läsion → ggf. Wiederholung nach einer Woche
Lasertherapie	Lasertherapie 585 nm in lokaler oder Allgemeinanästhesie → ggf. Wiederholung nach einer Woche
Elektrokoagulation	Elektrokoagulation in lokaler oder Allgemeinanästhesie → ggf. Wiederholung
Photodynamische Therapie	Anwendung von Photosensitizer mit Licht (kurze Wellenlänge)
Destruierende medikamentöse Maßnahmen	
Trichloressigsäure 80–100%	Sparsame Anwendung auf Läsionen → ggf. Wiederholung nach 2 Wochen
Nichtdestruierende Maßnahmen	
Cantharidin 0,9%	Sparsame Anwendung auf jeder Läsion → Abwaschen nach 4 h → ggf. Wiederholung nach 3–4 Wochen
Podophyllotoxin 0,3–0,5% Lösung; 0,15% Creme	2 × täglich für 3 Tage → Pause von 4 Tagen → Wiederholung nach einer Woche Therapiedauer: 4 Wochen
Salicylsäure Gel 12%	1–2 × wöchentlich für 4 Wochen
Benzoylperoxid 10%	2 × täglich für 4 Wochen

◨ Tab. 19.1 (Fortsetzung)

Methode/Medikament	Anwendung
Vitamin A 0·5% Creme	2 × täglich auf jeder einzelnen Läsion über 4 Wochen
Immunmodulatoren	
Imiquimod 5% Creme	Über Nacht (8 h) → am Morgen abwaschen → 3–5 × wöchentlich bis klinische Heilung oder bis zur 16. Woche
Cimetidin	Cimetidin 40 mg/kg KG/Tag aufgeteilt in 2–3 Dosen/Tag für 2 Monate
Antivirale Mittel	
Cidofovir Creme 1–3%	3% Cidofovir-Creme auf einzelne Effloreszenzen 1 × täglich → 5 Tage pro Woche über 8 Wochen Okklusion über 12 h
	1% Cidofovir-Creme auf einzelne Effloreszenzen 1 × täglich → 5 Tage pro Woche über 2 Wochen → ggf. Wiederholung nach 4 Wochen
Cidofovir i.v.	3–5 mg/kg KG i.v. pro Woche → wöchentlich über 1–2 Wochen, gefolgt von Infusionen jede 2. Woche → 4–9 Infusionen bis zur klinischen Heilung

19.7 Prävention

Präventionsempfehlungen liegen nicht vor. Direkter Hautkontakt mit sichtbaren Läsionen sollte vermieden werden.

19

Mycoplasma-genitalium-Infektion

Ioannis Mylonas

I. Mylonas, *Sexuell übertragbare Erkrankungen*,
DOI 10.1007/978-3-642-37928-4_20, © Springer-Verlag Berlin Heidelberg 2016

20.1   Einführung

Der Erreger *Mycoplasma genitalium* gilt als eine relativ neue Ursache von sexuell übertragbaren Infektionen. Mehr als 25 Jahre nach seiner ursprünglichen Isolierung bei Männern mit Nichtgonokokken-Urethritis (NGU) wurde er mit einigen urogenitalen Infektionen bei Männern und Frauen assoziiert. Während der Zusammenhang zwischen der Urethritis und diesem Erreger mittlerweile als gesichert gilt, ist dessen Bedeutung für weitere entzündliche Erkrankungen, v. a. bei Frauen sowie während der Schwangerschaft, noch weitgehend unklar.

❯ *Mycoplasma genitalium* **konnte mit sexuellen Verhaltensweisen bei jungen Erwachsenen assoziiert werden, und daher wird die Infektion mittlerweile als sexuell übertragbar eingestuft.**

20.2   Erreger

Mycoplasma genitalium gehört zur Familie der Mycoplasmataceae und besitzt sowohl eine DNA als auch eine RNA. Das Genom des Erregers ist das kleinste, das bei Bakterien bekannt ist. Da es zur Cholesterolsynthese nicht in der Lage ist, benötigt es den Metabolismus einer Wirtszelle. Es besitzt keine Zellwand und hat spezifische Oberflächenmoleküle, die der Adhäsion an Epithelzellen dienen.

20.3   Epidemiologie

Die Prävalenzrate von *Mycoplasma genitalium* liegt, in Abhängigkeit von der untersuchten Bevölkerungsstichprobe, im Bereich von 0–47,5%. Diese ausgeprägte Streuung beruht wahrscheinlich auf mehreren Faktoren, die allerdings noch genau zu charakterisieren sind. In einer Personengruppe mit relativ geringem Risiko wurde die Inzidenz kürzlich auf 2,0% geschätzt. Im Gegensatz dazu wurde eine Inzidenz von 7,3% bei Personengruppen mit hohem Risiko beschrieben. Diese unterschiedlichen Angaben lassen vermuten, dass *Mycoplasma genitalium* wahrscheinlich weiter verbreitet ist, als zunächst angenommen.

Es gibt widersprüchliche Daten in Bezug auf spezielle **Risikofaktoren** für eine Infektion mit *Mycoplasma genitalium*. Prinzipiell gelten die gleichen Risikofaktoren wie für alle sexuell übertragbaren Erkrankungen:
- eine höhere Anzahl von Sexualpartnern,
- junges Alter beim ersten Geschlechtsverkehr,
- Sexualpartner mit Infektionssymptomen oder
- Koinfektion mit anderen sexuell übertragbaren Krankheitserregern (z. B. *Chlamydia trachomatis*).

Patientinnen, die vaginalen Geschlechtsverkehr ausgeübt hatten, wurden mit höherer Wahrscheinlichkeit positiv getestet als Patientinnen, für die das nicht galt. Dabei nahm die Prävalenz mit jedem vaginalen Geschlechtsverkehr im zurückliegenden Jahr um 10% zu. Allerdings sind diese Daten mit äußerster Vorsicht zu bewerten und bedürfen langfristiger und größerer epidemiologischer Untersuchungen.

20.4   Symptomatik

Die häufigste klinische Erscheinungsform der *Mycoplasma-genitalium*-Infektion bei Männern ist eine akute sowie eine chronische **Urethritis**. Bei Männern kann ebenfalls eine Balanitis und/oder Prostatitis auftreten. Der Zusammenhang *Mycoplasma-genitalium*-Infektion und Urethritis wurde bereits im Jahr 2001 nachgewiesen. Mittlerweile gilt diese Infektion als eine der wichtigsten Ursachen einer Nichtgonokokken-Urethritis (NGU); sie macht ca. 15–20% aller NGU-Fälle aus.

20.4.1   Gynäkologische Aspekte

Ein häufiges Symptom bei *Mycoplasma-genitalium*-Infektion ist ein vaginaler Ausfluss. Wie beim Mann kann die Infektion auch bei der Frau mit einer Urethritis einhergehen; auch eine Zervizitis konnte beobachtet werden. Allerdings ist ein Zusammenhang zwischen *Mycoplasma genitalium* und Zervizitis noch nicht zweifelsfrei nachgewiesen und bedarf weiterer Abklärungen. Ebenfalls könnte *Mycoplasma genitalium* eine Rolle in der Pathogenese der

Adnexitis spielen. Ein solcher Bezug ist jedoch wissenschaftlich schwer nachzuweisen und wird derzeit kontrovers diskutiert. Es wird angenommen, dass bei einer *Mycoplasma-genitalium*-Infektion ein 7-mal höheres relatives Risiko für die Entwicklung einer Adnexitis besteht.

Allerdings scheint es einen wichtigen Zusammenhang zwischen **Sterilität** und einer *Mycoplasma-genitalium*-Infektion zu geben. Interessanterweise wurde *Mycoplasma genitalium* in Samenproben nachgewiesen. Vor allem die Fähigkeit dieses Bakteriums, sich an humane Spermien zu binden, könnte durch die Beeinflussung der Samenqualität eine männliche Infertilität erklären. Derzeitige epidemiologische Untersuchungen weisen jedoch nicht auf eine solche Verbindung hin.

Das relative Risiko für eine infektionsbedingte Sterilität scheint bei Frauen um das 5-Fache erhöht zu sein. In einer Untergruppe von Patientinnen mit idiopathischer Infertilität, welche durch eine Laparoskopie abgeklärt wurde, scheint es sich sogar um das 9-Fache zu erhöhen. Allerdings stehen ausreichende epidemiologische Daten für einen solchen Zusammenhang zwischen einer *Mycoplasma-genitalium*-Infektion und Infertilität noch aus.

> ❯ Vorläufige Untersuchungen zeigen einen Zusammenhang zwischen einer *Mycoplasma-genitalium*-Infektion und Infertilität. Es es bedarf aber weiterer wissenschaftlicher Abklärungen, um einen solchen Bezug einwandfrei zu belegen.

20.4.2 Geburtshilfliche Aspekte

Ob eine *Mycoplasma-genitalium*-Infektion mit geburtshilflichen Komplikationen (z. B. Frühgeburt, vorzeitiger Blasensprung u. a.) zusammenhängt, wird derzeit ausgiebig diskutiert. Während einige Untersuchungen von einer Assoziation von Infektion und Frühgeburt berichten, sind diese Ergebnisse nicht einwandfrei reproduzierbar.

> ❯ Obwohl ein Zusammenhang zwischen einer *Mycoplasma-genitalium*-Infektion und geburtshilflichen Komplikationen in Einzel-

fällen beobachtet wurde, bedarf es weiterer wissenschaftlicher Abklärungen, um einen solchen Bezug einwandfrei zu belegen.

20.5 Diagnostik

Der Nachweis einer *Mycoplasma-genitalium*-Infektion erfolgt mithilfe von molekularbiologischen Nachweismethoden (**PCR**), da ein eindeutiger klinischer Hinweis bzw. ein typisches Symptom nicht existiert. Allerdings ist derzeit noch unklar, welches Material dafür am besten geeignet ist. Der Nachweis gelingt primär in Vaginalabstrichen, Zervixabstrichen, Morgenurin (*first void urine*, FVU) und Rektalabstrichen. Bei Frauen führt eine Kombination von Abstrichen aus zwei unterschiedlichen Entnahmeorten zu einer besseren Nachweisrate. Bei einer kombinierten Analyse von vaginalen und zervikalen Abstrichen liegt die Nachweisrate bei 95,7%, während die Kombination eines endozervikalen Abstrichs mit Morgenurin ca. 95% erreicht. Hinzu kommt, dass die Nachweismethoden derzeit noch nicht flächendeckend standardisiert sind.

20.6 Therapie

Mycoplasma genitalium ist empfindlich gegenüber Makroliden, Tetrazyklinen und Fluorchinolonen. Tetrazykline waren zwar die ersten Antibiotika, die bei einer solchen Infektion verwendet wurden, besitzen allerdings eine nur schwache Wirksamkeit. Dagegen scheint eine einzige 1-g-Therapie mit **Azithromycin** effektiver zu sein als eine erweiterte Doxycyclin-Dosis. Das verminderte Ansprechen auf Tetrazykline oder ältere Fluorchinolone bei der Behandlung *Mycoplasma-genitalium*-assoziierter männlicher Urethritis hat sicherlich zur Zunahme von therapierefraktären chronischen NGU geführt.

> ❯ Es sollte eine Partnerbehandlung durchgeführt werden.

Die in der klinischen Praxis verbreitete Anwendung von Azithromycin hat allerdings bereits im Umfang von 15–30% zu **Resistenzen** gegen die 1-g-Einzeldosis geführt. Es besteht die Befürchtung, dass eine Eindosistherapie mit Azithromycin mit höherer

◘ Tab. 20.1 Therapie der *Mycoplasma-genitalium*-Infektion

Medikament	Dosierung	Therapiedauer	Bemerkungen
Azithromycin	Initial: 1 × 500 mg p.o.	Tag 1	**Cave:** Resistenz!
	Gefolgt von: 1 × 250 mg p.o.	Tag 2–5	
Moxifloxacin	400 mg 1 × täglich p.o.	7–10 Tage	Bei Azithromycin-Resistenz

Wahrscheinlichkeit zu resistenten Stämmen führt, was in geänderten Behandlungsempfehlungen über 5 Tage resultiert. Eine Behandlung mit 1,5 g Azithromycin über 5 Tage – 500 mg am 1. Tag und jeweils 250 mg am 2.–5. Tag (◘ Tab. 20.1) – hat Behandlungserfolge von 96–100% erzielt. Einige neuere Fluorchinolone, wie z. B. Levofloxacin, zeigen nur geringe Wirksamkeit. Die Behandlung mit Moxifloxacin wird für Infektionen empfohlen, die von makrolidresistenten Stämmen verursacht werden. Moxifloxacin erwies sich bei > 95% der Patienten mit makrolidresistenten Stämmen von *Mycoplasma genitalium* als wirksam. Allerdings wurden auch Fluorchinolon-Resistenzen beschrieben, einschließlich gegen Moxifloxacin.

❯ Eine Therapiekontrolle sollte 4–6 Wochen nach Therapiebeginn durchgeführt werden.

Die Adhäsion von Mykoplasmen an HIV-infizierte Zellen erhöht die Ausscheidung des HI-Virus. Da beide Infektionen sexuell übertragen werden, ist es möglich, dass der Zusammenhang lediglich bei Personen mit hohem Risiko besteht. Es ist jedoch auch denkbar, dass eine HIV-Infektion das Infektionsrisiko durch *Mycoplasma genitalium* bei immungeschwächten Personen erhöht oder dass *Mycoplasma genitalium* ein Risikofaktor für die Infizierung mit und die Übertragung von HIV ist.

20.7   Prävention

Derzeit gibt es keine Anhaltspunkte, die für die Durchführung von Vorsorge- bzw. Screening-Programmen sprechen würden.

Dies kann auf die variable Prävalenz und den relativ neuen Zusammenhang zwischen dieser Infektion und urogenitalen Erkrankungen zurückzuführen sein, von denen einige erst noch hinreichend festzustellen sind.

❯ Einige Mykoplasmen, so auch *Mycoplasma genitalium*, könnten bei der Replikation und Pathogenität von HIV eine Rolle spielen, wobei der genaue Zusammenhang noch abgeklärt werden sollte.

Granuloma inguinale

Ioannis Mylonas

I. Mylonas, *Sexuell übertragbare Erkrankungen*,
DOI 10.1007/978-3-642-37928-4_21, © Springer-Verlag Berlin Heidelberg 2016

21

21.1   Einführung

Granuloma inguinale, auch Donovanosis oder Granuloma venereum genannt, ist eine infektiöse Geschlechtskrankheit, welche erstmals 1905 durch den Tropenarzt Charles Donovan beschrieben wurde. Sie ruft **genitale Ulzera** hervor, die bei Berührung sofort bluten. Das wissenschaftliche Interesse nahm nach der Entdeckung des verursachenden Bakteriums und der Entwicklung von Antiinfektiva bis zum Ende der 1980er Jahre rapide ab. Allerdings hat die Aufmerksamkeit für Granuloma inguinale in den letzten Jahren erneut zugenommen, da genitale Ulzera als Kofaktoren für HIV-Infektionen eine bedeutende Rolle spielen.

21.2   Erreger und biologische Grundlagen

Erreger des Granuloma inguinale ist *Calymmatobacterium granulomatis*, ein gramnegatives, bekapseltes, unbewegliches Bakterium, das sich intrazellulär vermehrt. Die Erreger finden sich in großen mononukleären Zellen und bilden sog. **Donovan-Körperchen**. Genetisch sind die Bakterien der Art *Calymmatobacterium* nahe verwandt mit den Klebsiellen, sodass der neue Name *Klebsiella granuloma* für dieses Bakterium vorgeschlagen wurde. Ein Wirtsreservoir außerhalb des Menschen ist derzeit nicht bekannt.

21.3   Epidemiologie

Die Endemiegebiete liegen hauptsächlich in Südafrika, in Teilen von Südostasien, auf den karibischen Inseln und in Gebieten der Aborigines in Zentralaustralien. In Europa ist diese Infektion nicht endemisch, sie kann jedoch aus den genannten Regionen durch Reisetätigkeit auch zu uns gelangen.

Die Infektion wird zum einen durch Geschlechtsverkehr, zum anderen aber auch durch nichtvenerische Kontakte übertragen. Die Inkubationszeit liegt zwischen einigen Tagen und 12 Wochen.

> ❯ Männer sind ca. 10-mal häufiger betroffen als Frauen. Eine Schwangerschaft begünstigt wahrscheinlich die Manifestation der Erkrankung.

21.4   Symptomatik

21.4.1 Gynäkologische Aspekte

Nach einer Inkubationszeit von durchschnittlich 7–10 Tagen entsteht eine schmerzlose, juckende, vesikulopustulöse und derbe Papel bzw. ein subkutaner Knoten, der sich innerhalb weniger Tage granulomatös verändert und dann exulzeriert. Die Haut über den Affektionen ist brüchig, und sie bluten bereits bei geringer mechanischer Belastung. Die Effloreszenzen können sowohl solitär als auch mehrfach vorkommen. Die klinische Manifestation kann sehr variabel sein und reicht von leicht blutenden bis hin zu ulzerösen oder verrukösen Veränderungen. Ebenfalls können narbenähnliche hypertrophe und sklerosierende Hauterscheinungen auftreten.

> ❯ Die Ulzerationen sind häufig schmerzlos, sodass die Patientinnen oft erst mit einem ausgeprägten Befund zum Arzt gehen.

Erfolgt keine Behandlung, breiten sich die Effloreszenzen peripher aus. Das Ulkus dehnt sich aus und bildet dann großflächige, rötliche »beetartige« ulzerogranulomatöse Läsionen. Später können in der gesamten Perigenitalregion bis hin zur Inguinalregion **blutig-eitrige Läsionen** auftreten. Fluor vaginalis ist nur in wenigen Einzelfällen festzustellen.

> ❯ In der Regel ist das Allgemeinbefinden nicht beeinträchtigt, wobei die sekundären Veränderungen in den Leisten schmerzhaft sind.

Gelegentlich liegt die dominierende Manifestation im **Rektum**, wo eine palpable submuköse Masse auffällt. Es gibt aber auch Erstinfektionen im Gesicht, an Hals und Nacken sowie in Mund und Darm. Bei anderen Lokalisationen, z. B. im kleinen Becken, kann evtl. der Palpationsbefund oder eine Ultraschalluntersuchung auf die Entzündungsherde hinweisen. In seltenen Fällen kann eine systemische

Verschleppung stattfinden, sodass dann z. B. eine Osteomyelitis entstehen kann.

Im weiteren Verlauf der Erkrankung ist die Leistengegend geschwollen und druckdolent. Diese beobachteten inguinalen Veränderungen gehen vom subkutanen Gewebe aus. Der erhabene Randwall ist nicht unterminiert. Die Lymphknoten selbst sind nicht beteiligt (Pseudobubonen). Bei Voranschreiten der unbehandelten Infektion entsteht eine sekundäre Obstruktion der Lymphgefäße, welche zu einer **Elephantiasis** der Labien bzw. des Penis und Skrotums führt.

> Nach Ausheilung bleiben narbige Veränderungen zurück, die in Einzelfällen einen Lymphstau bis hin zur Elephantiasis verursachen können.

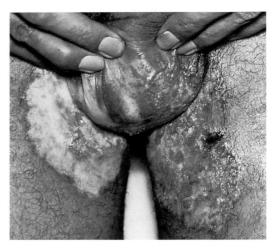

◼ **Abb. 21.1** Granuloma inguinale. (Aus Fritsch 2009)

21.4.2 Geburtshilfliche Aspekte

Bei Schwangeren finden sich die Ulzera überwiegend im äußeren Genitalbereich. Die Patientinnen präsentieren sich meist erst im fortgeschrittenen Stadium, wenn die Haut bereits ulzeriert ist.

Es gibt keinen Hinweis auf eine Übertragung des Erregers auf den Fetus oder das Neugeborene. Es liegen keine Berichte zu Häufigkeit, Bedeutung und Klinik in der Neonatologie vor. Eine Infektion des Neugeborenen ist somit vorläufig als unwahrscheinlich anzusehen.

> Nach derzeitigem Wissensstand hat das Granuloma inguinale keinen Einfluss auf den Schwangerschaftsverlauf. Auch bei Befall der Geburtswege wird keine Disseminierung der Erreger nach der Geburt beobachtet.

21.5 Diagnostik

Die Inspektion des äußeren Genitale mit den ulzerierenden, eitrigen, blutigen Läsionen der Haut (◼ Abb. 21.1) erbringt den V. a. Infektion durch *Calymmatobacterium granulomatis*.

> Entscheidende anamnestische Voraussetzungen bei einem entsprechenden klinischen Befund sind der ethnische Ursprung bzw. ein Auslandsaufenthalt der Patientin oder ihres Sexualpartners in Endemiegebieten.

Die Diagnose wird in der Praxis durch den **mikroskopischen Nachweis** von kurzen, gramnegativen, bekapselten Stäbchen gestellt, die in einer Phagozytosevakuole von lokalen Makrophagen (Donovan-Körperchen) liegen. Die Bakterien können ebenfalls mithilfe einer Giemsa-Färbung oder einer Warthin-Starry-Silberfärbung, z. B. in einem Papanicolaou-Abstrich, in einer Gewebebiopsie oder nach Kürettage dargestellt werden. Der Nachweis mittels Zeltkultur ist ebenfalls möglich, aber sehr aufwendig.

> Andere Bakterien können eine ulzerierende Wunde sekundär infizieren und somit fälschlicherweise als Erreger angesehen werden.

21.6 Therapie

Die Erreger sind empfindlich gegenüber **Tetrazyklinen**, **Trimethoprim-Sulfamethoxazol**, **Fluorchinolonen** und **Makroliden**. Infektionen sollten in ausreichender Dosierung und über einen längeren Zeitraum behandelt werden, da sich die Erreger intrazellulär befinden (◼ Tab. 21.1). Die Heilung beginnt am Ulkusrand und verläuft dann in Richtung Zentrum.

21

◻ **Tab. 21.1** Therapie des Granuloma inguinale

Therapie	Medikament	Dosierung/Tag	Therapiedauer
Standard	Trimethoprim-Sulfamethoxazol	2 × 160 mg/800 mg p.o.	Mindestens 21 Tage und bis Abheilung
	Doxycyclin	2 × 100 mg p.o	
Alternativ	Erythromycin	4 × 500 mg p.o.	Mindestens 21 Tage und bis Abheilung
	Azithromycin	1 × 500 mg p.o.	
	Azithromycin	1 × 1 g p.o.	Einzelgabe 1 × wöchentlich über 3 Wochen und bis Abheilung
	Ciprofloxacin	2 × 750 mg p.o.	Mindestens 21 Tage und bis Abheilung
Schwangerschaft[a]	Erythromycin	4 × 500 mg p.o./i.v.	Mindestens 21 Tage und bis Abheilung
	Clarithromycin	2 × 500 mg p.o.	
	Azithromycin	1 × 500 mg p.o.	
	Azithromycin	1 × 1 g p.o.	Einzelgabe 1 × wöchentlich über 3 Wochen und bis Abheilung
Sonstige Maßnahmen	Desinfizierende Umschläge mit Chinosol oder Kaliumpermanganat		
	Keine Besserung der Symptomatik nach Beginn der Therapie: Hinzunahme von Aminoglykosiden (z. B. Gentamicin)		

[a] Clarithromycin und Azithromycin haben keine Zulassung für die Anwendung in der Schwangerschaft.

Doxycyclin und **Trimethoprim-Sulfamethoxazol** sind die bevorzugten Medikamente (◻ Tab. 21.1). Alternativ können Fluorchinolone und Makrolide eingesetzt werden, wobei es dazu nur eine eingeschränkte Datenlage gibt. Falls innerhalb von einigen Tagen nach Therapiebeginn keine Besserung der Symptomatik eintritt, kann die zusätzliche Gabe von Aminoglykosiden erwogen werden (z. B. Gentamicin 1 mg/kg KG i.v. alle 8 h). Desinfizierende Umschläge mit Chinosol oder Kaliumpermanganat können ebenfalls eingesetzt werden.

❯ Bei gleichzeitiger HIV-Infektion sollte die Behandlungsdauer ggf. verlängert oder die gleichzeitige Verabreichung von Aminoglykosiden erwogen werden.

Ohne systemische Behandlung ist keine Spontanheilung möglich, und die Infektion nimmt einen chronischen Verlauf. Auch bei rechtzeitiger Anti-biotikatherapie kann eine narbige Abheilung erfolgen. Ein erneutes Wiederaufflammen der Erkrankung kann 3–18 Monate nach einer vermeintlich erfolgreichen antibiotischen Therapie stattfinden. Demzufolge sollte eine **klinische Kontrolluntersuchung** durchgeführt werden.

❯ — Eine klinische Kontrolluntersuchung wird nach 3–6 Monaten empfohlen.
— Eine erneute Testung wird derzeit nicht empfohlen.
— Der bzw. die Sexualpartner während der letzten 60 Tage nach Diagnosestellung sollten ebenfalls untersucht und behandelt werden.

21.7   Prognose und Prävention

Weil möglicherweise in den meisten Fällen die Übertragung von *Calymmatobacterium granulomatis* beim Geschlechtsverkehr stattfindet, ist die Verwendung von Kondomen ein wesentlicher Schutz. Dennoch muss auch mit anderen, nichtvenerischen Übertragungswegen gerechnet werden.

> **Häufig finden sich Koinfektionen wie Syphilis oder eine HIV-Infektion, sodass die Patientin serologisch darauf getestet werden sollte.**

Bei rechtzeitiger Diagnose kann mit einer adäquaten antibiotischen Therapie begonnen werden. Es erfolgt eine narbige Abheilung der ulzerativen Veränderungen. Bleibt die Erkrankung unerkannt und unbehandelt, kann eine Elephantiasis mit sehr ungünstiger Prognose auftreten.

Filzläuse

Ioannis Mylonas

I. Mylonas, *Sexuell übertragbare Erkrankungen*,
DOI 10.1007/978-3-642-37928-4_22, © Springer-Verlag Berlin Heidelberg 2016

22.1   Einführung

Läuse sind ca. 1,5–4,5 mm große, abgeplattete, flügellose Insekten. Besonders fallen die kräftigen Füße und die ausgeprägten Mundwerkzeuge auf. Die wichtigsten Läuse für den Menschen sind:

- Kopflaus (*Pediculus humanus capitis*),
- Kleiderlaus (*Pediculus humanus corporis*),
- Filzlaus (*Phthirus pubis*).

Vor allem die Kopflaus und die Filzlaus sind in Mitteleuropa häufiger als allgemein angenommen. Der Befall mit Kopfläusen stellt insbesondere bei Kindern ein Problem dar.

22.2   Erreger und biologische Grundlagen

Die Filzlaus (*Phthirus pubis*) unterscheidet sich deutlich von der Kopf- und der Kleiderlaus. Sie ist klein, mit einer ovalen bzw. schildförmigen Form sowie einer Länge von ca. 1,0–1,6 mm (◘ Abb. 22.1). Die Weibchen haben eine Lebenszeit von ca. 1 Monat. Sie können täglich bis zu 5 Eier (Nissen) produzieren und diese mit einem speziellen Klebstoff an Haaren befestigen. Daraus schlüpfen Larven, die sich über zwei weitere Stadien zu erwachsenen Läusen entwickeln. Ihr Entwicklungszyklus beträgt ca. 3–4 Wochen.

Filzläuse benötigen die menschliche Körpertemperatur und sind ausschließlich an den Menschen als Wirt gebunden. Somit kommen z. B. Tiere nicht als Übertragungsquelle für den Menschen in Betracht.

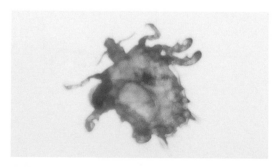

◘ **Abb. 22.1** Filzlaus unter dem Mikroskop. (Aus Mendling 2006)

Die Übertragung von Filzläusen erfolgt fast ausschließlich durch engen Körperkontakt, wie z. B. beim Geschlechtsverkehr. Obwohl eine unmittelbare Übertragung durch gemeinsame Benutzung von Matratzen, Wäsche oder Betten möglich ist, spielt dieser Übertragungsweg eine geringere Rolle.

Da sowohl männliche als auch weibliche Läuse häufige Blutnahrung benötigen, liegen sie ständig am Wirt. Filzläuse können bis zu 10-mal am Tag Blut saugen.

22.3   Epidemiologie

Filzläuse kommen in Mitteleuropa relativ häufig vor, v. a. unter **schlechten hygienischen Bedingungen** sind sie sehr oft anzutreffen.

Die medizinische Bedeutung der Läuse beruht in Mitteleuropa v. a. auf der direkten Wirkung und den Symptomen, die durch ihre Bisse hervorgerufen werden. In anderen Regionen gelten Läuse eher als Vektoren verschiedener Erreger. Insbesondere die Kleiderlaus kann bei der Nahrungsaufnahme Rickettsien und Borrelien aufnehmen, welche sich dann in ihrem Darm vermehren. Sie werden mit dem Kot auf die Haut ausgeschieden und können so über den Kratzeffekt auf den Menschen übertragen werden. Dies gilt z. B. für *Bartonella quintana* (Wolhynisches-Fieber) oder *Borrelia recurrentis* (epidemisches Rückfallfieber) und *Rickettsia powasekii* (Fleckfieber).

22.4   Symptomatik

Filzläuse sind insbesondere in den behaarten Partien der Scham- und der Perianalregion anzutreffen. Selten können sie auch im abdominalen und axillären Bereich auftreten. Sehr selten sind auch die Augenbrauen, Augenwimpern, Barthaare und Haare der Brustwarzen befallen.

Die primäre klinische Symptomatik besteht aus einem ausgeprägten Juckreiz und den daraus resultierenden Kratzdefekten in der Schamregion oder auch in den anderen befallenen Körperregionen. Vor allem nachts ist der Juckreiz am stärksten, einerseits durch die Bettwärme und andererseits durch die erniedrigte Juckreizschwelle. Bei einigen Patienten können charakteristische bläulich-rötliche Flecken am Mons pubis auftreten, die Durchmesser zwischen wenigen Millimetern und 1 cm erreichen können (sog. **Maculae coeruleae**).

> ❯ Bei Juckreiz im vorderen Schamhaarbereich oder abends im Bett muss immer an einen Filzlausbefall gedacht werden.

22.5 Diagnostik

Die Diagnose erfolgt aufgrund des klinischen Bildes. Vor allem der **abendliche Juckreiz am Mons pubis** ist ein wichtiger anamnestischer Hinweis zur gründlichen Untersuchung des Schambereichs.

> **Charakteristische Befunde bei der Inspektion**
> — Nachweis der **blass-gelblichen Filzläuse** zwischen den Schamhaaren: die Parasiten sind mit bloßem Auge zu erkennen, wobei die Zuhilfenahme einer Lupe oder eines Mikroskops hilfreich sein kann; häufig befinden sich die Läuse an den Haarwurzeln

> — Nachweis von **Nissen** 2–3 mm über dem Haaransatz: sie sind mit einem wasserfesten Kitt fixiert, kleben in einem charakteristischen Winkel an den Haaren und können so bei der Inspektion identifiziert werden
> — Nachweis von **Blutkrusten und Kotbällchen** zwischen den Schamhaaren
> — **Kratzspuren** im Schamhaarbereich: durch das Kratzen entstehen Hautläsionen, welche sich sekundär infizieren können; manchmal sind auch charakteristische schieferblaue Flecken (Maculae coeruleae) am Mons pubis erkennbar, die ebenfalls jucken
> — Gelegentlich können auch ekzematöse Veränderungen (Bissspuren) beobachtet werden

22.6 Therapie

Bei leichtem Befall kann die mechanische Entfernung der Nissen durch spezielle Kämme erfolgreich sein. Bei einer ausgeprägten Besiedlung sollten die Schamhaare rasiert werden, um mit den erwachsenen Tieren auch die Nissen zu entfernen.

◨ Tab. 22.1 Behandlung von Filzläusen

Therapie	Medikament	Bemerkung
Standardtherapie	0,3% Lindan (Hexachlorcyclohexan)	Nach dem Waschen in die Haare einreiben, nach 3 Tagen auswaschen
	1% Lindan (Hexachlorcyclohexan)	In das Haar einmassieren, nach 4 min ausspülen
	Allethrin und Piperonylbutoxid	In die Haare einsprühen, nach 10–30 min ausspülen
	Pyrethrumextrakt	Nach 30 min ausspülen (keine Kontraindikation in der Schwangerschaft)
Sekundäres Ekzem	Methylprednisolson Hydrocortison	Kurzzeitige lokale Behandlung
Schwangerschaft	Pyrethrumextrakt	Nach 30 min ausspülen
Sonstige Maßnahmen	Entfernung der Nissen durch Spülen mit Essigwasser	
	Mechanische Entfernung der Filzlausnissen (mit Pinzette oder Kamm)	
	Kontrolluntersuchung nach ca. 1 Woche, ggf. mit Therapiewiederholung	
	Untersuchung und ggf. Behandlung von Kontaktpersonen/Sexualpartnern	
	Prophylaktische Körper- und Wäschehygiene	

22

Zur medikamentösen Behandlung existieren zahlreiche Wirkstoffe (◘ Tab. 22.1). Während die **Pyrethrum-Lösung** während Schwangerschaft und Stillzeit und auch in der Neugeborenenperiode angewendet werden kann, sind die anderen Präparate während der Schwangerschaft und in der Stillzeit kontraindiziert.

Da v. a. die Nissen gegen diese Substanzen Resistenzen aufweisen, sollte die Prozedur nach einer Woche wiederholt werden, um die verbliebenen, neu geschlüpften Läuse ebenfalls zu bekämpfen.

Bei einer sekundären bakteriellen Superinfektion können lokale Desinfektionsmittel oder antibiotische Salben zur Anwendung kommen. Bei sekundären Ekzemen kann auch eine lokale Glukokortikoidbehandlung durchgeführt werden.

> ❯ Eine Therapie sollte auch bei weiteren betroffenen Personen sowie Kontaktpersonen erfolgen.

22.7 Prävention

Sorgfältige Körperhygiene kann eine Infestation mit Läusen verhindern. In der heutigen Zeit sind Filzläuse in Mitteleuropa relativ selten anzutreffen. Vor allem die veränderte Körperpflege (Intimrasur) hat das Vorkommen dieser Parasiten in der täglichen Praxis seltener gemacht. Allerdings schützt eine Intimrasur nicht hundertprozentig gegen Läusebefall.

Skabies (»Krätze«)

Ioannis Mylonas

I. Mylonas, *Sexuell übertragbare Erkrankungen*,
DOI 10.1007/978-3-642-37928-4_23, © Springer-Verlag Berlin Heidelberg 2016

23

23.1   Einführung

Skabies ist eine juckende Hauterkrankung, welche durch die **Krätzmilbe** verursacht wird. Sie wird auch »Krätze« genannt, ist schon seit dem Altertum bekannt und zeigte insbesondere in Kriegs- und Notzeiten große Verbreitung. Da diese Epizoonose v. a. durch engen körperlichen Kontakt übertragen wird, gilt auch Geschlechtsverkehr als eine Übertragungsmöglichkeit.

23.2   Erreger

Nach der Paarung der Krätzmilben (*Sarcoptes scabei hominis*) an der Hautoberfläche sterben die männlichen Milben ab. Die Weibchen graben sich zur Eiablage in die Haut ein. Die Sauerstoffversorgung der Milbe erfolgt durch Diffusion über die Körperoberfläche, weshalb die tieferen epidermalen Schichten nicht penetriert werden. Da das Weibchen den ursprünglichen Gang verlassen und einen neuen in die Haut graben kann, ist die Zahl der Gänge nicht zwangsläufig mit der Zahl der Milben zu assoziieren. Die weibliche Milbe kann bis zu 60 Tage leben und legt 2–4 Eier, aus denen nach 2–7 Tagen kleine Larven schlüpfen. Diese bohren sich zurück an die Hautoberfläche und verwandeln sich, nach dem Durchlaufen mehrerer Stadien, in erwachsene Milben.

Außerhalb des menschlichen Körpers sind Krätzmilben nur eingeschränkt überlebensfähig. Eine Übertragung erfolgt fast ausschließlich direkt von Mensch zu Mensch. So wird die Skabies bei Erwachsenen häufig durch sexuelle Kontakte übertragen und kann im weiteren Sinne zu den sexuell übertragenen Erkrankungen gezählt werden.

Die Übertragungsgeschwindigkeit steigt mit der Dauer und Intensität des Körperkontakts. Auch eine hohe Milbenzahl, ungenügende Körperhygiene oder eine Immunsuppression des Wirts spielen dabei eine Rolle. Die Übertragung durch Kleidung und Bettzeug wird als eher selten angesehen. So wird z. B. das Risiko für eine Infestation geringer als 1:200 geschätzt, wenn man in einem Bett schläft, das zuvor von einer mit Skabies infizierten Person benutzt wurde.

Im Gegensatz zu der klassischen Krätzmilbe ist *Scabies norvegica sive crustosa* (**Borkenkrätze**) sehr kontagiös und kann sogar durch milbenhaltige Schuppenpartikel aerogen übertragen werden. Hausstaubmilben oder Haarbalgmilben (*Demodex folliculus*) sind weitgehend harmlos.

23.3   Epidemiologie

Eine Ausbreitung wird v. a. durch **schlechte hygienische und sozioökonomische Verhältnisse** begünstigt. Dabei spielen sicher die Bevölkerungsdichte, die medizinische Versorgung und die Häufigkeit von Körperkontakten eine große Rolle. Skabies stellt insbesondere in Entwicklungsländern ein bedeutendes epidemiologisches Problem dar. Weltweit sind nach Schätzungen mehrere 100 Mio. Menschen betroffen, wobei die Prävalenz in bestimmten Regionen sogar bis zu 50% betragen kann (z. B. Aborigines in Nordaustralien). Auch in Mitteleuropa tritt diese Epizoonose v. a. in Gemeinschaftseinrichtungen (Pflegeheime u. a.) regelmäßig auf. Allerdings dürfte die Prävalenz in Deutschland < 1% liegen.

23.4   Symptomatik

Klinisch imponieren juckende Knoten sowie typische Hautveränderungen mit Exanthemen, Milbengängen und sekundären Kratzeffekten. Prädilektionsstellen sind primär die Interdigitalräume der Hände (◘ Abb. 23.1), die Volarseite des Handgelenks sowie Handgelenke, Ellenbogen, Genitalbereich,

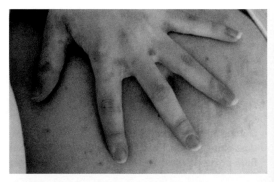

◘ **Abb. 23.1** Skabies bei einer Patientin in der 20. Schwangerschaftswoche mit Befall von Händen und Körperstamm. (Aus Friese et al. 2003)

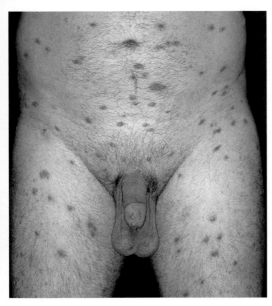

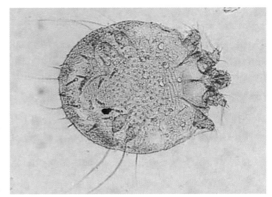

Abb. 23.3 Lichtmikroskopischer Nachweis von *Sarcoptes scabei hominis*

> Skabies scheint in der Schwangerschaft nicht schwerer zu verlaufen als bei nichtschwangeren Frauen. Eine primäre Gefahr für das Ungeborene scheint nicht zu bestehen.

Abb. 23.2 Skabies – postskabiöse persistierende Papeln. (Aus Braun-Falco et al. 2012)

Vulva, vordere Achselfalte, Nabel oder mediale Fußränder. Bei Säuglingen können auch Gesicht, Capillitium sowie Hand- und Fußflächen betroffen sein. Bei alten Patienten ist ebenfalls der Kopf befallen.

Als erste Effloreszenz findet sich ein **palpabler Gang**, der zwischen einigen Millimetern bis zu 1 cm lang und oft kommaförmig ist. Am Ende befindet sich die Milbe selbst (sog. Milbenhügel), welche teilweise erkennbar als dunkles Pünktchen imponiert. Durch den typischen ausgeprägten Juckreiz sowie die Ekzembildung entsteht häufig ein sehr variables klinisches Bild mit Papulovesikeln, entzündlichen juckenden Papeln, Krusten und Kratzeffekten (sog. **Skabies-Exanthem**). Das Exanthem bleibt allerdings nicht auf die Milbenentzündung beschränkt, sondern kann sich weiter ausbreiten. Der charakteristische Juckreiz tritt v. a. nachts auf. Bei immunsupprimierten Patienten (z. B. bei HIV-Infektion) ist das klinische Bild ausgeprägter.

Die Behandlung kann zu Irritationen der Haut, bestehendem Juckreiz und persistierenden Papeln führen (Abb. 23.2). Diese Effloreszenzen können einen Misserfolg der Therapie vortäuschen. Bleiben die Hauterscheinungen allerdings länger als 2–3 Wochen bestehen, sollte auch an eine Reinfestation gedacht werden.

23.5 Diagnostik

Die Anamnese – v. a. eine stark juckende Hautveränderung, welche vermehrt während der Nacht auftritt, sowie der gleichzeitige Befall von Kontaktpersonen – weist differenzialdiagnostisch auf Skabies hin. Beweisend für eine Infestation ist jedoch der Nachweis von Milben, deren Eiern oder Kotballen. Bei einem Verdacht sollte an den typischen Prädilektionsstellen nach typischen Effloreszenzen gesucht werden. Allerdings sind diese typischen Effloreszenzen durch das sekundäre Skabies-Ekzem häufig nicht mehr gut darstellbar.

Da sich die Milbe in der Regel am Ende eines Gangs befindet, könnte diese vorsichtig tangential herausgeschraubt werden. Häufig sind die Milben als dunkler Punkt mit bloßem Auge erkennbar. Das entnommene Material kann **lichtmikroskopisch** untersucht werden (Abb. 23.3).

> Die Diagnose wird klinisch gestellt, in seltenen Fällen kann eine Biopsie hilfreich sein. Das wichtigste diagnostische Kriterium ist der Gangnachweis mittels Auflichtmikroskopie. Die Diagnosesicherung erfolgt durch Nachweis von Kotballen und seltener der Milbe selbst.

23.6   Therapie

Mittlerweile stehen etliche Antiskabiosa für eine Therapie zur Verfügung. Mittel der 1. Wahl für die Skabies-Behandlung bei Säuglingen, Kindern und Erwachsenen, ebenso in Schwangerschaft und Stillzeit, ist bei allen Skabies-Formen **Permethrin** (◘ Tab. 23.1). Lindan-Präparate können mittlerweile in der Europäischen Union nur eingeschränkt verordnet werden. Permethrin sollte auf den gesamten Körper vom Unterkiefer abwärts über Nacht aufgetragen und nach 8–12 h abgewaschen werden.

◘ **Tab. 23.1** Skabies-Therapie

Therapie	Medikament	Bemerkung
1. Wahl	Permethrin 5% Creme	Einmalig für 8–12 h auftragen, danach abduschen Bestehen nach 14 Tagen noch Zeichen einer Infestation: Behandlung wiederholen Bei Befall von Handinnenflächen oder Fußsohlen: Wiederholung nach 1 Woche Bei starker Hornschicht an Handflächen, Fußsohlen oder anderen Arealen: diese Areale keratolytischen Maßnahmen unterziehen und nach einer Woche erneut behandeln
2. Wahl	0,3% Lindan	Einreiben des ganzen Körpers unter besonderer Beachtung der Prädilektionsstellen (am Abend) an 3 Tagen hintereinander Nach 12 h abwaschen/abduschen (am Morgen) Keine Anwendung von Seifen oder Bädern (verstärkte Resorption!)
	25% Benzylbenzoat	Einreiben des ganzen Körpers unter besonderer Beachtung der Prädilektionsstellen (am Abend) an 3 Tagen hintereinander Nach 12 h abwaschen/abduschen (am Morgen)
	Crotamiton	An 3–5 Tagen hintereinander auftragen (am Abend), ohne vorher abzuwaschen
3. Wahl	Allethrin mit Piperonylbutoxid	Im Vergleich zu den anderen Mitteln aufgrund von Nebenwirkungen keine gute Alternative Ggf. bei behandlungsbedürftigen Kontaktpersonen, die sich nicht eincremen wollen
Schwangerschaft und Stillzeit	Permethrin 5% Creme	1. Wahl Keine ausreichenden Erfahrungen über Anwendung in der Schwangerschaft, wobei keine Hinweise auf embryotoxische/teratogene Wirkungen vorliegen (Tierversuche) Einmalig für 8–12 h auftragen, danach abduschen Bestehen nach 14 Tagen noch Zeichen einer Infestation: Behandlung wiederholen. Bei Befall von Handinnenflächen oder Fußsohlen: Wiederholung nach 1 Woche Bei starker Hornschicht an Handflächen, Fußsohlen oder anderen Arealen: diese Areale keratolytischen Maßnahmen unterziehen und nach einer Woche erneut behandeln Stillzeit: Einmaliges Auftragen, dann abwaschen; Aussparung der Brust bei negativem Befall empfohlen, falls die Brust befallen ist, sollte diese mitbehandelt werden, danach eine Stillpause von 3 Tagen
	25% Benzylbenzoat	2. Wahl Keine Hinweise auf Embryotoxizität In den USA verboten Einreiben des ganzen Körpers unter besonderer Beachtung der Prädilektionsstellen (am Abend) an 3 Tagen hintereinander Nach 12 h abwaschen/abduschen (am Morgen) Stillzeit: Aussparen der Brust bei negativem Befall
	Crotamiton	2. Wahl Strenge Indikationsstellung (keine Teratogenität nachgewiesen) An 3–5 Tagen hintereinander auftragen (am Abend), ohne vorher abzuwaschen

◨ **Tab. 23.1** (Fortsetzung)

Therapie	Medikament	Bemerkung
Neugeborene	Permethrin 5% Creme	Einmalig für 8–12 h auftragen, danach abduschen Gesamter Körper einschließlich Kopf unter Aussparung des Augen- und Mundbereichs Bestehen nach 14 Tagen noch Zeichen einer Infestation: ggf. Wiederholung der Therapie
	Crotamiton	An 3–5 Tagen hintereinander auftragen (am Abend), ohne vorher abzuwaschen
Ekzematöse Hautveränderungen	Methylprednisolson Hydrocortison	Kurzzeitige lokale Glukokortikoidtherapie vor oder mit Beginn der Behandlung (2–3 Tage) Bei postskabiösen persistierenden Papeln kann ebenfalls eine lokale Glukokortikoidtherapie durchgeführt werden
	Ivermectin 0,2 mg/kg KG	Anwendung bei Kontraindikationen für Permethrin (s. oben) Anwendung, falls keine Besserung unter der lokalen Glukokortikoidtherapie auftritt Einmalige Gabe mit empfohlener Wiederholung nach 10–14 Tagen
Sonstige Maßnahmen	Wechsel von Kleidung und Bettwäsche während der Behandlungsphase	
	Schutzmaßnahmen (Handschuhe) bei behandelnden Personen; Patienten mit *Scabies norvegica sive crustosa* sollten ebenfalls einen Schutzkittel tragen	
	Vor der lokalen Behandlung sollten die Nägel gekürzt und ein Bad genommen werden; Auftragen erst nach ca. 1 h	
	Bei exsudativem Ekzem bzw. entzündlicher Haut kann eine kurzfristige lokale Glukokortikoidtherapie (2–3 Tage) vor oder mit Beginn der Behandlung durchgeführt werden; je nach klinischer Ausprägung können ebenfalls ein Antibiotikum (systemisch) gegeben oder lokale antiseptischen Maßnahmen durchgeführt werden	
	Bettwäsche, Bekleidung, Handtücher sowie andere Gegenstände mit längerem Körperkontakt sollten bei 60 °C gewaschen werden; falls dies nicht möglich ist, ist eine Lagerung über mindestens 4 Tage bei Temperaturen > 20 °C trocken im Plastiksäcken zu empfehlen	
	Bei *Scabies norvegica sive crustosa* sollten sicherheitshalber alle Gegenstände, mit denen die Patienten in Kontakt gekommen sind, ausgiebig gereinigt werden	
	Alle Kontaktpersonen sollten untersucht werden; Kontaktpersonen, die engeren oder längeren körperlichen Kontakt hatten, sollten, unabhängig von Hautveränderungen, behandelt werden (Familie etc.)	
	Bei *Scabies norvegica sive crustosa* sollten alle Kontaktpersonen behandelt werden (auch diejenigen, die nur flüchtigen Kontakt zu den befallenen Patienten hatten)	
	Kontrolluntersuchungen sollten mindestens 4 Wochen nach der Therapie durchgeführt werden	
	Bei postskabiösen persistierenden Papeln kann ebenfalls eine lokale Glukokortikoidtherapie durchgeführt werden	
	Wenn eine lokale Anwendung von Permethrin u. a. nicht möglich ist (z. B. bei körperlich oder geistig behinderten Patienten), kann die Gabe von Ivermectin 0,2 mg/kg KG mit einer empfohlenen Wiederholung nach 10–14 Tagen erfolgen	
	Bei einem Skabies-Ausbruch in Gemeinschaftseinrichtungen, Krankenhäusern, Pflegeheimen u. a. sollte das Gesundheitsamt und ggf. der Betriebsarzt benachrichtigt werden; unabhängig von einer vorliegenden Symptomatik sollten die Betroffenen und auch alle Kontaktpersonen (einschließlich Personal) therapiert werden; die Behandlung sollte bei allen Beteiligten an demselben Tag durchgeführt werden	
	Körperhygiene kann den Verlauf modifizieren, die Infestation aber nicht verhindern	

23

Bei einem Befall des Kopfes kann auch dieser behandelt werden, wobei die Regionen um die Augen und den Mund ausgespart werden sollten. Bei V. a. fortbestehende Infestation kann die Therapie nach 10–14 Tagen wiederholt werden. Mit **Ivermectin** steht außerdem ein systemisches Antiskabiosum zur Verfügung. Allerdings besteht in Deutschland keine Zulassung, sodass dieses Medikament über eine internationale Apotheke bestellt werden muss.

Während der Behandlungsphase sollten Kleidung und Bettwäsche täglich gewechselt werden. Kontaktpersonen mit Hauterscheinungen werden simultan an 3 Tagen behandelt, Personen ohne Hauterscheinung nur an einem Tag. Bei ekzematösen Hautveränderungen wird eine kurzzeitige lokale Glukokortikoidgabe nach der letzten antiparasitären Behandlung empfohlen.

23.7 Prävention

Eine Prophylaxe gegen Skabies-Infestationen kann nur durch die Vermeidung von Hautkontakt mit betroffenen Personen erfolgen; eine Ansteckungsgefahr kann bereits bestehen, wenn diese noch nicht von ihrer Infestation wissen. Die Übertragungswahrscheinlichkeit hängt von der Dauer und Intensität des körperlichen Kontakts ab. Insgesamt betrachtet, ist die Ansteckungsgefahr relativ gering. Ein einfacher Handschlag führt nicht zu einer Infestation.

Bei engem Körperkontakt mit einer bereits infizierten Person sollte eine klinische Untersuchung erfolgen, auch wenn keine charakteristischen Symptome bestehen. Eine Behandlung und die notwendigen begleitenden Maßnahmen (◘ Tab. 23.1) sollten dringend eingehalten werden, um einer weiteren Ausbreitung vorzubeugen.

> ❯ Körperhygiene kann den Verlauf modifizieren, verhindert aber nicht die Infestation.

Sexuell übertragbare Erkrankungen mit Erkrankung auf anderen Organen

HIV-Infektion und AIDS

Ioannis Mylonas

I. Mylonas, *Sexuell übertragbare Erkrankungen*,
DOI 10.1007/978-3-642-37928-4_24, © Springer-Verlag Berlin Heidelberg 2016

24.1   Einführung

Epidemiologische und klinische Untersuchungen führten 1981 zur Definition des erworbenen Immundefizienzsyndroms (*acquired immune deficiency syndrome*, **AIDS**). In den Studien wurde deutlich, dass homosexuelle Männer, i.v.-Drogenkonsumenten und Empfänger von Bluttransfusionen oder Blutprodukten ein hohes Risiko für diese Erkrankung haben. Die Ursache wurde 1983 isoliert und trägt heute, nach eindeutiger Identifikation als RNA-Retrovirus, die Bezeichnung humanes Immundefizienzvirus (**HIV**). Der Virustyp HIV-2 verdankt seine späte Entdeckung dem Umstand, dass es im Vergleich zu HIV-1 einen leichteren und längeren Verlauf nimmt und schwerer auf sexuellem oder perinatalem Weg übertragbar ist.

Durch verbesserte therapeutische Möglichkeiten ist die Reduktion der fetomaternalen Transmissionsrate des HI-Virus in der westlichen Welt von ca. 15–20% ohne Therapie auf < 2% gelungen.

> **>** Eine HIV-Infektion stellt heute keine Kontraindikation für die Austragung einer Schwangerschaft dar.

24.2   Erreger und biologische Grundlagen

HIV ist ein Retrovirus aus der Familie der Lentiviren und trägt seine genetische Information auf einer diploiden ssRNA. Charakteristisch für Lentiviren sind eine persistierende Virämie und eine lange, klinisch asymptomatische Latenzphase. Unterschieden werden die Virustypen **HIV-1 und HIV-2**. HIV-1-Isolate können in 2 Gruppen (M und O) eingeteilt werden. Die meisten HIV-1-Isolate gehören zur Gruppe M, die wiederum in 10 Subtypen (A–J) zerfällt. Diese Subtypen zeichnen sich durch entsprechende Unterschiede des Virusgenoms und der geographischen Verteilung aus. HIV-1-Subtyp B herrscht in Westeuropa und Nordamerika vor, während in Afrika alle wesentlichen HIV-1-Subtypen und HIV-2 (Subtypen A–E) gefunden werden. HIV-2-Infektionen sind in Westeuropa selten. Grundsätzlich stellt sich die Pathogenität von HIV-2 geringer und die fetomaternale Transmission von HIV-2 als sehr niedrig dar.

Zielzellen für HIV sind alle Körperzellen des Menschen, die den **CD4-Rezeptor** auf ihrer Oberfläche tragen. HIV kann sowohl in zellgebundener Form als auch als zellfreies Virus übertragen werden. Es handelt sich dabei v. a. um Zellen des Immunsystems wie

- CD4-positive T-Lymphozyten (T-Helferzellen) und
- Zellen des Monozyten-Makrophagen-Systems (z. B. dendritische Zellen, dermale Langerhans-Zellen, Mikroglia des Gehirns, antigenpräsentierende Zellen des Darms).

Zellen, die im Verlauf ihrer Entwicklung und Reifung nur passager CD4-Rezeptoren exprimieren, können ebenfalls infiziert werden (z. B. Knochenmarkstammzellen, T-Zellen des Thymus, CD8-positive zytotoxische T-Zellen). Wahrscheinlich können auch Zellen, die lediglich HIV-Korezeptoren tragen, infiziert werden (z. B. neuronale Zellen, Epithelzellen).

HIV verursacht das erworbene Immundefizienzsyndrom (**AIDS**). Die Integration proviraler HIV-DNA in das Genom der Wirtszelle führt zu einer latenten Infektion. Eine Persistenz von HIV im lymphatischen Gewebe führt zu einem langsamen, aber stetig zunehmenden Funktionsverlust immunkompetenter Zellen. Im weiteren Verlauf kommt es durch eine pathologische Steigerung der aktivierungsinduzierten Lymphozyten-Apoptose zu einer globalen Funktionsstörung der Effektorzellen, was sich klinisch schließlich als Vollbild von AIDS manifestiert. Das Endstadium der Erkrankung ist gekennzeichnet durch die völlige Zerstörung der Struktur lymphatischer Organe mit einem Mangel an kompetenten immunregulatorischen Effektorzellen, der den Organismus für Infektionen mit opportunistischen Erregern, Autoimmunerkrankungen und Tumoren prädisponiert.

24.3   Epidemiologie

Die Ausbreitung von HIV hat über die letzten Jahrzehnte zu einer **weltweiten Pandemie** geführt. Nach Schätzungen der UNAIDS (*http://www.unaids.org*) leben fast 35 Mio. Menschen mit HIV, über 25 Mio. sind bereits an AIDS gestorben. Die größte Auswirkung hat die Erkrankung im südlichen Afrika, wo etwa 22,5 Mio. (76%) der HIV-Infizierten leben. In Teilen des südlichen Afrikas liegt die HIV-Infektionsrate schwangerer Frauen > 30%, von denen allerdings nur ein Bruchteil (schätzungsweise 9%) Zugang zu medizinischen Maßnahmen hat.

In Deutschland lebten Ende 2007 nach Angaben des Robert-Koch-Instituts (RKI, *http://www.rki.de*) 59.000 Menschen mit dem HI-Virus (ca. 10.000 Frauen). Trotz aller Präventionsbemühungen ist die Anzahl der infizierten Personen in den letzten Jahren weiterhin angestiegen. Vorwiegend sind Männer, die Sex mit Männern haben (MSM), betroffen.

Die durchschnittliche HIV-Prävalenz bei Schwangeren beträgt in Deutschland nur etwa 0,5–0,6 Fälle/1000 Einwohner in Großstädten und 0,1–0,2 Fälle/1000 Einwohner in den übrigen Regionen. Das Robert-Koch-Institut schätzt, dass etwa 200–250 Schwangerschaften in Deutschland von HIV-infizierten Frauen ausgetragen werden, mit einer vertikalen HIV-Übertragungsrate von 1%.

24.4 Klinische Symptome

24.4.1 Gynäkologische Aspekte

Nach einer Inkubationszeit von 16–25 Tagen kann ein mononukleoseähnliches Krankheitsbild auftreten. Die Dauer der Erkrankung beträgt Tage bis Wochen, meist jedoch weniger als 14 Tage.

> **Wichtige Symptome bei Personen mit möglicher HIV-Exposition**
> - Morbilliformes Exanthem (auch als makulopapulös beschrieben), besonders am Körperstamm (in 40–80% der Fälle)
> - Aseptische Meningitis (in einigen Fällen)
> - Mukokutane Ulzerationen von bukkaler Mukosa, Gingiva, Gaumen, Ösophagus, Anus
>
> **Weitere Symptome:**
> - Fieber und Müdigkeit (> 70–90%)
> - Exanthem (> 40–80%)
> - Kopfschmerz (32–70%)

> - Lymphadenopathie (40–70%)
> - Pharyngitis (50–70%)
> - Myalgie, Arthralgie (50–70%)
> - Übelkeit, Erbrechen, Diarrhö (30–60%)
> - Aseptische Meningitis (24%)
> - Orale und genitale Ulzerationen (5–20%)
> - Thrombozyto- und Leukopenie (40–45%)

Nach der akuten Phase folgt eine Latenzperiode, die im Median 8–10 Jahre dauert. In dieser Zeit können **opportunistische Infektionen**, z. B. Kandidosen als Folge der gestörten zellulären Immunabwehr, auftreten (Stadium B), die aber nicht in das sog. AIDS-definierende Stadium C fallen.

24.4.2 Stadieneinteilung der HIV-Infektion

Die Einteilung erfolgt nach der CDC(*Centers for Disease Control*)-Klassifikation der HIV-Erkrankung von 1993, welche die tiefste je gemessene CD4-Zellzahl berücksichtigt.

> **Stadieneinteilung der HIV-Infektion nach CDC**
> - 3 klinische Stadien A–C:
>   - A: asymptomatische HIV-Infektion
>   - B: Symptome der HIV-Infektion, aber nicht Stadium C
>   - C: AIDS-definierende Erkrankungen, z. B. *Pneumocystis-jirovecii*-Pneumonie
> - 3 CD4-Zell-Stadien:
>   - Stadium 1: > 500 Zellen/µl
>   - Stadium 2: 200–499 Zellen/µl
>   - Stadium 3: < 200 Zellen/µl

Miteinander kombiniert geben sie die Erfassung des klinischen Zustands eines Patienten an, z. B. Stadium A1 (◘ Tab. 24.1).

Zwischen der ersten AIDS-definierenden Erkrankung und dem Tod des Patienten liegen ohne Therapie etwa 2–4 Jahre. Die moderne antiretrovirale Therapie verhilft zu einem Leben mit einer chronischen Erkrankung.

24

◻ Tab. 24.1 CDC-Klassifikation der HIV-Infektion

AIDS in Europa: C1–C3 AIDS in den USA: A3, B3 und C1–C3			Stadium A	Stadium B	Stadium C
			Asymptomatisch Akute (primäre) HIV-Infektion Generalisierte Lymphadenopathie	Symptomatisch Nicht A oder C	AIDS-Indikator- Erkrankungen
CD4⁺-Helfer-Zellen	1	> 500/ml	A1	B1	C1
	2	200–499/ml	A2	B2	C2
	3	< 200/ml	A3	B3	C3

CDC Centers for Disease Control.

Klinische Einteilung nach CDC

Kategorie A – Einordnung nur zulässig, nur wenn zuvor weder Kategorie B noch C aufgetreten waren:
- Akute (primäre) HIV-Infektion mit begleitender Erkrankung im Sinne einer HIV-Infektion
- Asymptomatische HIV-Infektion
- PGL (persistierende generalisierte Lymphadenopathie

Kategorie B – Symptomatische Erkrankungen, die nicht zu Kategorie C zählen und wenigstens eine der folgenden Kategorien erfüllen:
- Sie werden der HIV-Infektion zugeschrieben oder
- sie weisen auf eine beeinträchtigte zelluläre Immunität hin und/oder
- deren Krankheitsverlauf oder Behandlung werden in der ärztlichen Beurteilung als durch die HIV-Infektion beeinträchtigt erachtet
- Beispiele für entsprechende Erkrankungen:
  - Allgemeinsymptome, sofern sie nicht einer bestimmten Krankheit zugeordnet werden können und länger als 1 Monat persistieren, z. B. Fieber > 38,5 °C
  - Bazilläre Angiomatose (*Bartonella*)
  - Fieber oder Diarrhö länger als 1 Monat
  - Herpes Zoster, wenigstens 2 Episoden oder mehr als ein Dermatom

- Immunthrombozytopenie (idiopathische thrombozytopenische Purpura)
- Listeriose
- Orale Haarzellenleukoplakie
- Oropharyngeale oder vulvovaginale Candidiasis (persistierend oder rezidivierend)
- *Pelvic Inflammatory Disease* (Adnexitis, Tuboovarialabszess)
- Periphere Neuropathie
- Therapierefraktäre *Candida*-Infektion mit oropharyngealer bzw. vaginaler Lokalisation
- Zervikale Dysplasie (mäßig oder schwer), Carcinoma in situ der Zervix

Kategorie C – AIDS-Indikatorkrankheiten:
- Opportunistische Infektionen:
  - Bakteriell:
    - Atypische Mykobakterien, disseminiert (20%)
    - Rezidivierende bakterielle Pneumonien
    - Rezidivierende Salmonellen-Sepsis (5–10%)
    - Tuberkulose (pulmonal, extrapulmonal oder disseminiert) (10%)
  - Viral:
    - CMV-Infektion (disseminiert, Retinitis, ZNS-Befall, gastrointestinal) (30%)
    - HSV-Infektion mit chronischen Ulzerationen (> 1 Monat) oder Bronchitis, Pneumonie bzw. Ösophagitis (HSV-1: > 95%, HSV-2: 10–30%)

- Progressive multifokale Leukoenzephalopathie (PML, Papova-Virus = JC-Virus) (3%)
- Protozoen
  - Intestinale Isosporidiose länger als 1 Monat
  - Neuro-Toxoplasmose (30%)
  - Gastrointestinale Kryptosporidiose länger als 1 Monat (häufig)
  - *Pneumocystis*-Pneumonie (85%, bei jedem 2. Patienten Erstmanifestation)
  - Strongyloidiasis
- Mykosen
  - Candida-Infektion (ösophageal, tracheobronchial) (lokaler Befall bei fast allen Patienten)
  - Kryptokokkose (disseminiert, extrapulmonal, Meningoenzephalitis) (5%)
  - Histoplasmose (disseminiert, extrapulmonal, Meningoenzephalitis)
  - Kokzidomykose (disseminiert, extrapulmonal)
- Opportunistische Tumoren:
  - Analkarzinom
  - Burkitt-Lymphom (EBV[Epstein-Barr-Virus]-assoziiert)
  - Zervixkarzinom
  - Hochmalignes B-Zell-Non-Hodgkin-Lymphom
  - Kaposi-Sarkom
  - Non-Hodgkin-Lymphome
  - Primäres Lymphom des Gehirns

Manchmal wird auch eine alternative Einteilung genutzt:

Alternative Stadieneinteilung der HIV-Infektion

- **Stadium I:** Akute HIV-Infektion: Eine Woche bis einige Monate nach der Infektion kann bei etwa 10% der Infizierten ein mononukleoseähnliches Krankheitsbild auftreten, das sich innerhalb von 4 Wochen zurückbildet

- **Stadium II:** Asymptomatische HIV-Infektion: 5 bis > 12 Jahre
- **Stadium III:** Lymphadenopathie-Syndrom: Über 3 Monate persistierende Lymphknotenschwellungen ohne weitere Symptome
- **Stadium IV:** Symptomatische HIV-Infektion
- **Stadium IVA:** Fieber, Gewichtsverlust, Diarrhö, Nachtschweiß, Leistungsminderung
- **Stadium IVB:** Symptomatik der voll ausgebildeten AIDS-Erkrankung; Infektionen mit opportunistischen und obligat pathogenen Erregern

24.4.3 Geburtshilfliche Aspekte

Die vertikale Übertragung von HIV kann prä-, peri- und postnatal erfolgen. Im Allgemeinen wird davon ausgegangen, dass mindestens die Hälfte aller vertikalen Transmissionen auf den Feten unmittelbar perinatal stattfinden.

Die **mütterlichen Risikofaktoren**, die mit einer erhöhten vertikalen Übertragungsrate einhergehen, sind Folgen einer fortgeschrittenen oder rasch fortschreitenden Erkrankung:
- hohe Virusbeladung des Organismus mit hoher Plasmaviruslast,
- Nachweis virulenter HIV-Isolate (SI-Varianten, Rapid/high-Replikationsmuster, T-Tropismus),
- niedrige T-Helfer-Zellzahl,
- fehlende TH1-Stimulation.

Studienergebnisse aus Grundlagen- und klinischer Forschung haben ergeben, dass die HIV-Transmission eine multifaktorielle Genese hat und dass dementsprechend durch kombinierte Intervention das HIV-Transmissionsrisiko auf < 2% reduzierbar ist.

Bei etwa 20–30% der vertikal infizierten Feten kann eine früh einsetzende schwere Verlaufsform mit hoher Viruslast bei Geburt, einem schnellen Verlust von T-Helferzellen, opportunistischen Infektionen und/oder einer schweren Enzephalopathie in den ersten 18 Lebensmonaten beobachtet werden. Unbehandelt liegt die Lebenserwartung < 5 Jahre.

24.5   Diagnostik

Als diagnostische Methoden bei einer HIV-Infektion stehen Antikörper- und Antigennachweis sowie RT-PCR (Reverse-Transkripte-Polymeraseketten-reaktion) zu Verfügung. Als sog. Surrogatmarker spiegelt die **Absolutzahl von T-Helferzellen** im peripheren Venenblut die progrediente Schädigung des Immunsystems wider und wird zur klinischen Stadieneinteilung herangezogen.

24.5.1 Geburtshilfliche Aspekte

Die virologische und immunologische Diagnostik der HIV-exponierten Neugeborenen und Säuglinge verfolgt die folgenden wesentlichen **Zielsetzungen**:

- Früherkennung HIV-infizierter Neugeborener und Säuglinge, die den Einsatz entsprechender Prophylaxemaßnahmen erlaubt (Prophylaxe der *Pneumocystis-carinii*-Pneumonie, Immunglobulinsubstitution, Optimierung der Ernährung),
- Identifikation von HIV-Infizierten Patienten mit hohem Risiko für einen rasch progredienten Krankheitsverlauf (Kandidaten für eine antiretrovirale Frühtherapie),
- Identifikation von Nebenwirkungen der prä- und postpartalen Prophylaxe mit antiretroviralen Chemotherapeutika (z. B. Zidovudin) auch bei nicht mit HIV infizierten Kindern.

24.5.2 Resistenztestung

Da vermehrt Infektionen mit Zidovudin-resistenten HIV-Stämmen auftreten können, sollte vor einer Zidovudin-Gabe der genotypische Nachweis eines HIV-Wildtyps erbracht werden (Ausschluss einer genotypischen Resistenz).

> **Indikationen für eine Resistenztestung**
> - Um eine mögliche Beeinträchtigung der Wirksamkeit der antiretroviralen Prophylaxe/Therapie in der Schwangerschaft aufgrund vorliegender Resistenzen zu vermeiden, ist generell bei jeder bis dahin unbe-
>   handelten Schwangeren vor Therapie-/Prophylaxebeginn eine Resistenztestung indiziert.
> - Bei Frauen, die unter antiretroviraler Behandlung schwanger werden, ist entsprechend den Deutsch-Österreichischen Empfehlungen zur HIV-Therapie bei Erwachsenen bei virologischem Therapieversagen eine Resistenztestung indiziert.
> - Ist zum Ende einer antiretroviralen HIV-Transmissionsprophylaxe (Bestimmung ca. 1 Woche vor Sektio- bzw. Entbindungstermin oder am Entbindungstermin) bei der Schwangeren die Viruslast im nachweisbaren Bereich, sollte ebenfalls eine Resistenzbestimmung veranlasst werden, um eine eventuelle Resistenzentwicklung unter Prophylaxe zu dokumentieren, die ggf. bei späterer Behandlungsbedürftigkeit der Frau zu berücksichtigen wäre.
> - Falls eine Nevirapin-Ultrakurzprophylaxe (einmalige Dosis für die Mutter kurz vor der Geburt) verabreicht wurde, sollte eine Resistenztestung 4–6 Wochen nach Ende der Einnahme antiretroviraler Medikamente durchgeführt werden.

24.6   Therapie

Das Ziel einer Therapie beinhaltet die Vermeidung der HIV-Replikation. Dabei sollte eine möglichst vollständige **Suppression der HIV-Replikation** in allen Kompartimenten des Organismus erfolgen (Serum < 50 Kopien/ml). Vor Therapiebeginn sollten unbedingt die Ausgangs-Viruslast und die CD4-Werte gemessen werden. Eine Therapie ist indiziert bei einer CD4-Zellzahl < 200. Ein »Graubereich« ist gegeben, wenn die CD4-Zellzahl zwischen 200 und 350 liegt. Dabei spielt auch die Höhe der Viruslast eine Rolle. Die Prophylaxe opportunistischer Infektionen (z. B. *Pneumocystis-carinii*-Pneumonie, CMV-Retinitis) hat sich als erfolgreich erwiesen.

Es stehen **Nukleosidanaloga, Nichtnukleosidanaloga und Protease-Inhibitoren** zur Verfügung, und es bestehen Kombinationsmöglichkeiten

◙ Tab. 24.2 Kombinationsmöglichkeiten in der Behandlung der HIV-Infektion

Kombination	Vorteile	Nachteile
PI(s) plus 2 NRTI	Sehr aktiv Längste dokumentierte Wirksamkeit Nachgewiesene Reduktion von Mortalität/Morbidität Geringe Resistenzselektion	Komplexe Therapie Langzeittoxizität
NNRTI plus 2 NRTI	Sehr aktiv Einfaches Therapieregime	Hohe Resistenzselektion
3 NRTI	Einfaches Therapieregime PI- + NNRTI-Optionen bleiben erhalten	Geringe Erfahrungswerte Langzeittoxizität Unklare Wirkung bei hoher Viruslast?
PI(s) plus NNRTI plus NRTI	Sehr aktiv	Komplexe Therapien Langzeittoxizität Minimale weitere Folgetherapieoptionen

NRTI nukleosidaler Reverse-Transkriptase-Inhibitor, *NNRTI* nichtnukleosialer Reverse-Transkriptase-Inhibitor, *PI* Protease-Inhibitor.

(◙ Tab. 24.2). Die **Kombinationstherapie** (meist Dreierkombination) hat die Prognose mit einer ca. 85%igen Reduktion der Mortalität im Vergleich zu keiner Therapie drastisch verbessert.

> Therapieeinleitung und Therapiewechsel müssen zusammen mit einem Spezialisten durchgeführt bzw. diskutiert werden.

24.6.1 Geburtshilfliche Aspekte

Grundlagen

Ziel eines optimalen initialen Therapieregimes in der Schwangerschaft ist neben der Hemmung der Virusreplikation bei der Mutter eine wirksame Prophylaxe der HIV-Transmission. Auch in der Schwangerschaft gelten, mit einigen Modifikationen, die für erwachsene HIV-Patienten formulierten Behandlungsindikationen. Die Therapie der HIV-Infektion erfolgt zumeist in Kombination mit Präparaten aus 3 Substanzklassen, die die Funktion HIV-spezifischer Enzyme an zwei Stellen inhibieren:

- Inhibition der HIV-spezifischen reversen Transkriptase, die erfolgt durch
  - nukleosidale Inhibitoren der reversen Transkriptase (NRTI) und durch

- nichtnukleosidale Inhibitoren der reversen Transkriptase (NNRTI),
- Inhibition einer HIV-Protease, die erst spät im Replikationszyklus das HIV-Gag-Pol-Protein in einzelne Proteine zerschneidet (PI).

> Bei der Diagnosestellung sollte umgehend der Kontakt zu einem interdisziplinären Zentrum mit HIV-Schwerpunkt hergestellt und die Schwangere ab diesem Zeitpunkt in enger Kooperation mit dem niedergelassenen Frauenarzt betreut werden. Eine geschickte Terminplanung gewährleistet dabei engmaschige Kontrollen.

Spätestens in den Zentren sollte jeder HIV-positiven Schwangeren eine psychosoziale Betreuung und die Kontaktaufnahme zu Frauengruppen der AIDS-Hilfsorganisationen angeboten werden. In den Zentren erfolgt die ausführliche Aufklärung der Patientin über das bestehende maternofetale Transmissionsrisiko und die aktuellen Möglichkeiten zu dessen Reduktion, die bestehenden Restrisiken sowie die möglichen Kurz- bzw. Langzeitwirkungen einer antiretroviralen Therapie auf das Kind in utero. Gemeinsam mit der Patientin sollte eine risikoadaptierte antiretrovirale Therapie entsprechend den aktuellen Deutsch-Österreichischen Richt-

24

◻ Tab. 24.3 Antiretrovirale Medikamente und Einsatzmöglichkeiten in der Schwangerschaft

Substanz-klasse	Empfohlene Medikamente bzw. mit den meisten Erfahrungen	Alternative Medikamente	Medikamente mit wenigen Erfahrungen	Nicht zu empfehlende Medikamente, Kombinationen
NRTI	**Zidovudin (ZDV)** (NW: Anämie, Leukopenie, Übelkeit) **Lamivudin (3TC)** (NW: Anämie, Leukopenie, Übelkeit)	**Stavudin (d4T)** (NW: Polyneuropathie; Lipiddystrophie) **Didanosin (DDI)** (NW: Polyneuropathie und Pankreatitis) **Abacavir** (NW: Hypersensitivität)	**Tenofovir (TNF)** (**Cave:** Kreatinin-kontrolle) **Emtrcitabin (FTC)**	**Zalcitabine (DDC)** (NW: Teratogenität) Kombination aus **d4T und DDI** wegen hoher mito-chondrialer Toxizität mit Risiko der Lak-tatazidose
NNRTI	**Nevirapin (NVP)** (NW: erhöhtes Risiko der Lebertoxizität bei CD4 > 250Zellen/µl; gehäuft Arzneiexantheme; Hypersensitivität)	–	–	**Efavirenz (EFV)** (NW: Teratogenität) **Delaviridin (DLV)** (NW: teratogenes, karzinogenes Risi-ko)
PI	**Nelfinavir (NFV)** (als ungeboosterter PI nicht mehr allzu emp-fehlenswert) **Saquinavir (SQV) + Ritonavir (RTV) Lopinavir/Ritonavir (LPV/r)**	**Indinavir (IDV) + RTV** (NW: Nierensteine, ggf. Kernikterus beim Neugeborenen) **Anprenavir + RTV**	**Atazanavir (ATV) + RTV** (NW: ggf. Kernikterus beim Neugeborenen) **Fosamprenavir (FPV) + RTV**	**Ritonavir (RTV)** Wird nur als Booster in Kombination mit anderen PI gegeben
FI	–	–	z. B. **Enfuvirtid (T20)** (erste Berichte zeigen gute Verträglichkeit, nicht plazentagängig) Salvage-Therapie	–

NRTI nukleosidaler Reverse-Transkriptase-Inhibitor, *NNRTI* nichtnukleosialer Reverse-Transkriptase-Inhibitor, *PI* Protease-Inhibitor, FI Fusionsinhibitor, *NW* Nebenwirkung.

linien zur Therapie in der Schwangerschaft in Ko-operation mit dem betreuenden Haus- und/oder Frauenarzt erarbeitet werden (◻ Tab. 24.3). Thera-pieänderungen im Rahmen einer Schwangerschaft oder ein Therapiebeginn sollten nur nach Abspra-che mit einem mit der antiretroviralen Therapie vertrauten Arzt/Zentrum erfolgen.

Reduktion der maternofetalen Transmission in der Schwangerschaft

Die Schwangerschaft einer HIV-infizierten Frau sollte **engmaschig überwacht** werden. Neben der möglichen antiretroviralen Therapie sollte ein monatliches Monitoring der klinisch-chemischen, immunologischen und virologischen Parameter (Lymphozytensubpopulationen, HIV-Viruslast) durch ein erfahrenes Labor erfolgen (◻ Tab. 24.4). Mütter mit hoher Viruslast und/oder niedrigen Werten der T-Helferzellen übertragen häufiger HIV auf ihre Kinder, sodass die erfolgreiche Therapie der Mutter auch für das Kind von Nutzen ist, aber zugleich ein Risiko darstellt. Die Risiken, die sich für das Kind aus einer lang dauernden intrauterinen Exposition gegenüber antiretroviralen Kombina-tionstherapien ergeben könnten, sind derzeit nicht abschließend kalkulierbar.

■ Tab. 24.4 Diagnostik im Verlauf der Schwangerschaft bei HIV-Infektion

Diagnostik	Zeitpunkt	Begründung
HIV-Antikörper- und ggf. HIV-Bestätigungstest	Routinemäßig im 1. Trimenon	Reduktion der vertikalen HIV-Transmission möglich
CD4-Zellzahl und Viruslast	Mindestens alle 2 Monate	Verlaufskontrolle der HIV-Infektion Kontrolle der Wirksamkeit einer antiretroviralen Therapie (ART)
Genotypischer Resistenztest	1. Vor Therapiebeginn 2. Bei virologischem Therapieversagen einer ART 3. Bei nachweisbarer Viruslast gegen Ende bzw. 4–6 Wochen nach Absetzen einer HIV-Prophylaxe	1. Ausschluss einer primären Resistenz 2. Optimierung eines Therapiewechsels 3. Dokumentation einer eventuellen Resistenzinduktion
Hämoglobinwert	Monatlich	Anämien, Thrombopenien
Laktatspiegel, Leberwerte, Nierenwerte	1. Zu Beginn der Schwangerschaft 2. Nach Beginn Therapie/Prophylaxe 3. Bei Symptomatik 4. Monatlich im 3. Trimenon	Erkennung einer Laktatazidose (gehäuftes Auftreten im 3. Trimenon), Leber-, Nierentoxizität
Oraler Glukosetoleranztest	Zwischen SSW 23+0 und 27+6	Erkennung eines Gestationsdiabetes (v. a. bei Protease-Inhibitoren)
pH-Wert-Bestimmung im Vaginalsekret, Nativpräparat	Bei jeder Vorsorgeuntersuchung	Erkennung und rechtzeitige Behandlung lokaler Koinfektionen, die das HIV-Transmissionsrisiko und das Frühgeburtsrisiko erhöhen können
Mikrobiologische Kultur	Zu Beginn der Schwangerschaft und bei entsprechender Klinik	–
STD-Diagnostik: Chlamydien, Gonorrhö, Trichomonaden, Syphilis, Hepatitis-Serologie	Beginn der Schwangerschaft und bei entsprechender Klinik	–
Toxoplasmose-Screening	Zu Beginn der Schwangerschaft sowie im 2. und 3. Trimenon	Zur Diagnose einer Neuinfektion oder Toxoplasmose-Reaktivierung
Kolposkopie, zytologische Untersuchung auf vulväre, vaginale und zervikale Dysplasien	Zu Beginn der Schwangerschaft; bei Auffälligkeiten kolposkopische Kontrollen und ggf. Biopsie	Erhöhtes Dysplasierisiko bei HIV-Infektion
Sonographie mindestens DEGUM-Stufe 2	SSW 19+6 bis SSW 22+6; Frühschwangerschaft	Fehlbildungsausschluss Nackentransparenzmessung

SSW Schwangerschaftswoche, *DEGUM* Deutsche Gesellschaft für Ultraschall in der Medizin.

24

> **Prophylaxeschema (keine mütterliche Behandlungsindikation)**
>
> — **Viruslast bei der Schwangeren < 10.000 Genomkopien/ml:** Zidovudin-Gabe ab abgeschlossener 32. SSW (32+0) in einer Dosierung von 5 × 100 mg/Tag oder 2 × 250 mg oral.
> — **Viruslast bei der Schwangeren >10.000 Genomkopien/ml:** Das Risiko der vertikalen Transmission ist direkt proportional zur Viruslast der Schwangeren. Besteht noch keine eigene mütterliche Behandlungsindikation (CD4-Zellzahl > 250/ml, Viruslast < 30.000/50.000), liegt die Viruslast jedoch höher als 10.000 Viruskopien/ml, so wird eine vorübergehende antiretrovirale Standardkombinationstherapie (ohne Efavirenz!) ab SSW 32+0 bis kurz nach der Entbindung empfohlen, da mit einer Zidovudin-Monoprophylaxe die Viruslast nicht mit ausreichender Sicherheit reduziert werden kann.
> — **Primäre Kaiserschnittentbindung**, zügig und unter Verwendung einer möglichst blutungsarmen Operationstechnik, durchgeführt von einem erfahrenen Geburtshelfer zwischen SSW36+0 und 37+6.
> — **Prä- und intraoperative intravenöse Zidovudin-Gabe** mit Beginn 3 h vor der Sektio (2 mg/kg KG als »loading dose« für 1 h, danach 1 mg/kg KG bis zur Entwicklung des Kindes.
> — **Postnatale Zidovudin-Gabe für das Kind** 10 Tage i.v. (1,5 mg/kg KG alle 6 h) oder 2–4 Wochen oral (2 mg/kg KG alle 6 h).

Zusätzliche Schwangerschaftsrisiken erfordern eine intensivierte Prophylaxe. Bei geburtsmedizinischen HIV-Transmissionsrisiken ist die HIV-Transmissionsprophylaxe risikoadaptiert zu steigern.

Mehrlingsschwangerschaft, vorzeitige Wehen und Frühgeburt

Wegen des erhöhten Risikos einer Frühgeburt sollte bei Mehrlingsschwangerschaften mit der prophylaktischen Gabe von Zidovudin bereits ab SSW 29+0 begonnen werden. Wenn vorzeitig Wehen einsetzen,

die Schwangere nicht aus eigener Indikation mit einer Kombinationstherapie behandelt wird, eine Kaiserschnittentbindung wegen Unreife des Kindes noch nicht infrage kommt und die Wehen noch gestoppt werden können, sollte sofort mit einer antiretroviralen Kombinationstherapie begonnen werden, z. B. mit Zidovudin + Lamivudin + Nevirapin oder einem geboosterten Protease-Inhibitor.

Als problematisch erweist sich hier die extreme Frühgeburtlichkeit (24.–28. SSW), bei der eine Prolongierung der Schwangerschaft wenigstens zur Lungenreifebehandlung für die weitere kindliche Entwicklung eine prognostisch entscheidende Bedeutung hat. Eine **individuelle Abwägung** zwischen dem erhöhten HIV-Übertragungsrisiko und der gesamten Prognose des Frühgeborenen muss hier erfolgen.

Vorzeitiger Blasensprung, Amnioninfektionssyndrom

Bei diesen geburtsmedizinischen Ausnahmesituationen ist das Transmissionsrisiko stark erhöht und würde einen Anstieg der vertikalen Transmissionsrate um 2% pro Stunde bedeuten. Der präpartale Teil der Prophylaxe sollte bei Zidovudin-Monotherapie durch eine (zusätzliche) Gabe von Nevirapin 1 × 200 mg, soweit zeitlich noch möglich, gesteigert werden.

Postnatal kann die Transmissionsprophylaxe beim Neugeborenen ebenfalls durch Gabe von Nevirapin 2 mg/kg KG (1 Dosis, falls die Mutter präpartal 1 Dosis erhalten hatte; 2 Dosen innerhalb von 72 h, falls die Mutter kein Nevirapin präpartal erhalten hatte), zusätzlich zu einer Kombinationsprophylaxe mit Zidovudin + Lamivudin eskaliert werden. Der zu bevorzugende Entbindungsmodus ist die Sektio, die zügig nach dem Blasensprung erfolgen sollte. Bei Zeiträumen > 4 h nach dem Blasensprung ist bezüglich der Transmissionswahrscheinlichkeit kein Vorteil der Kaiserschnittentbindung mehr zu erwarten. Die Entscheidung muss jedoch an geburtsmedizinischen Aspekten orientiert werden.

> ❯ Eine über die Ultrakurzprophylaxe hinausgehende verlängerte Gabe von Nevirapin zur Postexpositionsprophylaxe kann angesichts fehlender Daten zur Pharmakokinetik und zur Sicherheit derzeit nicht empfohlen werden.

Reduktion der maternofetalen Transmission im Entbindungszeitraum

Dies rechtfertigt – trotz eines verbleibenden Restrisikos für eine intrauterine Infektion in einer früheren Schwangerschaftswoche –, die medizinischen Maßnahmen zur Transmissionsprophylaxe bei einer selbst nicht behandlungsbedürftigen Frau auf das letzte Trimenon zu konzentrieren. Zur Verringerung des Übertragungsrisikos ist es wesentlich, den HIV-1-RNA-Spiegel auf < 500–1000 Kopien/mm^3 zu senken.

Bekannte Risikofaktoren der perinatalen HIV-Transmission
- Hohe mütterliche Viruslast
- Niedrige CD4-Zellzahl
- AIDS-Erkrankung der Mutter
- Vaginale Entbindung
- Vorzeitiger Blasensprung, der > 4 h zurückliegt
- Frühgeburt (< 37. SSW)
- Stillen

Prophylaktische Maßnahmen zur Reduktion der maternofetalen Transmission
- Antiretrovirale Therapie (ART) der Mutter
- Primäre Sectio caesarea
- Stillverzicht
- Medikamentöse Prophylaxe beim Neugeborenen

Medikamentöse Therapie der Mutter

Die Reduktion des Transmissionsrisikos ist bei einer nicht antiretroviral behandlungsbedürftigen schwangeren Frau ohne geburtsmedizinisches Risiko erreichbar durch Zidovudin-Gabe (◘ Tab. 24.5) ab abgeschlossener SSW 32+0, verbunden mit einer primären Sektio zwischen abgeschlossener SSW 36+0 und 37+6, die grundsätzlich durchgeführt werden sollte, wenn keine Kontraindikationen bestehen. Des Weiteren erfolgen eine i.v.-Zidovudin-Gabe vor und während der Entbindung und eine postnatale Zidovudin-Gabe an das Kind.

◘ **Tab. 24.5** Medikamentöse Transmissionsprophylaxe bei fehlender mütterlicher Behandlungsindikation und Viruslast < 10.000/ml

Zeitpunkt	Zidovudin-Gabe
Antepartal	Orale Gabe von ZDV 500 mg täglich ab 32. SSW bis zum Ende der Schwangerschaft
Intrapartal	i.v.-Gabe von ZDV ab 3 h vor Sektio: in der 1. Stunde 2 mg/kg KG, dann 1 mg/kg KG
Postpartal	Orale Gabe von ZDV an das Neugeborene für 2–4 Wochen

ZVD Zidovudin.

Entbindungsmodus

Eine deutliche Reduktion der vertikalen Transmissionsrate durch eine **primäre Sektio** ist bekannt. Die prä-/intraoperative i.v.-Zidovudin-Therapie der Mutter in einer Dosierung von 1 mg/kg KG nach einer »*loading dose*« von 2 mg/kg KG über 1 h bis zur Kindsentwicklung ist Bestandteil der Prophylaxemaßnahmen. Die primäre zügige und möglichst blutungsarme Sektio am wehenlosen Uterus unter i.v.-Gabe von Zidovudin ist durch ein erfahrenes Team durchzuführen.

Der protektive Effekt der primären Kaiserschnittentbindung bei Frauen, die in der Schwangerschaft eine hochaktive antiretrovirale Therapie (HAART) erhalten haben und deren Viruslast gegen Ende der Schwangerschaft unter der Nachweisgrenze liegt, wird als minimal beurteilt. Demzufolge ist eine **vaginale Entbindung** unter diesen optimalen Bedingungen (HAART, Viruslast gesamte Schwangerschaft, insbesondere zeitnah zur Geburt, unter der Nachweisgrenze) vertretbar, wenn die Frau dies wünscht, eine ausführliche Beratung der Schwangeren erfolgte und keine geburtshilflichen Risiken dagegen sprechen.

Stillverzicht

Etwa 30–50% aller weltweit mit HIV infizierten Kinder werden durch das Stillen angesteckt. Nach WHO-Empfehlungen sollen HIV-infizierte Mütter in Ländern, in denen ausreichend hygienisch einwandfreie Säuglingsnahrung zur Verfügung steht, nicht stillen, um eine HIV-Übertragung auf ihr Kind zu vermeiden. Allerdings ist dies für afrikanische Länder sehr oft nicht ausreichend gewährleistet, sodass exklusives Stillen für 6 Monate angeraten wird, um die nicht-HIV-bedingte Mortalität (z. B. durch schwere Diarrhöen) zu minimieren.

24.6.2 Neonatologische Aspekte

Schnittverletzung des Kindes/ Absaugen von blutigem Fruchtwasser aus dem Magen

Besteht eine Schnittverletzung des Kindes oder kann blutiges Fruchtwasser aus dem Magen abgesaugt werden, muss von einer perkutanen Inokulation bzw. einer Schleimhautexposition gegenüber virushaltigen Körperflüssigkeiten ausgegangen werden. Dieses rechtfertigt eine Erweiterung der üblichen Standardprophylaxe beim Kind zu einer **Kombinationsprophylaxe** bestehend aus 2 NRTI, in Anlehnung an Empfehlungen zur Postexpositionsprophylaxe für Erwachsene.

Postnatale Transmissionsprophylaxe

Die postnatale Transmissionsprophylaxe beginnt möglichst innerhalb der ersten 6 h nach der Geburt. Die Empfehlung einer oralen Zidovudin-Gabe von 2 mg/kg KG alle 6 h wurde auf 2(–4) Wochen verkürzt. Bei Beginn der Zidovudin-Therapie in den ersten 48 h nach vaginaler Geburt wurde in den USA retrospektiv eine Transmissionsrate von 9,3%, bei späterem Beginn (> 48 h) von 18,4% ermittelt. Ohne jegliche Therapie waren 26,6% der Kinder infiziert.

> ❯ Die akute Toxizität von Zidovudin während der Schwangerschaft und beim Neugeborenen ist nach der vorliegenden Datenlage tolerabel. Allerdings lassen sich evtl. zu befürchtende Langzeitfolgen beim Kind durch die pränatale Zidovudin-Exposition bislang nicht mit Sicherheit ausschließen.

24.7   Prophylaxe

Rund 30% der Schwangeren erhalten die Diagnose ihrer HIV-Infektion im Rahmen der Mutterschaftsvorsorgeuntersuchung in der Frühschwangerschaft. Dabei handelt es sich durchaus nicht nur um Frauen, die einem Risikokollektiv zugeordnet werden können, sondern ein zunehmender Anteil der Patientinnen infiziert sich heterosexuell, ohne aus einem Hochprävalenzland zu stammen. Verschiedene Untersuchungen haben gezeigt, dass ein flächendeckendes HIV-Screening bei Schwangeren auch in Ländern mit einer niedrigen Prävalenz als kosteneffektiv zu bewerten ist, da jedes infizierte Neugeborene extreme Kosten für das Gesundheitssystem verursacht.

Da trotz intensiver Bemühungen noch kein Impfstoff zu Verfügung steht, ist die **Expositionsprophylaxe** von entscheidender Bedeutung.

> ❯ Der durchgeführte HIV-Antikörpertest in der Frühschwangerschaft stellt die Voraussetzung für alle effektiven Präventionsmaßnahmen dar, um die HIV-Übertragung von der Mutter auf das Kind zu verhindern. Mittlerweile sind in den Mutterschaftsrichtlinien eine Beratung jeder Schwangeren sowie die Dokumentation dieser Beratung bzgl. eines HIV-Tests vorgesehen. Diese Beratung soll auch im Mutterpass dokumentiert werden.

Hepatitis B und Hepatitis D

Ioannis Mylonas

I. Mylonas, *Sexuell übertragbare Erkrankungen*,
DOI 10.1007/978-3-642-37928-4_25, © Springer-Verlag Berlin Heidelberg 2016

25.1 Einführung

Hepatitis B wird vom Hepatitis-B-Virus (**HBV**) verursacht und ist durch die weltweite Verbreitung mit 300–350 Mio. chronisch infizierten Menschen die zahlenmäßig häufigste Form der Hepatitis. Sie ist von enormer Bedeutung durch die in Abhängigkeit von der Virusreplikation erhöhte Gefahr der vertikalen Transmission, kann aber in den westlichen Ländern durch verfügbare Vakzine beherrscht werden.

Hepatitis D ist eine durch das Hepatitis-Delta-Virus (**HDV**) hervorgerufene Infektionserkrankung. Erst 1973 konnte ein neues Antigen (D) in Hepatozyten von Patienten mit besonders schweren Hepatitis-B-Verläufen nachgewiesen werden. Während dieses Antigen anfänglich für eine neue Variante des Hepatitis-B-Core-Proteins angesehen wurde, stellte sich in den 1980er Jahren die Eigenständigkeit des Erregers heraus.

Prinzipielle Unterteilung der HBV-Infektion

- **Akute Hepatitis B:** Kürzlich erworbene Infektion; häufig asymptomatisch und selbstlimitierend
- **Persistierende Hepatitis B:** Länger als 6 Monate bestehende Infektion; periodisch oder auch längerfristig asymptomatisch
- **Hochvirämischer HBsAg-Trägerstatus:** Chronische HBV-Infektion ohne Zeichen einer Leberzellschädigung, welche meist nach vertikaler Übertragung oder Infektion auftritt; der Übergang in eine chronische Hepatitis B ist jederzeit möglich
- **Niedrigvirämischer HBsAg-Trägerstatus:** Persistierende HBV-Infektion ohne Zeichen einer Leberzellschädigung; im Verlauf Reaktivierung jederzeit möglich
- **Chronische Hepatitis B:** Persistierende Infektion mit bestehender und nachweisbarer Leberzellschädigung

---

25.2 Erreger und biologische Grundlagen

25.2.1 Hepatitis B

Das Virion wird nach seinem Entdecker (1970) als Dane-Partikel bezeichnet. Das Hepatitis-B-Virus ist als Einziges der hepatotropen Viren ein DNA-Virus mit einer doppelsträngigen DNA. Aufgrund einer RNA-Zwischenstufe und einer sehr ausgeprägten Replikation ist die Entwicklung von **Mutationen** ein natürliches Ereignis, das in verschiedenen Genomregionen von HBV entstehen kann. HBV zeichnet sich durch eine komplexe Struktur, hohe Virusmengen im Blut und Umweltstabilität aus. Mutationen im Bereich der kodierenden Abschnitte für das Hüllenantigen HBsAg und ein Kernprotein, HBeAg, sind von großer Bedeutung für die vertikale Transmission und Erkrankung des Neugeborenen.

Eine akute bzw. chronische Hepatitis B wird durch die einsetzende **Abwehrreaktion des Immunsystems** hervorgerufen. Die effiziente Immunabwehr ist von zahlreichen, teilweise noch unbekannten Faktoren abhängig und kann auch um Wochen, Monate oder Jahre verzögert eintreten. Bei einer verzögerten Immunantwort kann sich das Virus ungehindert replizieren, und es resultiert eine starke Virämie. Nach Einsetzen der Immunantwort sinkt die Anzahl der Viren im Blut ab.

Obwohl die Parenchymentzündung wenig ausgeprägt ist, kann der Verlauf Aktivitätsschübe und eine stetige Progredienz zur Zirrhose aufweisen. Leberzellen werden während der Infektion nicht durch die Viren (fehlender zytopathischer Effekt), sondern durch das Immunsystem des Organismus abgetötet. Je effektiver die Viruselimination, desto stärker ist die Zellzerstörung.

25.2.2 Hepatitis D

Das Hepatitis-D-Virus ist ein sphärisches, umhülltes RNA-Virus mit einem Durchmesser von ca. 36 nm und gehört als einziger Vertreter zur Familie der Deltaviridae. Das Genom kodiert ein einziges Protein, HD-Ag, welches als kleines (24 kDa) und als großes (27 kDa) Protein vorkommt. Die

Inkubationszeit beträgt bei einer Koinfektion wahrscheinlich 4–8 Wochen. Bei einer Superinfektion kann sie zwischen 50 und 180 Tagen liegen.

Eine Replikation des HDV-Genoms ist zwar unabhängig von einer Hepatitis-B-Virusinfektion möglich, für eine Morphogenese, Freisetzung und sogar Infektiosität werden aber die Hüllproteine von HBV benötigt. Die Virushülle besteht nämlich zu fast 95% aus dem HBs-Antigen. Die Übertragung von HDV erfolgt auf gleichem Weg wie HBV, wobei die perkutane Inokulation die häufigste Infektionsursache darstellt. HDV wird allerdings im Vergleich zu HBV seltener durch Geschlechtsverkehr und Schleimhautkontakte übertragen.

HDV scheint einen **zytopathischen Effekt** zu haben, da eine gleichzeitige Infektion mit HDV eine stärker ausgeprägte Leberschädigung hervorruft als eine alleinige HBV-Infektion. Interessanterweise zeigen Hepatitis-B-infizierte Zellen in vitro nach HDV-Transfektion einen starken nekrotischen Verlauf ohne Beteiligung der Immunreaktion.

25.3 Epidemiologie

25.3.1 Hepatitis B

Die Prävalenz einer chronischen HBV-Infektion (> 6 Monate fortbestehende Infektion) wird hierzulande mit 0,4–0,8% (ca. 500.000 Menschen) angegeben, wobei die Hälfte der Virusträger einen Migrationshintergrund hat. Die Prävalenz in Westafrika und Südostasien ist mit 30% HBsAg-Trägern am höchsten.

Ausgehend von der Häufigkeit HBV-infizierter Personen in Deutschland (0,4–0,8%) und einer Geburtenzahl von etwa 660.000 pro Jahr wird angenommen, dass jährlich zwischen 2600 und 5300 Kinder von HBV-infizierten Müttern geboren werden. In den Mutterschaftsrichtlinien wurde daher ein generelles HBV-Screening (HBsAg) jenseits der vollendeten 32. Schwangerschaftswoche festgeschrieben. In Deutschland werden jährlich ca. 1500–1700 Neuinfektionen gemeldet.

> **Primäre Übertragungswege von HBV**
> — **Parenteral** bei Bluttransfusionen, Nadelstichverletzungen, über verunreinigte Spritzen oder Kanülen (Drogenabhängige)
> — **Permukös** bei Schleimhautkontakten (z. B. Sexualverkehr)
> — **Perinatal** bei 70–90% der Neugeborenen HBeAg- und/oder HBsAg-positiver Mütter

❯ Die vertikale Transmission von HBV bzw. die Infektion durch ungeschützten Geschlechtsverkehr stellen gegenwärtig die wesentlichen Übertragungswege dar.

Die **vertikale Transmissionsrate** hängt primär von der Virämie der Mutter ab. Eine intrauterine pränatale diaplazentare Transmission stellt die Ausnahme dar, ist aber v. a. im 3. Trimenon möglich und hat keinen negativen Einfluss auf den Schwangerschaftsverlauf. Eine perinatale und frühpostnatale Infektion ist möglich, da das Virus bei infizierten Müttern praktisch immer im Vaginalsekret zu finden ist, bei ca. 35% in der Amnionflüssigkeit, bei ca. 50% im Nabelschnurblut und bei > 70% in der Muttermilch. Das Reservoir für HBV bilden insbesondere symptomarme oder symptomlose chronisch HBV-infizierte Personen (HBsAg-positiv).

25.3.2 Hepatitis D

Das weltweite Vorkommen von HDV entspricht dem von HBV. Hepatitis D ist in Süd- und Osteuropa epidemisch und kommt ebenfalls vermehrt im Nahen Osten, in Afrika und Südamerika vor. In Deutschland sind aller Wahrscheinlichkeit nach nicht mehr als 2–3% der HBsAg-positiven Patienten mit HDV infiziert, wobei genaue Daten nicht vorliegen.

Allerdings ist der Anteil der HDV-Infektionen im Zusammenhang mit der **Prävalenz der chronischen Hepatitis B** zu sehen. So ist eine HDV-Infektion in Ländern mit niedriger HBV-Trägerrate nur noch bei Risikogruppen (z. B. Drogenabhängige, Hämophilie-Patienten, Homosexuelle und Personen aus Endemiegebieten) von klinischer Relevanz.

In Ländern mit einer mäßigen bis hohen Prävalenz der chronischen Hepatitis-B-Infektion ist der Anteil von HDV-Koinfektionen variabel und kann bis zu 20% betragen. Bei Patienten mit einer HBV-assoziierten Lebererkrankung liegt der HDV-Nachweis bei 30–60%.

> ❯ Der Zusammenhang zwischen HBV und HDV ist v. a. in Südeuropa ersichtlich, wo sich in den 1980er Jahren die Prävalenz von Anti-HDV-Antikörpern aufgrund der Einführung der HBV-Impfung und der Verbesserung der sozioökonomischen Verhältnisse von 40% auf fast 10% reduzierte.

> ❯ Mit den Impfprogrammen in Europa wurde die Hepatitis D seltener. Genaue epidemiologische Zahlen sind nicht bekannt.

25.4   Symptomatik

25.4.1 Gynäkologische Aspekte

Hepatitis B

Eine akute HBV-Infektion beginnt häufig oligo- bzw. asymptomatisch. Nach einer Inkubationszeit von 6–25 Wochen setzt die Prodromalphase ein mit Unwohlsein, Übelkeit und Erbrechen sowie Gelenkbeschwerden. Es schließt sich eine ikterische Phase von 2–6 Wochen an, in der ein Ikterus auftritt, der ggf. mit einer Hepatomegalie, Splenomegalie und Lymphadenopathie eingeht. Der Urin weist eine Dunkelfärbung auf, während sich der Stuhl hell darstellt. Gelegentlich kann auch eine Pankreatitis bzw. eine Störung der Hämatopoese auftreten. Selten kann auch ein fulminanter Verlauf einer akuten Hepatitis B vorkommen.

In ca. 90% der Fälle erfolgt eine **spontane Ausheilung mit anhaltender Immunität**. Bei ca. 10% der HBV-infizierten Patienten zeigt sich
- eine Persistenz des Erregers (asymptomatische HBV-Träger) oder
- ein Übergang in
  - eine **chronisch-persistierende Hepatitis** mit relativ guter Prognose oder
  - eine **chronisch-aktive Hepatitis** mit einem 50%igen Risiko zur Progression in eine Leberzirrhose.

- Etwa 15% der Patienten mit **Leberzirrhose** entwickeln nach 10–15 Jahren ein primäres **Leberzellkarzinom**.

Im Erwachsenenalter erworben, geht die HBV-Infektion in 5–10% der Fälle in eine chronische Verlaufsform über und ist in hohem Maße mit der Entwicklung einer Leberzirrhose und eines primären Leberzellkarzinoms (chronische Entzündung, Regeneration der Leberzellen) nach 25–30 Jahren vergesellschaftet. Die Wahrscheinlichkeit eines chronischen Verlaufs steigt, je jünger der Patient zum Zeitpunkt der Infektion war. Somit entwickeln infizierte Kleinkinder in 30% der Fälle einen chronischen Verlauf, während bei Neugeborenen sogar in bis zu 90% der Fälle ein solcher Verlauf beobachtet wird (Wahrscheinlichkeit Kleinkinder 30%, Neugeborene 90%).

> ❯ Eine Ansteckungsfähigkeit besteht, solange HBsAg, HBeAg oder HBV-DNA serologisch nachgewiesen werden können. Eine Koinfektion mit HDV ist ebenso möglich und sollte bei einer HBV-Infektion ausgeschlossen werden.

Hepatitis D

Bei **gleichzeitiger Übertragung** beider Erreger (HBV und HDV) kommt es zu einer Hepatitis, die sich klinisch nicht von einer alleinigen Hepatitis B unterscheiden lässt. In > 90% der Fälle werden beide Erreger nach einer Simultaninfektion nach dem akuten Stadium eliminiert. Dagegen führt eine Superinfektion von HDV bei einem HBV-Träger oft zu schweren, fulminanten Verläufen. Koinfektionen mit HDV und HBV finden sich bei ca. 5% der Patienten mit chronischer Hepatitis B.

> **Formen der HDV-Infektion**
> - Gleichzeitige Infektion mit HBV und HDV
> - HDV-Superinfektion von HBV-Trägern
> - HBV-Superinfektion einer klinisch latenten HDV-Infektion (selten)

Die beiden erstgenannten Formen können sowohl akut als chronisch verlaufen. Die dritte Infektionsform ist selten und scheint eher in der Transplantationsmedizin eine Rolle zu spielen (HCV-Reinfektion, die trotz HDV-Replikation zu keiner Leberschädigung führt; erst mit einer HBV-Reaktivierung oder HBV-Superinfektion kann es zu Lebererkrankungen kommen).

Bei gleichzeitiger Infektion mit HBV und HDV tritt eine akute Hepatitis auf, die klinisch manchmal schwerer verlaufen kann als eine alleinige HBV-Hepatitis. Der klassische biphasische Transaminasen-Verlauf ist als Resultat der Leberschädigung durch beide Viren bzw. der ausgelösten Immunantwort zu sehen. Die klinischen Symptome sind in der Regel innerhalb von 3–12 Wochen rückläufig. In ca. 5% der Fälle erfolgt jedoch ein Übergang in den chronischen Krankheitsverlauf. Eine gleichzeitige Infektion kann zu subfulminanten und fulminanten Hepatitiden (insbesondere bei Drogenabusus) führen.

Die **Superinfektion** eines HBsAg-Trägers führt häufig zu schweren Hepatitis-Verläufen, welche in 70–90% der Fälle zu einer chronischen Hepatitis D voranschreiten. In der Regel verlaufen diese aggressiver als die chronische Hepatitis B ohne HDV-Infektion. Primäre Ursache scheint die vorangegangene HBV-Infektion mit ausreichender Bereitstellung von HBsAg für die Morphogenese von HDV zu sein.

In > 30% der Fälle kann es zu fulminanten Verläufen mit hoher Letalität kommen. Ebenfalls führt eine HDV-Superinfektion schneller zu einer Leberzirrhose als eine alleinige Hepatitis-B-Infektion. Eine spontane Ausheilung der Superinfektion wird v. a. bei asymptomatischen HBsAg-Trägern beobachtet.

25.4.2 Geburtshilfliche Aspekte

Hepatitis B

Es ist davon auszugehen, dass weder die akute noch die chronische Hepatitis B einen negativen Einfluss auf eine bestehende Schwangerschaft hat. Nur in seltenen Fällen sind fulminante Verläufe mit der Gefahr eines Leberversagens beschrieben. Allerdings können HBV-infizierte Frauen die Infektion zu einem hohen Prozentsatz (bei HBeAg-Positivität bis zu 95%) intrauterin oder perinatal an das Kind weitergeben, sofern dieses postpartal keine Vakzinierung, bestehend aus aktiver und passiver Immunisierung, erhalten hat.

> Bei HBsAg-Trägerstatus der Mutter besteht ein Risiko für den Feten von 40%, bei gleichzeitiger HBeAg-Positivität erhöht sich das Risiko auf 90%. Unabhängig hiervon ist ein messbarer HBV-DNA-Spiegel im Serum der Mutter mit einer erhöhten Infektionsrate der Kinder assoziiert.

Hepatitis D

Während eine HBV-Infektion in der Schwangerschaft kein seltenes Ereignis ist, scheint die gleichzeitige Infektion mit HDV eine Besonderheit darzustellen. Allerdings fehlen ausreichende Daten, um die HDV-Prävalenz während der Schwangerschaft abzuschätzen. Aufgrund der beobachteten höheren Mortalität bei HBV- und HDV-Koinfektion, sollte eine solche Konstellation auch in der Schwangerschaft bedacht und ein entsprechend angepasstes geburtshilfliches Vorgehen in Erwägung gezogen werden. Eine intrauterine vertikale Transmission wurde nur in Einzelfällen beobachtet. Sollte es zu einer vertikalen Transmission des Hepatitis-D-Virus kommen, muss mit einem chronischen Verlauf gerechnet werden. Erfahrungsgemäß verschlechtert die »Hepatitis-D-Superinfektion« den Spontanverlauf im Sinne einer rascheren Progredienz der Erkrankung.

Die Bedeutung der HDV-Infektion für Wochenbett und Stillperiode ist derzeit noch unklar. Allerdings scheint die HBV-Infektion in diesem Zusammenhang von größerer Bedeutung zu sein. Da eine Immunisierung gegen HBV ebenfalls einen Schutz gegen HDV ergibt, stellt die kindliche aktive und passive Immunisierung mit hoher Wahrscheinlichkeit eine Prophylaxe dar.

> Neugeborene, die gegen HBV geimpft wurden, können gestillt werden. Mutter und Kind müssen nach der Geburt nicht isoliert bzw. voneinander getrennt werden.

25.5 Diagnostik

25.5.1 Hepatitis B

Die zur Verfügung stehenden **serologischen und molekularbiologischen Tests** ermöglichen eine zu-

25

◻ Tab. 25.1 Bewertung der diagnostischen Methoden bei V. a. HBV-Infektion

HBs-Antigen	Anti-HBc-AK	Anti-HBs-AK	Beurteilung	
Negativ	Negativ	Negativ	Kein Anhalt für HBV-Infektion	Hepatitis B-Infektion in der Inkubationszeit (2–6 Monate) Weitere Diagnostik (bei V. a. frische Infektion): Kontrollen von HBs-Ag, Anti-HBc, Anti-HBc-IgM, Anti-HBs, ggf. HBV-DNA-PCR 5–10% der HBV-Infektionen bleiben HBs-Antigen-negativ!
Positiv	Negativ	Negativ	Beginn der (klinischen) HBV-Infektion	Zeitfenster dieser Konstellation: einige Wochen (dann erfolgt die Bildung von Anti-HBc) Infektiösität ist anzunehmen Anti-HBc-IgM wird häufig schon früher positiv Weitere Diagnostik: Anti-HBc-IgM; HBV-DNA-PCR
Positiv	Positiv	Negativ	Akute, infektiöse Hepatitis B	HBs-Antigen > 6 Monate → Übergang in chronischen Verlauf Anti-HBc-IgM fast immer positiv Weitere Diagnostik: Anti-HBc-IgM; HBV-DNA-PCR
			Chronische Hepatitis B	Persistenz des HBs-Antigens > 6 Monate **Cave:** spätere Serokonversionen möglich Bei Persistenz von HBV-DNA > 8 Wochen → chronischer Verlauf Anti-HBc-IgM häufig negativ Weitere Diagnostik: HBs-Ag, Anti-HBc, Anti-HBc-IgM, Anti-HBs, ggf. HBV-DNA-PCR
Negativ	Positiv	Positiv	Durchgemachte HBV-Infektion	Keine Infektiosität Immunität besteht in Abhängigkeit vom Anti-HBs-Antikörper
Negativ	Negativ	Positiv	Impfung	Immunität besteht in Abhängigkeit vom Anti-HBs-Antikörper
			Durchgemachte HBV-Infektion	Meist Anti-HBc-positiv (selten isoliertes Anti-HBs) Keine Infektiosität Immunität besteht in Abhängigkeit von der Höhe des Anti-HBs-Antikörpertiters
Negativ	Positiv	Negativ	Durchgemachte HBV-Infektion	Keine Infektiosität Fragliche Immunität
			Low-level-HBs-Antigen-Träger	Chronischer Verlauf unterhalb der Nachweisgrenze Meist unauffällige Verläufe Weitere Diagnostik: HBs-Ag, Anti-HBc, Anti-HBc-IgM, Anti-HBs, ggf. HBV-DNA-PCR

AK Antikörper.

verlässige Identifizierung und Charakterisierung der akuten und chronischen Verlaufsform der Hepatitis B (◘ Tab. 25.1). Insbesondere bei der Differenzialdiagnose eines Ikterus während der Schwangerschaft sollte nach einer HBV-Infektion gesucht werden.

Post infectionem wird nach 2–8 Wochen der Nachweis des Oberflächenantigens (HBsAg) positiv. Bei den chronischen Verlaufsformen zeigt eine Persistenz nach ca. 4–6 Monaten eine permanente Virusreplikation an. Typische serologische Antigen-Antikörper-Muster lassen bei der Hepatitis-B-Infektion klare Aussagen über Verlauf, Infektiosität und Virusreplikation zu. Bei Nachweis von HBsAg ist die Überprüfung des Anti-HDV-Antikörpers zur Diagnose einer akuten Hepatitis D notwendig.

25.5.2 Hepatitis D

Der Nachweis einer akuten oder stattgehabten HDV-Infektion sollte durch **Anti-HDV-Antikörper** mittels Enzymimmunoassay erfolgen. Eine fortbestehende HDV-Infektion wird durch den Nachweis von **HDV-RNA** diagnostiziert. Ein quantitativer Nachweis ist in Speziallaboratorien möglich und sollte zu einer eventuellen Therapieüberwachung angestrebt werden. Die Unterscheidung einer akuten oder chronischen Infektion kann durch den Nachweis von IgM-Antikörpern erfolgen. Dieser Nachweis ist wenig spezifisch und sollte durch eine HDV-RNA Bestimmung ersetzt werden. Eine chronische HDV-Infektion ist durch die Persistenz der HDV-RNA über mindestens 6 Monate definiert.

Der HDV-Ausschluss gehört nicht zur Primärdiagnostik einer akuten Hepatitis. Bei einer akuten Infektion stehen die Hepatitis-B-Marker im Vordergrund. Anti-HDV-Antikörper lassen sich erst gegen Ende der akuten Phase nachweisen. Allerdings sind kurz nach Beginn der klinischen Manifestation das Delta-Antigen und HDV-RNA nachweisbar. Im Verlauf bilden sich die HDV-Marker, v. a. HD-Ag, HDV-RNA und Anti-HDV-IgM, langsam zurück.

Bei einer **Superinfektion** von HBV-Trägern persistieren allerdings beide Virusinfektionen. Bei

Übergang in die chronische Phase zeigen Anti-HDV-Antikörper (IgG und IgM) permanent hohe Titer, und HD-Ag und HDV-RNA sind weiterhin nachweisbar.

Eine diagnostische Abklärung erscheint notwendig, da die Mortalität bei Superinfektion mit Hepatitis D ca. 10-mal höher ist als bei einer alleinigen HBV-Infektion.

> Eine HDV-Diagnostik sollte bei neu diagnostizierten HBV-Infektionen sowie bei fehlender Testung einer bekannten HBV-Infektion empfohlen werden. Bei klinischer Verschlechterung und einer Exazerbationen einer chronischen Hepatitis B sollte an eine HDV-Superinfektion gedacht werden.

25.6 Therapie

25.6.1 Hepatitis B

Akute Form

Eine antivirale Therapie bei akuter Hepatitis B mit den derzeitig verfügbaren antiviralen Mitteln ist normalerweise aufgrund der hohen spontanen Heilungsrate von 95–99% nicht indiziert, und es bedarf nur einer **symptomatischen Therapie**.

Eine antivirale Therapie erfolgt nur bei **fulminantem Verlauf** mit Zeichen einer Lebersynthesestörung (erhöhte Transaminasen, Quick-Wert < 50%). Bei fulminanter Hepatitis B ist die regelmäßige Kontrolle der Leberfunktion wichtig, und die Patienten müssen rechtzeitig durch ein Transplantationszentrum betreut werden.

Grundsätzlich können bei entsprechender Indikation die Medikamente Lamivudin, Telbivudin, Entecavir, Adefovir oder Tenofovir eingesetzt werden (◘ Tab. 25.2).

Chronische Form

Eine Behandlungsindikation für eine chronische Hepatitis B (HBs-AG > 6 Monate positiv) besteht bei Nachweis von HBV-DNA > 2000 IU/ml und erhöhten Transaminasen oder bei histologisch minimal entzündlicher Aktivität bzw. geringer Fibrose. Eine Behandlung kann auch bei einer höhergradigen

◘ Tab. 25.2 Therapie der Hepatitis B

Erkrankung		Medikament	Bemerkungen
Akute Hepatitis B	Akuter Verlauf	Symptomatische Therapie	- Spontane Ausheilung in 95–99% der Fälle - Antivirale Therapie nur bei fulminantem Verlauf mit Zeichen der Lebersynthese-Einschränkung, Quick < 50% - Engmaschige Kontrolle der Leberfunktion
	Fulminanter Verlauf	Lamivudin 1 × 100 mg/Tag	
		Telbivudin 1 × 100 mg/Tag	
		Entecavir 1 × 0,5–1 mg/Tag	
		Tenofovir 1 × 245 mg/Tag	
Chronische Hepatitis B	Definition: positives HBs-Antigen > 6 Monate	PEG-Interferon-α-2a 180 µg s.c. für 48 Wochen	Behandlungsindikation: Nachweis von HBV-DNA > 2000 IU/ml und erhöhte Transaminasen oder bei histologisch minimal entzündlicher Aktivität bzw. geringer Fibrose oder höhergradige Fibrose bzw. Leberzirrhose und positiver HBV-PCR
		Lamivudin 1 × 100 mg/Tag	
		Telbivudin 1 × 100 mg/Tag	
		Entecavir 1 × 0,5–1 mg/Tag	
		Tenofovir 1 × 245 mg/Tag	

Fibrose bzw. Leberzirrhose und positiver HBV-PCR erfolgen.

Bei der Auswahl der Medikamente zur Therapie der chronischen Hepatitis B sollte zunächst eine Behandlung mit **Interferon-α** geprüft werden. Interferon-α bzw. pegyliertes Interferon-α kann zur primären Behandlung einer chronischen Hepatitis B bei HBeAg-positiven und HBeAg-negativen Patienten mit kompensierter Lebererkrankung eingesetzt werden.

Ist eine Interferon-Therapie nicht möglich oder das therapeutische Ansprechen ungenügend, können Nucleos(t)id-Analoga eingesetzt werden. Die Auswahl des Analogons (◘ Tab. 25.2) wird durch das Stadium der Lebererkrankung sowie die Höhe der HBV-Virämie beeinflusst. Grundsätzlich können alle Patienten mit chronischer Hepatitis B mit Lamivudin, Telbivudin, Entecavir, Adefovir oder Tenofovir behandelt werden.

Schwangerschaft

Eine sichere Indikation zur antiviralen Behandlung besteht bei Patienten mit chronischer Hepatitis B und kann mit Interferonen, Nukleosid- oder Nukleotidanaloga erfolgen. Allerdings stellen alle verfügbaren Medikamente aufgrund einer negativen Wirkungen auf das ungeborene Kind eine Kontraindikation in der Schwangerschaft dar. Die mög-

liche Therapie einer chronisch aktiven Hepatitis B mit Interferon-α ist aufgrund der möglichen fetotoxischen Wirkung nicht indiziert.

Lamivudin, ein Nukleosidanalogon, kann mit Einschränkungen während der Schwangerschaft (z. B. 1. Trimenon) gegeben werden. Allerdings sollte eine Risiko-Nutzen-Beurteilung erfolgen. In den letzten Jahren wird auch die Gabe von Lamivudin während der Schwangerschaft bei hoher Virämie der Mutter zur weiteren Risikosenkung einer HBV-Übertragung auf das Kind äußerst kontrovers diskutiert. Da bislang nur sehr wenige Daten vorliegen, bleibt eine definitive Beurteilung der Lamivudin-Gabe während der Schwangerschaft noch weitgehend unklar.

> Da eine Progression der Erkrankung während der Schwangerschaft nur in seltenen Fällen beobachtet wird, kann, in Rücksprache mit dem behandelnden Facharzt, mit der antiviralen Therapie bis nach der Entbindung gewartet werden.

Interferon-α sollte aufgrund der Teratogenität und der Nebenwirkungen im Wochenbett vermieden werden. Falls eine mütterliche Behandlung der Hepatitis B unabdingbar ist, wäre **Abstillen** zu empfehlen. Frauen, die im Rahmen einer antiviralen Therapie mit Nukleosidanaloga behandelt werden,

◻ Tab. 25.3 Präparate zur aktiven und passiven Immunisierung der Mutter bei chronischer Hepatitis B (und D)

Impfung	Impfstoff	Impfdosis	Durchführung
Aktive Immunisierung	HBVAXPRO für Kinder und Jugendliche (Sanofi Pasteur MSD)	5 μg/0,5 ml i.m.	0 – 1. – 6. Monat
	Engerix-B Kinder (GSK)	10 μg/0,5 ml i.m./s.c.	0 – 1. – 6. Monat
Passive Immunisierung	Hepatitis-B-Immunglobulin Behring	1 ml = 100–170 mg Ig	Mindestens 200 IE anti-HBs; 1 ml i.m. bei Neugeborenen
	Hepatect CP	1 ml = 50 mg Protein (< 95% Ig)	Standard: 50 E anti-HBs; 10 IE/kg KG i.v.

sollten nicht stillen, da diese Substanzen in die Muttermilch übergehen und die Effekte auf den Säugling noch nicht ausreichend geklärt sind. Bei dringendem Stillwunsch sollte die spezifische Therapie unterbrochen werden, sofern das medizinisch vertretbar ist.

25.6.2 Hepatitis D

Eine kausale Therapie der HDV-Infektion birgt große Schwierigkeiten. Sie ist weiterhin an eine erfolgreiche Therapie der chronischen Hepatitis B gebunden. Es bleibt abzuwarten, ob neuere therapeutische Interventionen einen Effekt auf HDV-Infektionen ausüben.

Eine Behandlung mit Nukleosidanaloga zur Reduktion der hohen Viruslast bei einer Hepatitis-B-Infektion ist theoretisch möglich, wobei diese wahrscheinlich keinen Einfluss auf die HDV-RNA-Konzentration hat.

25.7　Prophylaxe

25.7.1 Hepatitis B

Bei allen Schwangeren soll ein HBsAg-Screening der Mutter bei Risikogruppenzugehörigkeit und im 3. Trimenon durchgeführt werden. Eine Hepatitis-B-Impfung in der Schwangerschaft kann mit rekombinanten Impfstoffen ohne Risiko für Kind oder Mutter erfolgen.

❯ In den Mutterschaftsrichtlinien ist daher ein generelles HBV-Screening (HBsAg) jenseits der vollendeten 32. Schwangerschaftswoche festgeschrieben worden.

Alle Neugeborenen von HBsAg-positiven Müttern sollten unmittelbar post partum, auf jeden Fall aber innerhalb von 12 h nach der Geburt, eine **simultane Immunprophylaxe** mit Hepatitis-B-Immunglobulin und einer Hepatitis-B-Vakzine (10 μl < 12 h, 1 Monat, 6 Monate post partum) erhalten (◻ Tab. 25.3). Bei nachträglicher Feststellung einer HBsAg-Positivität der Mutter kann beim Neugeborenen innerhalb von 7 Tagen postpartal die Gabe von Hepatitis-B-Immunglobulin nachgeholt werden. Auch Frühgeborene können geimpft werden.

Nach erfolgter aktiver und passiver Immunisierung können die Kinder gestillt werden. Mit diesen Maßnahmen werden je nach HBeAg-/anti-HBe-Status und Replikationsniveau 85–95% der Infektionen vermieden.

❯ Da nach neueren Studien eine Übertragung des Hepatitis-B-Virus von Müttern mit HBeAg- und HBV-DNA-Positivität auf das Neugeborene in fast allen Fällen angenommen werden muss, wird eine Kaiserschnittentbindung in Kombination mit einer simultanen passiven/ aktiven Immunprophylaxe als verbesserte Präventivmaßnahme, zumindest bei sehr hoher Viruslast, diskutiert.

25.7.2 **Hepatitis D**

Als Expositionsprophylaxe gelten die gleichen Maßnahmen wie zur Verhütung einer Hepatitis B.
HBsAg-Träger sollten bei Reisen in Endemiegebiete
ausführlich über entsprechende Vorsichtsmaßnah-
men beraten werden.

> ❯ Eine aktive Immunisierung gegen HBV gibt
> auch einen Hepatitis-D-Schutz. Aus diesem
> Grund soll präexpositionell aktiv und post-
> expositionell simultan geimpft werden.

Eine perinatale Transmission auf das Kind ist zwar
selten, aber möglich. Es ist daher von großer Bedeutung, die postnatale Hepatitis-B-Simultanimpfung
durchzuführen, da sie nicht nur vor Hepatitis B,
sondern auch vor der perinatalen Transmission von
Hepatitis D schützt. Die Prävention ist unabhängig
vom HBV-Status der Mutter beim geringsten Verdacht auf Hepatitis D durchzuführen.

Hepatitis C

Ioannis Mylonas

I. Mylonas, *Sexuell übertragbare Erkrankungen*,
DOI 10.1007/978-3-642-37928-4_26, © Springer-Verlag Berlin Heidelberg 2016

Untersuchungen konnte eine höhere Übertragungsrate ab einer Konzentration von Viruskopien > 1.000.000 IU/ml angegeben werden. Allerdings sind auch Fälle aufgetreten, in denen das Kind trotz negativem HCV-PCR-Nachweis der Mutter infiziert wurde. Solche Fälle scheinen jedoch eine Ausnahme darzustellen.

In der Mehrzahl der Untersuchungen, in welche die elektive Sectio caesarea mit der vaginalen Entbindung hinsichtlich einer kindlichen HCV-Infektionsrate verglichen wurde, zeigten sich keine signifikanten Unterschiede, wobei randomisierte, kontrollierte Studien nicht vorliegen.

> Eine generelle Empfehlung zum Kaiserschnitt bei HCV-infizierten Frauen kann derzeit nicht gegeben werden.

Eine **Koinfektion der Mutter mit HIV** erhöht die Wahrscheinlichkeit einer HCV-Infektion des Kindes auf bis zu 36%. Eine hochaktive antiretrovirale Therapie (HAART) der Mutter kann dieses Infektionsrisiko sehr oft senken. Interessanterweise sind die Kinder häufiger mit HCV infiziert, wenn es bei ihnen auch zu einer vertikalen Übertragung von HIV kam.

Interessanterweise weisen Mädchen eine höhere Infektionsrate auf als Jungen. Basierend auf ca. 1500 vertikal exponierten Kindern zeigte sich, dass die Infektionsraten bei Jungen um die Hälfte niedriger waren (4,2%) als bei Mädchen (8,2%). Somit gilt das **Geschlecht** als der einzige signifikante Risikofaktor, wobei die genaue Ursache dieser Beobachtungen noch unklar ist.

Bei **Zwillingen** zeigen sich ebenfalls sehr unterschiedliche Verlaufsformen. Interessanterweise erfolgte in der Mehrzahl der Fälle einer vertikalen HCV-Infektion die Übertragung des Virus auf das zweitgeborene Kind und/oder das Kind mit dem höheren Geburtsgewicht. Als Ursache werden Plazentaeinrisse oder partielle Plazentalösungen diskutiert. Allerdings gibt es keine Hinweise, dass eine primäre Sectio caesarea in diesen Fällen das Infektionsrisiko für das zweite bzw. schwerere Kind senken kann.

Neugeborene von HCV-positiven Müttern sollen auf eine Hepatitis-C-Infektion untersucht werden. Bei perinataler Infektion besteht eine diagnostisch unklare Phase nach der Geburt mit HCV-RNA-Ne-

gativität für wenige Tage. Da in den ersten Lebensmonaten noch keine Virämie nachweisbar sein kann, wird die Sensitivität der HCV-PCR mit nur 22% angegeben. Demzufolge sollte die HCV-RNA im Alter von 6 Monaten bestimmt werden. Kinder von Anti-HCV-positiven, HCV-PCR-negativen Müttern sollten im Alter von 15 Monaten auf Anti-HCV untersucht werden.

> Die Untersuchung von Nabelschnurblut ist derzeit nicht sinnvoll und gibt keinerlei Hinweise auf eine fetale bzw. kindliche Infektion.

26.5 Diagnostik

Der indirekte Virusnachweis erfolgt durch die Bestimmung von **virusspezifischen Antikörpern im Serum** mithilfe von ELISA bzw. Immunoblot zur Bestätigung positiver und intermediärer ELISA-Ergebnisse. Der Antikörpernachweis gestattet allerdings weder eine Aussage über einen akut limitierten Verlauf bzw. eine Immunität noch über das Vorliegen eines chronischen Verlaufs. Demzufolge wird der **quantitative HCV-RNA-Nachweis** bei V. a. akute Hepatitis C angewandt bei Seronegativität, perinataler Infektion, zur Beurteilung der Infektiosität von asymptomatischen Anti-HCV-Trägern, zur Indikationsstellung und Verlaufskontrolle einer antiviralen Therapie und zur Bestimmung des jeweiligen Genotypen (◘ Tab. 26.1).

Durch die geringe Virenanzahl im Serum ist der direkte Antigennachweis selbst nicht möglich. Enzymimmunologisch können mit Testsystemen der 2. Generation, die verschiedene rekombinante Proteine des Hepatitis-C-Virus verwenden, und mit hoher Sensitivität und Spezifität HCV-Antikörper nachgewiesen werden. Kreuzreaktionen bei Seren mit Hypergammaglobulinämie, Paraproteinämie oder Autoimmunhepatitiden, die v. a. bei den Testsystemen der 1. Generation auftraten, werden nur noch mit geringer Frequenz beobachtet. Dadurch konnte neben der verbesserten Testspezifität auch eine deutlich frühere Diagnose der akuten Hepatitis-C-Virusinfektion erreicht werden.

Der selektive Nachweis von Anti-HCV-IgM-Antikörpern ist jedoch noch nicht möglich. Einschränkend müssen zudem das verbleibende dia-

◻ Tab. 26.1 Bewertung der diagnostischen Methoden bei HCV-Infektion

Test	Material	Bewertung
HCV-ELISA	Serum	Sensibler Suchtest Antikörperbildung setzt frühestens nach 4–6 Wochen (meist 2–6 Monaten!) ein Aufgrund möglicher falsch-positiver Befunde sollte ein positives Ergebnis mit einer spezifischen Methode (z. B. Immunoblot, s. unten) kontrolliert werden! Ursachen für falsch-positive Befunde: – Paraproteinämie – Autoantikörper – EBV-Infektionen Der Test kann nicht zwischen einer akuten, chronischen (infektiösen) oder ausgeheilten (nicht mehr infektiösen) Erkrankung unterscheiden!
HCV-Immunoblot	Serum	Bestätigungstest Durch die Interpretation des Bandenmusters ist eine Differenzialdiagnose zwischen Erkrankung und unspezifischer Reaktion möglich: – Bei Nachweis einer spezifischen Bande ist das Ergebnis fraglich (Kontrolle empfohlen) – Bei Nachweis von mehr als einer spezifischen Bande ist das Ergebnis positiv! Der Test kann nicht zwischen einer akuten, chronischen (infektiösen) oder ausgeheilten (nicht mehr infektiösen) Erkrankung unterscheiden!
HCV-PCR	EDTA-Blut	Indikationen: – Antikörper-positive Patienten (ELISA und/oder Blot) – Differenzialdiagnose: akute oder ausgeheilte Hepatitis – Frische Infektion vor dem Auftreten von Antikörpern – Diagnose/Verlauf einer chronischen Infektion mit fehlendem Antikörpernachweis (ELISA und/oder Blot) – Unklarer serologischer Befund von ELISA und/oder Blot Derzeit die einzige verfügbare Methode, um die Aktivität und Infektiosität einer Hepatitis-C-Erkrankung nachzuweisen

ELISA Enzyme Linked Immunosorbent Assay, EBV Epstein-Barr-Virus, PCR Polymerasekettenreaktion.

gnostische Fenster direkt post infectionem (in Ausnahmefällen bis zu mehreren Monaten) und die Patienten, die primär keine Antikörperantwort zeigen, erwähnt werden.

Insbesondere sollte bei der HCV-Infektion das Risiko einer Virusübertragung durch die **Muttermilch** bedacht werden. Nach allgemeiner Auffassung gibt es keine überzeugenden Daten, die eine Virusübertragung durch das Stillen belegen.

Um eine definitive Empfehlung zu erreichen, wäre eine HCV-RNA-Untersuchung in der Milch anzustreben, welche allerdings nur in wenigen Studien mit unterschiedlichen Ergebnissen durchgeführt wurde. Bei sehr stark verunsicherten Anti-HCV-positiven Müttern könnte demzufolge vor dem Stillen des Neugeborenen der maternale serologische HCV-RNA-Nachweis durchgeführt und

bei einem positiven Testergebnis das Abstillen zumindest diskutiert werden.

❯ Bei einer alleinigen HCV-Infektion muss nicht vom Stillen abgeraten werden, sofern keine Entzündungen oder Verletzungen der Mamille vorliegen. HIV-/HCV-Infizierte sowie Patientinnen mit Drogenabusus sollten nicht stillen.

26.6 Therapie

Behandlungsoptionen für die Kontrolle und Bekämpfung der Virusreplikation schließen die Stimulation der Immunreaktion mit pegyliertem Interferon-α (**PEG-Interferon-α**) zur Verlangsamung der Virusausbreitung ein oder zielen auf eine Beein-

◘ Tab. 26.3 (Fortsetzung)

Genotyp	Schema	Medikament	Dosierung			Therapie-dauer	Bemerkung
Alternativen für Genotyp 1 und 4	1.	PEG-Interferon-α 2a	180 µg s.c.		1 × wöchentlich	12 Wochen	Nicht empfohlen Bei Subtyp 1a mit Q80K-Mutation
		Oder					
		PEG-Interferon-α 2b s.c.	1,5 µg/kg KG s.c.		1 × wöchentlich		
		Plus					
		Ribavirin (RBV)	1000 mg (< 75 kg) oder 1200 mg (> 75 kg) p.o.	2 Dosen/Tag			
		Plus					
		Simeprivir (SMV)	150 mg p.o.		1 × täglich		
		Plus					
	1.	PEG-Interferon-α 2a	180 µg s.c.		1 × wöchentlich	12–36 Wochen	
		Oder					
		PEG-Interferon-α 2b s.c.	1,5 µg/kg KG s.c.		1 × wöchentlich		
		Plus					
		Ribavirin (RBV)	1000 mg (< 75 kg) oder 1200 mg (> 75 kg) p.o.	2 Dosen/Tag			
	2.	PEG-Interferon-α 2a	180 µg s.c.		1 × wöchentlich	24 Wochen	**Nur** Subtyp 1b
		Oder					
		PEG-Interferon-α 2b s.c.	1,5 µg/kg KG s.c.		1 × wöchentlich		
		Plus					
		Ribavirin (RBV)	1000 mg (< 75 kg) oder 1200 mg (> 75 kg) p.o.	2 Dosen/Tag			
		Plus					
		Daclatasvir (DCV)	60 mg p.o.		1 × täglich		
	4.	Daclatasvir (DCV)	60 mg p.o.		1 × täglich	12 Wochen	
		Plus					
		Sofosbuvir (SOF)	400 mg p.o.		1 × täglich		
	5.	Simeprivir (SMV)	150 mg p.o.		1 × täglich	12 Wochen	
		Plus					
		Sofosbuvir (SOF)	400 mg p.o.		1 × täglich		
	6.	Ledipasvir (LDV)	90 mg p.o.		1 × täglich	12 Wochen	Nur Genotyp 1
		Plus					
		Sofosbuvir (SOF)	400 mg p.o.		1 × täglich		

◼ **Tab. 26.3** (Fortsetzung)

Genotyp	Schema	Medikament	Dosierung		Therapie-dauer	Bemerkung
Alternative für Genotyp 3	1.	Ribavirin (RBV)	1000 mg (< 75 kg) oder 1200 mg (> 75 kg) p.o.	2 Dosen/Tag	24 Wochen	–
		Plus				
		Sofosbuvir (SOF)	400 mg p.o	1 × täglich		
	2.	Daclatasvir (DCV)	60 mg p.o.	1 × täglich	12 oder 24 Wochen bei vorbehandelten Patienten	
		Plus				
		Sofosbuvir (SOF)	400 mg p.o.	1 × täglich		
Kontra-indikation Interferon	1.	Ribavirin (RBV)	1000 mg (< 75 kg) oder 1200 mg (> 75 kg) p.o.	2 Dosen/Tag	24 Wochen	Genotyp 1 und 4
		Plus				
		Sofosbuvir (SOF)	400 mg p.o.	1 × täglich		

Gegenstände, die mit Blut kontaminiert sein könnten, sollten nicht gemeinsam benutzt werden (z. B. Rasierutensilien, Nagelscheren, Spritzen, Zahnbürsten). Die gemeinsame Benutzung von Geschirr, Besteck, Bad und Toilette muss nicht vermieden werden, da darüber eine Infektion mit HCV als unwahrscheinlich angesehen wird.

❯ Aufgrund der niedrigen Prävalenz von HCV-Infizierten in Deutschland (< 0,5%), einer vertikalen Transmissionsrate zwischen 1% und 6% und wirkungsvollen Maßnahmen zur Verhütung einer Übertragung wird ein generelles Screening auf HCV-Infektion während der Schwangerschaft derzeit nicht empfohlen.

Zytomegalie

Ioannis Mylonas

I. Mylonas, *Sexuell übertragbare Erkrankungen*,
DOI 10.1007/978-3-642-37928-4_27, © Springer-Verlag Berlin Heidelberg 2016

27

27.1   Einführung

Die Bedeutung der Zytomegalie (Speicheldrüsen-krankheit, *cytomegalic inclusion body disease*) hat in den letzten Jahren zugenommen. Die Infektion wird durch das Zytomegalievirus (CMV), das zur Gruppe der Herpesviren gehört, verursacht. Während es bei immunkompetenten Personen nur in seltenen Fällen zur CMV-Mononukleose führt, sind v. a. Patienten mit einer erworbenen oder ange-borenen Immunschwäche gefährdet (bei Organ-transplantation, HIV-Infektion, Tumorerkrankun-gen u. a.).

Während der Schwangerschaft kann eine In-fektion zur **Virusübertragung auf das ungeborene Kind** führen, die in ausgeprägten Erkrankungen mit kindlichen Fehlbildungen bzw. Spätfolgen resultiert. Weltweit sind ca. 0,2–2,3% aller Neugeborenen mit CMV infiziert. Das Hauptrisiko für eine kindliche Erkrankung bei Geburt mit eventuellen Spätfolgen ist eng mit einer mütterlichen Primärinfektion ver-bunden, wobei diese durch den Nachweis einer IgG-Serokonversion und erhöhten IgM-Antikörpertitern definiert ist. Rekurrierende Infektionen werden an-hand von IgG-Antikörpern vor der Konzeption und dem Nachweis einer kongenitalen Infektion beim Neugeborenen erfasst. Im Gegensatz zu anderen Er-regern (wie Rötelnvirus oder *Toxoplasma gondii*) kann es nicht nur bei mütterlicher Primärinfektion, sondern auch bei einer rekurrierenden Infektion zur fetalen Infektion kommen. Allerdings stellen kindli-che Schäden bei einer rekurrierenden mütterlichen Infektion Ausnahmen dar.

> ❯ CMV ist der häufigste Verursacher kongeni-taler Infektionen mit Erkrankung des Kindes bei Geburt sowie kindlichen Spätschäden.

Die Übertragung erfolgt durch Schmier- und Tröpf-cheninfektion. Im Allgemeinen erfolgt die Anste-ckung über den Kontakt mit virushaltigen Körper-sekreten. Dabei kann das Virus durch Kontakt mit Speichel, Urin, Stuhl oder Muttermilch übertragen werden. Auch eine sexuelle Übertragung durch infiziertes Zervix- und Vaginalsekret bzw. Sperma ist möglich. Eine parenterale Infektion beruht meist auf Bluttransfusionen oder Organtransplanta-tionen, wobei das Virus latent in den Monozyten vorkommt.

27.2   Erreger und biologische Grundlagen

Das Zytomegalievirus (**CMV**) hat eine doppelsträn-gige (ds)DNA und gehört zur Gruppe der Herpes-viren. Es besitzt das größte Genom unter den Her-pesviren (ca. 230 kb) mit einer ähnlichen Struktur wie beim Herpes-simplex-Virus (HSV) Typ 1. Der Name wird von der starken Größenzunahme infi-zierter Zellen abgeleitet, die ebenfalls einen großen eosinophilen Einschluss im Zellkern aufweisen. Nach einmal erfolgter Infektion mit CMV wird das Virus nicht eliminiert, sondern es persistiert le-benslang. Die einzelnen Virusisolate weisen eine Sequenzhomologie von bis zu 80% auf, und somit existieren **keine distinkten Serotypen**.

Die Inkubationszeit bei CMV-Infektion variiert sehr stark und beträgt zwischen 20 und 60 Tage. In einigen Fällen wurde auch eine Inkubationszeit von 100 Tagen beschrieben. Die genaue Pathogenese der CMV-Infektion ist noch weitgehend unbekannt. CMV kann unterschiedliche Zelltypen infizieren. Dabei vermehrt es sich entweder durch Lyse der Zelle, oder die Infektion verbleibt bis zur Reaktivie-rung im latenten Zustand.

Bei der maternalen Erstinfektion geht die **intra-uterine Infektion** wahrscheinlich von der mütter-lichen Virämie aus, mit Beteiligung von Endothel-zellen der Plazentagefäße und/oder den Fibro-blasten des Chorions (transplazental). Bei Infektion des Chorions ist die Ausbreitung des Virus zum Feten über die Amnionflüssigkeit zu erwarten. Es muss aber noch weitere, derzeit nicht vollständig bekannte Transmissionswege geben, da die fetale Infektion auch bei mütterlicher rekurrierender Infektion trotz geringer Virämie und maternaler IgG-Antikörper stattfinden kann.

Die **perinatale Übertragung** findet bei der Pas-sage durch den Geburtskanal durch CMV-infizierte mütterliche Sekrete statt. Frühpostnatal wird die In-fektion v. a. durch Stillen, aber auch durch Schmier-infektion von Kind zu Kind, z. B. in Krabbelgrup-pen, übertragen.

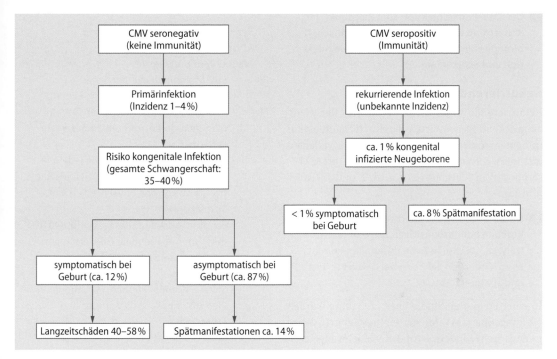

◘ Abb. 27.1 Konsequenzen einer CMV-Infektion. (Aus Mylonas u. Friese 2015; Enders et al. 2013)

27.3 Epidemiologie

27.3.1 Durchseuchungsgrad

Der Durchseuchungsgrad variiert weltweit in verschiedenen Populationen und beträgt zwischen 30% und 90%. Er ist abhängig von

- dem sozioökonomischen Status,
- der geographischen Lage,
- der ethnischen Zugehörigkeit,
- den Neugeborenen- und Kinderbetreuungspraktiken,
- Beginn und Aktivität des Sexualverkehrs.

27.3.2 Schwangerschaft

Primärinfektion

Jährlich infizieren sich ca. 1–4% der seronegativen Schwangeren erstmals mit CMV (**Primärinfektionsrate**). In den USA liegt diese Rate im Schnitt bei 1%, in Deutschland wird sie bei 0,2–0,3% angenommen. Eine fetale Langzeitschädigung beträgt bei klinisch auffälligen Neugeborenen ca. 50% und

bei asymptomatischen Kindern ca. 15%. Bei der mütterlichen Erstinfektion beträgt die intrauterine Infektionsrate ca. 40%, für die rekurrierende Infektion liegen Angaben von ca. 1% vor (◘ Abb. 27.1).

Das Risiko der Geburt von kongenital infizierten Kindern ist bei Müttern aus niedrigeren sozialen Schichten am höchsten. Junge Erwachsene (14–20 Jahre) erwerben die primäre Infektion meist durch Sexualverkehr, während sich schwangere Frauen aus mittleren und höheren Schichten erstmals im Alter zwischen 20–30 Jahren hauptsächlich durch Kontakt mit virusausscheidenden Säuglingen und Kleinkindern infizieren.

Primärinfektionen in der Schwangerschaft verlaufen nicht schwerer als bei Nichtschwangeren und in über 90% der Fälle symptomlos oder mit nur uncharakteristischen Symptomen. Eine erhöhte Rate von Abort oder IUFT (intrauteriner Fruchttod) ist nicht bekannt, jedoch eine erhöhte Rate von **Frühgeburtlichkeit**. Bei der Primärinfektion kann eine Übertragung von CMV auf den Feten zum Zeitpunkt der mütterlichen virämischen Phase während der gesamten Schwangerschaft erfolgen.

❯ Die CMV-Primärinfektion zum Zeitpunkt der Konzeption und in der Frühschwangerschaft birgt das höchste Risiko für eine fetale Infektion und Schädigung.

Rekurrierende Infektionen

Rekurrierende Infektionen, die durch Reaktivierung des endogenen Virus oder durch Neuinfektion mit einem anderen Stamm bedingt sind, verlaufen fast immer asymptomatisch. Sie treten bei CMV-seropositiven Schwangeren v. a. im 2. und 3. Trimenon auf.

❯ Die kongenitale Infektionsrate bei Neugeborenen von seropositiven Schwangeren beträgt ca. 1%. Nur in Ausnahmefällen kommt es zu kindlichen Schäden bei Geburt (< 1%) und später (◘ Abb. 27.1).

In einer Follow-up-Studie über ca. 5 Jahre wurden bei kongenital CMV-infizierten (bei Geburt asymptomatischen) Kindern seropositiver Schwangerer in 8% der Fälle Spätschäden beobachtet (5% unilateraler Hörverlust, 2% Chorioretinitis, 2% Mikrozephalus).

27.4   Symptomatik

27.4.1 Gynäkologische Aspekte

Bei einer Infektion erfolgt nach Eintritt des CMV über die Schleimhäute des Respirations- bzw. Genitaltrakts und lokaler Vermehrung die **virämische Phase**. Die Erstinfektion verläuft im Kindesalter meist unbemerkt. Im jugendlichen Alter ist die Mehrzahl der Infektionen ebenfalls asymptomatisch, oder es treten uncharakteristische Symptome wie Unwohlsein, Müdigkeit, Fieber und Lymphadenopathie auf. Gelegentlich kommt es zu mononukleoseähnlichen Krankheitsbildern, Pneumonie, Hepatitis, Meningoenzephalitis, hämolytischer Anämie, Kolitis, Ösopharyngitis, Retinitis, Myokarditis bis zum Guillain-Barré-Syndrom.

Symptomatik bei CMV-Infektion
Allgemein:
- CMV-Mononukleose:
  - EBV-Mononukleose-ähnliches Krankheitsbild
  - Klinische Manifestation einer CMV-Primärinfektion bei immunkompetentem Patienten
  - Relativ selten, kommt aber in jedem Alter vor (z. B. ältere Patienten nach Bluttransfusion, junge Erwachsene nach Sexualkontakt)
  - Langsam ansteigendes Fieber (bis 40 °C) mit Abgeschlagenheit, Gliederschmerzen, Pharyngitis und Halslymphknotenschwellung
  - Seltene Komplikationen: Pneumonie, Pleuritis, Myokarditis, Arthritis und Enzephalitis
  - Erkrankung heilt in 2–6 Wochen ab, kann aber eine monatelange Asthenie hinterlassen

Augen:
- CMV-Retinitis:
  - Das Auge ist schmerzlos und nicht gerötet
  - Punkte-Sehen und Lichtblitze
  - Gesichtsfeldausfälle
  - Eingeschränkte Sehschärfe und verschwommenes Sehen (»Nebelsehen«)

Pulmonologische Symptomatik:
- CMV-Pneumonie:
  - Dyspnoe
  - Trockener Reizhusten
  - Radiologisch darstellbare interstitielle Infiltrate der gesamten Lunge

Gastrointestinale Symptomatik:
- CMV-Ösophagitis:
  - Schluckbeschwerden
  - Retrosternales Brennen
  - Ulzerationen
  - Submuköse Blutungen

- CMV-Enterokolitis:
  - Fieber
  - Gewichtsverlust
  - Diarrhö
  - Abdominelle Krämpfe

Neurologische Symptomatik:
- CMV-Enzephalitis:
  - Diffuse ZNS-Symptomatik
  - Apathie
  - Antriebsminderung
  - Zephalgien
  - Psychomotorische Verlangsamung
  - Epileptische Anfälle
  - Gedächtnis- und Konzentrations-störungen
- CMV-Polyradikulitis:
  - Harnverhalt
  - Erschwerte Defäkation
  - Reithosenanästhesie
  - Motorische Ausfälle
  - Sensibilitätsstörungen
  - Sich rasch entwickelnde Bein- und Blasenentleerungsstörungen
- Mononeuritis multiplex:
  - Sensibilitätsstörungen
  - Meist einseitige Paresen
  - Isolierte Paresen an Armen oder Beinen
  - Rasche Progredienz der Symptome
  - Entwicklung der Symptome meist innerhalb eines Tages

Die reaktivierte Infektion ist bei immunkompetenten Personen beinahe immer asymptomatisch.

> Bei immunsupprimierten Personen kann sowohl die primäre als auch die rekurrierende Infektion zum schwerwiegenden und lebensbedrohlichen Verlauf führen.

27.4.2 Geburtshilfliche Aspekte

Bei maternaler Erstinfektion geht die intrauterine Infektion wahrscheinlich von der mütterlichen Virämie aus. Bei Infektion des Chorions ist die Aus-breitung des Virus zum Feten über die Amnionflüssigkeit möglich. Allerdings können noch weitere Transmissionswege vorhanden sein (z. B. direkte Infektion reaktivierender Infektionsherde von Endometrium, Tube bzw. Spermien oder aszendierende Infektion aus der Vagina vor und insbesondere nach dem Blasensprung), da die fetale Infektion trotz geringer Virämie und maternaler IgG-Antikörper auch bei mütterlicher rekurrierender Infektion stattfinden kann. Die pränatal mit CMV infizierten Neugeborenen scheiden bei Geburt CMV in Urin und Rachen aus, die Virusausscheidung im Urin kann mehrere Jahre andauern.

> Das Hauptrisiko von Schäden des Kindes bei der Geburt sowie von Spätfolgen ist die Primärinfektion der Mutter im 1. bis zum Beginn des 3. Trimenons. Bei rekurrierenden Infektionen sind zwar fetale Infektionen, aber keine Schädigungen bei der Geburt zu erwarten. In etwa 5–8% der Fälle ist jedoch mit Spätschäden, besonders in Form von Hörstörungen, zu rechnen.

Pränatal infizierte Neugeborene sind bei der Geburt ca. zu 10% symptomatisch, etwa 5% davon mit klassischen Stigmata der kongenitalen CMV-Erkrankung bzw. mit einem oder mehreren dieser Symptome (◘ Tab. 27.1). Von diesen Kindern sterben ca. 12–30%; die Überlebenden leiden zu ca. 90% unter **Spätfolgen**. Bei den ca. 90% asymptomatischen Neugeborenen ist in 8–15% der Fälle mit Spätmanifestationen zu rechnen (◘ Tab. 27.2).

Die perinatale Infektion wird durch infizierte Sekrete bei der Passage durch den Geburtskanal erworben. Die frühpostnatale Infektion erfolgt v. a. über die **Muttermilch**. Die Inkubationszeit bei peri- und frühpostnatalen Infektionen beträgt bis zur Ausscheidung des Virus in Rachen und Urin des Neugeborenen ca. 4–12 Wochen. Bei reifen Neugeborenen sind kurz- oder längerfristige Symptome nicht zu erwarten. Selten kommt es im frühen Säuglingsalter zu Pneumonien. Frühpostnatale Erkrankungen (sepsisartige Verläufe mit Thrombozytopenie, Hepatosplenomegalie und respiratorischer Insuffizienz) bei Frühgeborenen mit geringem Geburtsgewicht (◘ Abb. 27.2) kommen heute im Wesentlichen durch die Übertragung der Infektion von CMV-seropositiven Müttern durch das Stillen zustande.

Tab. 27.1 Klinische Manifestationen bei Neugeborenen mit symptomatischer kongenitaler CMV-Infektion

Art der Symptome	Häufigkeit bei den Überlebenden (%)
Systemisch	
Frühgeburtlichkeit (< 38. SSW)	34
Geringes Geburtsgewicht	47
Petechien	~ 54
Thrombopenie	~ 54
Hepatomegalie, Splenomegalie	44–47
Ikterus	36
Pneumonie	~ 11
Zentralnervöse Symptomatik	
Mikrozephalie	~ 40
Intrakranielle Verkalkungen	~ 43
Neurologische Auffälligkeiten	~ 26
Lethargie, Trinkschwäche	~ 25
Krämpfe	~ 7
Hördefekte	~ 41
Chorioretinitis	~ 11

SSW Schwangerschaftswoche.

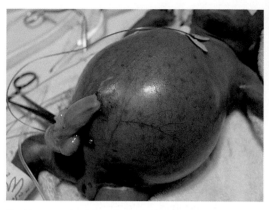

Abb. 27.2 Klinisches Bild eines Frühgeborenen mit präpartal erworbener CMV-Infektion bei mütterlicher präkonzeptioneller Seropositivität. (Aus Wintergerst et al. 2006)

27.5 Diagnostik

27.5.1 Labordiagnostik

Zur Feststellung des Immunstatus bzw. einer akuten oder rekurrierenden Infektion werden u. a. Antikörperbestimmungen durchgeführt. Bei der pränatalen und der pädiatrischen Diagnostik werden der Virus- und der Antikörpernachweis eingesetzt. Die Viren können in Urin, Speichel, Rachensekret, Zervixsekret, Fruchtwasser, fetalem Blut, Aszites, Chorionzotten, Gewebebiopsien und in der Mutter-

Tab. 27.2 Spätmanifestationen bei kongenital CMV-infizierten Säuglingen mit und ohne Symptomatik bei der Geburt

Art der Spätmanifestation	Häufigkeit bei der Geburt symptomatischer Kinder (%)	Häufigkeit bei der Geburt asymptomatischer Kinder (%)
Hörverlust (bis zu 6 Monate)	41–58	7,4
Hörverlust bilateral	37	2,7
Sprachstörungen	27	1,7
Chorioretinitis (mit/ohne Optikusatrophie)	20	2,5
Sehstörungen	22	< 3
IQ < 70	55	3,7
Mikrozephalie (mit Krämpfen und Paresen)	52	2,7

milch nachgewiesen werden. Als Methoden kommen in Betracht:

- die Isolierung in der Zellkultur,
- der Early-Antigen-Nachweis nach Schnellanzucht (mit monoklonalen Antikörpern),
- der pp65-Antigendirektnachweis im Blut,
- der Nukleinsäurenachweis mit PCR.

27.5.2 Diagnose in der Schwangerschaft

Die CMV-Erstinfektion wird wegen der meist uncharakteristischen Symptomatik oder dem subklinischen Verlauf nur selten diagnostiziert. In der Schwangerschaft werden aber bei der diesbezüglichen Symptomatik zunehmend Laboruntersuchungen auf CMV als Ausschlussdiagnostik veranlasst.

> Die pränatale Diagnostik wird in zunehmendem Maße bei asymptomatischen und symptomatischen schwangeren Frauen mit auffälligen serologischen Befunden (insbesondere wegen grenzwertiger bis positiver IgM-Befunde) oder aufgrund abnormaler Befunde im Ultraschall bei unbekannter oder unauffälliger CMV-Serologie durchgeführt.

Die **serologische Differenzierung zwischen einer primären und einer rekurrierenden Infektion** in der Schwangerschaft ist in Anbetracht des erhöhten Risikos von Schäden des Kindes bei der primären im Vergleich zur rekurrierenden Infektion von praktischer Relevanz.

Folgende Aspekte sollten berücksichtigt werden:

- Bei negativem IgG-Befund kann die Schwangere im Hinblick auf eine Senkung des Infektionsrisikos beraten werden.
- Bei positivem IgG- und negativem IgM-Befund kann der schwangeren Frau mitgeteilt werden, dass ein kongenital geschädigtes Kind nur selten zu erwarten ist.
- Bei positivem IgG- und IgM-Befund können weitere Zusatztests zur Differenzierung von primärer oder reaktivierter Infektion eingesetzt und bei auffälligen Befunden die pränatale Diagnostik zur Abklärung einer fetalen Infektion veranlasst werden (❑ Abb. 27.3).

> Der positive Virusnachweis aus Urin oder Zervixabstrich ist als Diagnosehilfe zur Unterscheidung von maternalen primären oder rekurrierenden Infektionen begrenzt.

27.5.3 Pränatale Diagnostik

In der Frühschwangerschaft (11.–19. Schwangerschaftswoche) kommen als fetale Untersuchungsproben Chorionzotten und Fruchtwasser, in der späteren Schwangerschaft (≥ 22. Schwangerschaftswoche) v. a. fetales EDTA-Blut und Amnionflüssigkeit in Betracht. Die globale Sensitivität der pränatalen Diagnose beträgt 80%; die Spezifität nach Amniozentese vor der 21. Schwangerschaftswoche und einem 7-wöchigen Intervall zwischen der Diagnose einer maternalen Infektion und antenataler Diagnostik liegt bei 100%. Entscheidend für die Fortsetzung oder den Abbruch der Schwangerschaft ist jedoch der auffällige Befund im **Ultraschall** (❑ Abb. 27.4, ❑ Abb. 27.5), kombiniert mit **positivem CMV-IgM-Antikörper-Befund**.

27.5.4 Pädiatrische Diagnostik

Bei Neugeborenen von Müttern mit V. a. CMV-Infektion in der Schwangerschaft und auch bei klinisch auffälligen Neugeborenen ohne bekannte mütterliche CMV-Infektion sollte der **Virusnachweis** in Urin, Speichel und/oder Rachensekret sowie eine **Antikörperbestimmung** veranlasst werden. Positive Virusbefunde in der 1.–2. Woche nach der Geburt zeigen treffsicherer als die Antikörperbestimmung an, ob eine kongenitale Infektion vorliegt. Beim intrauterin infizierten symptomatischen Neugeborenen können IgM-Antikörper bei ca. 35% fehlen, v. a. bei spät in der Schwangerschaft erfolgter maternaler Infektion. Die Komplementbindungsreaktion (KBR) und die IgG-Antikörpertiter bei Geburt entsprechen meist denen der Mutter.

Bei Durchführung virologischer Untersuchungen erst ca. 3–4 Wochen nach der Geburt lässt sich bei asymptomatischen Säuglingen mit positivem Virusbefund nicht mehr unterscheiden, ob die Infektion prä-, peri- oder postnatal erworben wurde. Rein serologisch kann eine asymptomatische prä-,

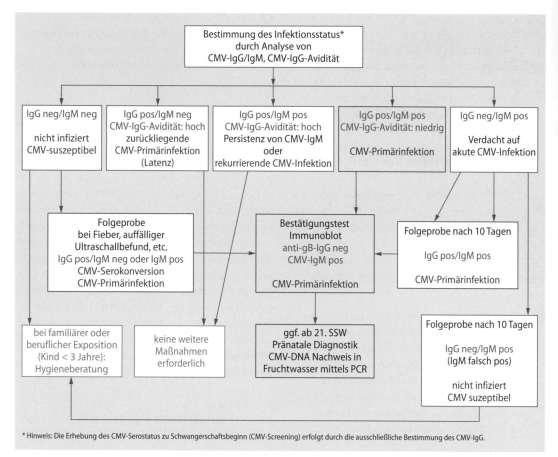

27

□ **Abb. 27.3** Labordiagnostik zur Abklärung einer CMV-Primärinfektion in der Schwangerschaft. *Blau*: Ergebniskonstellation; *grün*: Maßnahmen; *rot*: Interpretation; *rote Umrandung*: erforderliche weitere Abklärung. (Aus DVV/GfK 2014)

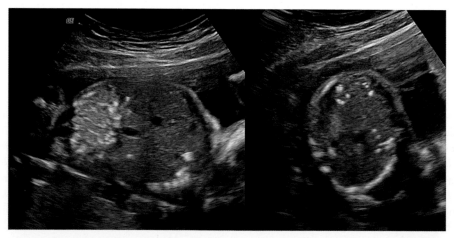

□ **Abb. 27.4** Charakteristischer hyperechogener Darm und hepatische Verkalkungen bei fetaler CMV-Infektion. (Aus Kagan et al. 2011)

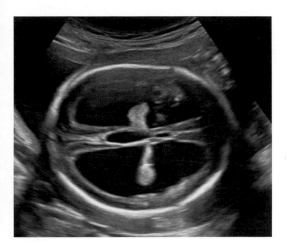

Abb. 27.5 Vergrößerung der Gehirnventrikel (Ventrikulomegalie) mit echogenem Randsaum bei fetaler CMV-Infektion. (Aus Kagan et al. 2011)

peri- bzw. postnatal erfolgte Infektion nur durch den Nachweis persistierender IgG-Antikörper im 8.–10. Lebensmonat festgestellt werden. Kinder mit diagnostizierter CMV-Infektion sollten **engmaschig überwacht** werden, um eventuelle Spätfolgen zu erkennen. Bei kongenital infizierten Kindern wird eine früh einsetzende Überprüfung **des Gehörs** empfohlen. Quantitative PCR-Analysen in peripheren Serumleukozyten von CMV-infizierten Neugeborenen können zur Überwachung der Viruslast, v. a. während einer Ganciclovir-Therapie, genutzt werden.

27.6 Therapie

Für die Therapie stehen heute v. a. **Ganciclovir** (azyklisches Nukleosid-DHPG, Cymeven) bzw. bei Resistenzentwicklung **Foscarnet** zur Verfügung (🔲 Tab. 27.3). Ganciclovir, das liquorgängig ist. Es wird seit einigen Jahren z. T. gleichzeitig mit der Gabe von **CMV-Hyperimmunglobulin** (IVIG) bei immunsupprimierten Patienten mit unterschiedlicher CMV-Symptomatik angewandt.

Im Jahre 2005 konnte demonstriert werden, dass die Behandlung von Schwangeren mit einem spezifischen CMV-Hyperimmunglobulin mit einem signifikant geringeren Risiko einer kongenitalen Infektion des Neugeborenen einherging. Somit

könnte diese Behandlung in der Prävention und Therapie der kongenitalen CMV-Infektion von Vorteil sein. Allerdings ist der Wert dieser Maßnahme zur Verhinderung einer CMV-Infektion bisher nicht abschließend zu beurteilen, da entsprechende randomisierte Studien mit größeren Fallzahlen zurzeit noch durchgeführt werden und die Behandlung noch als sehr kostspielig einzustufen ist.

> ❯ **Für schwangere Frauen mit V. a. akute primäre CMV-Infektion wird die Ganciclovir-Therapie derzeit noch nicht empfohlen. Ebenso ist die intrauterine Therapie mit Ganciclovir bei Feten mit CMV-Infektion problematisch.**

27.7 Prophylaxe

Die Expositionsprophylaxe ist aufgrund der verschiedenen Transmissionswege und der mangelnden Symptomatik kaum erfolgreich. Eine Empfehlung für ein CMV-Screening in der Schwangerschaft wurde gegeben, wobei deren Praktikabilität diskutiert wird (🔲 Abb. 27.6).

Seronegative Frauen sollten über die Hauptinfektionsquellen (Sexualverkehr, Schmierkontakt durch Kinder bei Tagesheimbetreuung bzw. Berufskontakt mit virusausscheidenden Kindern), über das Ansteckungsrisiko und mögliche Verhaltensweisen informiert werden.

Prophylaktische Maßnahmen beim Umgang mit Kleinkindern
- Sorgfältiges Händewaschen mit warmem Wasser und Seife nach:
  - Windelwechsel und Hilfe beim Toilettengang der Kinder
  - Verabreichen von Nahrung
  - Abwischen von laufenden Nasen, Tränen oder Speichel
  - Umgang mit bespeichelten Gegenständen (Spielzeug, Schnuller u. a.)
- Keine gemeinsame Benutzung von:
  - Ess- und Trinkgefäßen
  - Zahnbürsten
  - Waschlappen
  - Handtüchern

◘ Tab. 27.3 Therapie der CMV-Infektion

Stellenwert	Medikament	Dosierung	Dauer	Bemerkung
Kongenitale Infektion				
1. Wahl	Ganciclovir	2 × 5 mg/kg KG/Tag i.v.	Über 3 Wochen	–
2. Wahl	Foscarnet	3 × 40–60 mg/kg KG i.v.	Über 3 Wochen	–
Alternativ	Cidofovir	1 × 5 mg/kg KG i.v. alle 7 Tage	Woche 1 und 2	1 × 5 mg/kg KG alle 14 Tage als Erhaltungstherapie
Transplantierte Patienten				
1. Wahl	Ganciclovir	2 × 5 mg/kg KG/Tag i.v	Über 3 Wochen	Bis pp65 negativ ist
2. Wahl	Foscarnet	3 × 40–60 mg/kg KG i.v.	Über 3 Wochen	–
Alternativ	Cidofovir	1 × 5 mg/kg KG i.v. alle 7 Tage	Woche 1 und 2	Erhaltungstherapie alle 14 Tage
Ggf. plus	CMV-Hyperimmunglobulin			
AIDS				
1. Wahl	Ganciclovir	2 × 5 mg/kg KG/Tag i.v.	Über 3 Wochen	Suppressionstherapie
2. Wahl	Foscarnet	3 × 40–60 mg/kg KG i.v.	Über 3 Wochen	Suppressionstherapie
Alternativ	Cidofovir	1 × 5 mg/kg KG i.v.alle 7 Tage	Woche 1 und 2	Erhaltungstherapie danach alle 14 Tage
Uveitis, Retinitis				
1. Wahl	Ganciclovir	2 × 5 mg/kg KG/Tag i.v.	Über 3 Wochen	Suppressionstherapie
2. Wahl	Foscarnet	3 × 40–60 mg/kg KG i.v.	Über 3 Wochen	Suppressionstherapie
Alternativ	Cidofovir	1 × 5 mg/kg KG i.v. alle 7 Tage	Woche 1 und 2	Danach Erhaltungstherapie alle 14 Tage
	Valganciclovir (gefolgt von 1 × 900 mg p.o. als Erhaltungstherapie)	2 × 900 mg p.o	Als Initialtherapie	Suppressionstherapie
CMV-Pneumonie				
1. Wahl	Ganciclovir	2 × 5 mg/kg KG/Tag i.v.	Über 3 Wochen	–
2. Wahl	Foscarnet	3 × 40–60 mg/kg KG i.v.	Über 3 Wochen	–
Alternativ	Cidofovir	1 × 5 mg/kg KG i.v. alle 7 Tage	Woche 1 und 2	Danach Erhaltungstherapie alle 14 Tage
Ggf. plus	CMV-Hyperimmunglobulin			
Suppressionstherapie				
–	Ganciclovir	1 × 5 mg/kg KG/Tag i.v.	Individuell	–
	Cidofovir	von 1 × 5 mg/kg KG i.v.	Alle 14 Tage	
	Valganciclovir	Initialtherapie: 2 × 900 mg p.o. Gefolgt von 1 × 900 mg p.o.	Individuell	

27

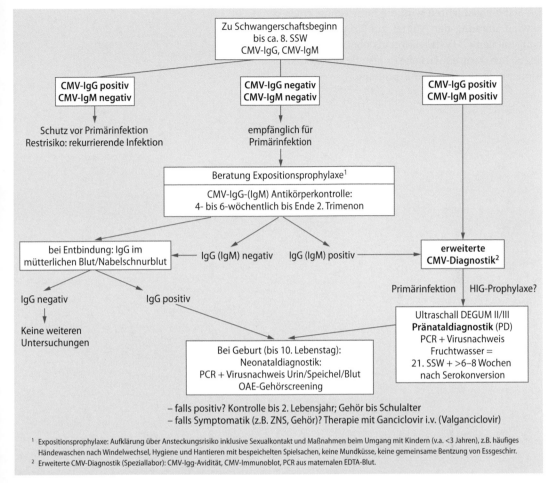

Abb. 27.6 Vorschlag für ein CMV-Screening in der Schwangerschaft. (Aus Mylonas u. Friese 2015)

— Persönlicher Kontakt:
  – Keine Mundküsse
  – Kein Berühren von eigenem Mund, Nase und Augen mit ungewaschenen Händen
— Zusätzlich in Tagesheimen:
  – Häufige Reinigung (Wasser, Seife und Bürste) bzw. Desinfektion von Spielzeug
  – Tragen von Einmalhandschuhen beim Windelwechsel
  – Kein Einsatz schwangerer seronegativer Betreuerinnen bei Kleinkindern (s. gesetzliche Vorgaben)

Zur passiven Immunisierung stehen verschiedene Hyperimmunglobulinpräparate (IVIG) zur Verfügung. Sie werden vorwiegend prophylaktisch für CMV-seronegative Empfänger vor Transfusionen und Transplantationen bzw. therapeutisch in Kombination mit Ganciclovir bei immunsupprimierten Patienten sowie besonders bei Frühgeborenen mit CMV-Symptomatik eingesetzt.

> Für seronegative Schwangere, insbesondere nach beruflichem CMV-Kontakt, wird ebenfalls die Gabe von IVIG in Betracht gezogen. Der Wert dieser Maßnahme zur Verhinderung einer CMV-Infektion ist bisher nicht abschließend beurteilbar, da diese Maßnahme noch in Studien evaluiert wird.

Seit einigen Jahren wird die Entwicklung einer aktiven Impfung der Mutter zur Prophylaxe der kongenitalen CMV-Infektion als oberste Priorität angesehen. Zwei entwickelte Impfstoffe sind derzeit immer noch in klinischer Erprobung.

27

Mögliche sexuell übertragene Infektionen

Bakterielle Vaginose

Ioannis Mylonas

I. Mylonas, *Sexuell übertragbare Erkrankungen*,
DOI 10.1007/978-3-642-37928-4_28, © Springer-Verlag Berlin Heidelberg 2016

28.1   Einführung

Die bakterielle Vaginose stellt eine **Milieustörung der Vagina** dar. Im klassischen Sinn ist diese Infektion keine venerische Erkrankung. Allerdings wird in den letzten Jahren eine sexuelle Übertragung vermehrt diskutiert. Für diese Theorie eines »mechanischen«, im Gegensatz zum »idiopathischen«, Übertragungsmechanismus spricht, dass gleichgeschlechtliche Paare in bis zu 90% der Fälle eine übereinstimmende bakterielle Vaginose aufweisen.

Obwohl mittlerweile ein gesicherter Zusammenhang zwischen Infektion und Frühgeburt besteht, stellen Prophylaxe und Therapie immer noch eine Herausforderung dar. Beträchtliche Anstrengungen wurden in den letzten Jahren unternommen, um eine bessere Identifizierung und Differenzierung von schwangeren Hochrisikogruppen für eine urogenitale Infektion zu ermitteln.

Im deutschsprachigen Raum wird die bakterielle Vaginose sehr häufig als Aminkolpitis bzw. Aminvaginose bezeichnet. Allerdings sind beide Begriffe unglücklich gewählt, da sie weder national noch international anerkannt sind.

28.2   Erreger

Obwohl es sich bei der bakteriellen Vaginose um eine **Mischinfektion** der Vagina handelt, wurde oft versucht, diese Erkrankung mit einem Erreger als spezifische und kausale Ursache in Verbindung zu bringen. Bei kulturellen Untersuchungen lassen sich je nach Kulturbedingungen und Methode meist zahlreiche bakterielle Erreger nachweisen. Allerdings kommt nur einigen Mikroorgansimen entscheidende Bedeutung in der Pathogenese der bakteriellen Vaginose zu (◘ Tab. 28.1).

Einer der wichtigsten Erreger scheint in diesem Zusammenhang *Gardnerella vaginalis* zu sein. Er wurde 1954 von Gardner und Dukes beschrieben und konnte bei 95% der Patientinnen mit bakterieller Vaginose nachgewiesen werden. *Gardnerella vaginalis* ist ein fakultativ anaerobes, gramvariables, unbewegliches Stäbchen, das allerdings auch bei bis zu 30% der Frauen ohne bakterielle Vaginose vorkommt.

◘ **Tab. 28.1** Bakterien und bakterielle Vaginose

Assoziation mit bakterieller Vaginose	Häufiges Vorkommen, aber fragliche Assoziation mit bakterieller Vaginose
Gardnerella vaginalis	*Bacteroides fragilis*-Komplex
Atopobium vaginae	*Escherichia coli*
Mobiluncus spp.	*Enterococcus* spp.
Bacteroides-melanino-genicus-Komplex	B-Streptokokken
Peptostreptococcus spp.	*Staphylococcus aureus*
Fusobacterium spp.	*Ureaplasma urealyticum*
Mycoplasma hominis	
Streptococcus viridans	

Nach heutigem Wissen enthält die Mischflora einer bakteriellen Vaginose neben *Gardnerella vaginalis* auch eine Kombination aus *Prevotella* spp., *Porphyromonas* spp. und *Bacteroides* spp., *Mobiluncus* spp., *Peptostreptococcus* spp., *Ureaplasma urealyticum* und *Mycoplasma hominis*. Diese Erreger können ebenfalls bedeutend für andere Erkrankungen in der Schwangerschaft sein (z. B. Harnwegsinfekte). Allerdings konnte mit modernen PCR-Untersuchungen gezeigt werden, dass auch aufwendige kulturelle Techniken nicht in der Lage sind, das tatsächliche Keimspektrum komplett zu erfassen.

In fast allen Fällen von bakterieller Vaginose können auch **Mobiluncus spp.** nachgewiesen werden, die sich bei Frauen ohne bakterielle Vaginose nur in bis zu 5% der Fälle kultivieren lassen. *Mobiluncus* spp. sind bewegliche, gramvariable, anaerobe und bogenförmige Stäbchenbakterien. Obwohl keine Pili nachgewiesen werden konnten, sind *Mobiluncus* spp. an epithelialen Zellen adhärent. Im Nativpräparat fällt die um sich selbst gedrehte Bewegung auf, die durch Flagellen vermittelt wird. *Mobiluncus* spp. werden ebenfalls in Verbindung gebracht mit aszendierenden Genitalinfektionen und Frühgeburtlichkeit.

Bei bakterieller Vaginose werden ebenfalls **Mycoplasma hominis** und **Ureaplasma urealyticum**, die beide zur Familie der Mycoplasmataceae gehören, vermehrt nachgewiesen. Ein Zusammenhang zur Klinik der bakteriellen Vaginose wird jedoch nur für *Mycoplasma hominis* angenommen, obwohl bisher keine eindeutigen Nachweise für die kausalen Pathomechanismen vorliegen. Beide Erreger sollten jedoch als im Genitaltrakt pathogene Organismen angesehen werden.

In den letzten Jahren ist ein neuer grampositiver, anaerober Erreger identifiziert worden, welcher den Namen ***Atopobium vaginae*** erhielt. Interessanterweise spielt *Atopobium vaginae* eine wichtige Rolle bei der bakteriellen Vaginose, da das Bakterium häufig zusammen mit *Gardnerella vaginalis* nachgewiesen wurde. Der Erreger ist empfindlich gegen verschiedene β-Lactam-Antibiotika, aber resistent gegen Metronidazol. Allerdings ist der Erreger nur mithilfe von molekularbiologischen Methoden (PCR) nachweisbar.

28.3 Epidemiologie

Die bakterielle Vaginose ist eine häufige, wenn nicht sogar die häufigste Ursache von vaginalem Ausfluss bei Frauen im reproduktionsfähigen Alter. Die Erkrankung kommt weltweit vor, wobei bei 15- bis 45-jährigen Frauen ohne Beschwerden nur in ca. 5% der Fälle mit dieser Erkrankung zu rechnen ist. Insgesamt liegt die Prävalenz, abhängig von den geographischen, ethnischen und klinischen Besonderheiten einer Bevölkerungsgruppe, zwischen 10% und 38%. In den USA sind jährlich ca. 800.000 Schwangere von einer bakteriellen Vaginose betroffen.

Mechanistisch betrachtet können die Erreger der bakteriellen Vaginose die Normalflora der Laktobazillen in der Scheide zurückdrängen bzw. ganz überwuchern. Äußere Einflüsse wie z. B. Blutung in der Schwangerschaft, vermehrte Kohabitation (insbesondere mit unterschiedlichen Partnern), aber auch eine antibiotische Behandlung, die das Potenzial der Laktobazillen durch Anheben des pH-Werts schwächen, unterstützen die Entwicklung einer bakteriellen Vaginose. Östrogenmangel, wie z. B. im Wochenbett, kann ebenfalls zu einer bakteriellen Vaginose führen.

In den letzten Jahren konnten einige **Risikofaktoren** für die Entwicklung einer bakteriellen

Vaginose identifiziert werden. Bevölkerungsstudien haben gezeigt, dass Frauen mit afroamerikanischem Hintergrund ein 3-mal höheres Risiko haben, an einer bakteriellen Vaginose zu erkranken, als Patientinnen kaukasischen Ursprungs.

> **Bakterielle Vaginose – Risikofaktoren**
> – Häufige vaginale Spülungen
> – Häufiger Geschlechtsverkehr
> – Niedriger sozioökonomischer Status
> – Stress
> – Verwendung von kosmetischen Vaginalprodukten

Allerdings ist der Zusammenhang zwischen diesen Risikofaktoren und der bakteriellen Vaginose nicht immer eindeutig.

28.4 Symptomatik

28.4.1 Gynäkologische Aspekte

Die bakterielle Vaginose zeigt sich als Störung der Scheidenflora ohne typische Entzündungzeichen mit erhöhtem pH-Wert und dünnflüssigem, teilweise auch cremigem, weiß-gräulichem Ausfluss (◘ Abb. 28.1).

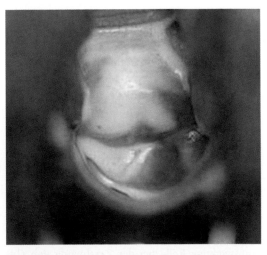

◘ **Abb. 28.1** Typischer schaumiger, grau-weißer Fluor bei bakterieller Vaginose. (Aus Mendling 2006 sowie Mylonas u. Mendling 2013)

Im Zusammenhang mit diesem vermehrten Fluor besteht ein charakteristischer »**fischähnlicher**« **Geruch**, der durch Stoffwechselprodukte der Anaerobier entsteht und von den Patientinnen meist als störend empfunden wird.

Typisch ist die Chronizität der polymikrobiellen Besiedlung der Scheide mit morphologisch unterschiedlichen bakteriellen Erregern. Auch bei gezielter therapeutischer Intervention ist eine einmal etablierte Mischkolonisation der Scheide nur schwer zu beseitigen, und Rezidive sind daher häufig. Offenbar können sich fakultativ-pathogene Erreger, im Gegensatz zu spezifischen Monoerregern einer Erkrankung, in ihrer pathogenen Wirkung gegenseitig verstärken. Viele kommensale Erreger besitzen wirksame Mechanismen zum Unterlaufen der mukosalen Immunabwehr und können somit ihre vollständige Beseitigung effektiv verhindern.

> Das subjektive Leitsymptom einer bakteriellen Vaginose ist der üble Geruch des Fluor vaginalis ohne die klinischen Anzeichen einer Kolpitis.

> Patientinnen mit bakterieller Vaginose haben ein erhöhtes Risiko für die Übertragung von anderen Infektionserkrankungen (z. B. HIV-, HSV-2-Infektion, Trichomoniasis, Gonorrhö oder *Chlamydia trachomatis*-Infektion).

28.4.2 Geburtshilfliche Aspekte

Eine bakterielle Vaginose gilt allgemein als wichtigster Risikofaktor für eine **Frühgeburt**. Da die Mikroben der Vagina im Fall eines Blasensprungs direkten Zugang zur Fruchthöhle haben, ist die bakterielle Vaginose auch ein Risikofaktor für die Entwicklung einer Chorioamnionitis. Demzufolge scheint eine vorzeitige Wehentätigkeit mit der Fähigkeit dieser Organismen, eine Entzündung des Amnions und der Dezidua hervorzurufen, in Verbindung zu stehen. In der Tat wird vermutet, dass assoziierte Mikroorganismen einer bakteriellen Vaginose zahlreiche Substanzen produzieren, die eine wichtige Rolle bei der Zerstörung von Gewebe und bei der Freisetzung entzündungsfördernder Zytokine spielen, welche mit einer Frühgeburt

oder einem vorzeitigen Blasensprung zusammenhängen.

Obwohl zahlreiche Untersuchungen bei Patientinnen mit bakterieller Vaginose widersprüchliche und schwer zu bewertende Ergebnisse ergaben, wird die bakterielle Vaginose mittlerweile als eine der häufigsten Ursachen für Frühgeburtlichkeit angesehen. Zusätzlich wird das Vorkommen der bakteriellen Vaginose mit folgenden ungünstigen geburtshilflichen Auswirkungen assoziiert:

Geburtshilfliche Effekte der bakteriellen Vaginose
- Vorzeitiger Blasensprung
- Intrauterine Infektion und Chorioamnionitis
- Spontanabort
- Frühgeburt
- Postpartale Endometritis
- Fetale Wachstumsretardierung

Die Diagnose einer bakteriellen Vaginose in den ersten 16 Schwangerschaftswochen wird mit einem 5-fach erhöhten Risiko sowohl für eine Fehl- als auch für eine Frühgeburt in Verbindung gebracht. Ein positiver Effekt einer antibiotischen Therapie konnte an Patientinnen mit vorangegangener Frühgeburt und einer im 2. Trimenon diagnostizierten bakteriellen Vaginose demonstriert werden. Neuere Daten haben eine Häufigkeit der bakteriellen Vaginose von 25% bei Frauen, die eine Frühgeburt hatten, gegenüber 11% bei Frauen mit termingerechtem Geburtstermin demonstriert.

Frauen, bei denen eine **subklinische oder asymptomatische** bakterielle Vaginose während der Schwangerschaft diagnostiziert wurde, hatten eher eine Vorgeschichte mit »Geschlechtskrankheiten« und eine stärkere Besiedlung mit *Mobiluncus* spp. in der Scheide, und sie litten unter weniger Stress als symptomatische Patientinnen. Interessanterweise wurde kein Zusammenhang zwischen den Symptomen und einem ungünstigen Schwangerschaftsausgang festgestellt, weshalb die Feststellung einer asymptomatischen bakteriellen Vaginose für die Abschätzung des Risikos eines ungünstigen Schwangerschaftsausgangs von extremer Wichtigkeit ist.

Kürzlich konnte aber auch gezeigt werden, dass eine **differenzierte Beurteilung der Scheidenflora** im Nativpräparat nötig ist, da bei voll ausgeprägter bakterieller Vaginose keine, beim Befund »Mischflora« und bei Fehlen von Laktobazillen aber eine hoch signifikante Korrelation zur Frühgeburtlichkeit besteht. Prospektive flächenhafte Untersuchungen zur Prävention von Frühgeburten gab es in der Erfurter und Thüringer Frühgeburtenvermeidungsaktion im Jahr 2000. Dieses auf Landesebene durchgeführte und von mehreren öffentlichen Ämtern und Kassen finanzierte Projekt zeigte sehr beeindruckend, dass die Frühgeburtlichkeit mit einfachen Mitteln und Maßnahmen gesenkt werden kann. Allerdings wurden daraus keine ernsthaften Konsequenzen gezogen, sodass nach Beendigung dieser Untersuchung die Frühgeburtlichkeitsrate wieder beim Ausgangswert lag.

> Es existiert ein eindeutiger Zusammenhang zwischen dem Risiko einer Frühgeburt und einer bakteriellen Vaginose, sodass dieses Risiko durch eine schnelle Diagnose und Therapie vermindert werden kann.

> Da sich eine bakterielle Vaginose unkompliziert nachweisen lässt, eine aufwendige Diagnostik nicht notwendig ist und gesicherte Behandlungsempfehlungen vorliegen, muss bei allen Schwangeren gezielt nach diesem Krankheitsbild gesucht werden. Ein solches Vorgehen kann die Frühgeburtlichkeit bei geringen Kosten und wenig Zeitaufwand deutlich reduzieren.

28.5 Diagnostik

Die Diagnose wird einerseits durch die klinische Symptomatik und andererseits durch die mikroskopische Analyse des vaginalen Nativpräparats (► Kap. 3) und ggf. den pH-Wert gestellt. Es sollte möglichst ein **Phasenkontrastmikroskop** mit 400-facher Vergrößerung benutzt werden.

Die Diagnose der bakteriellen Vaginose erfolgt nach den gängigen Amsel-Kriterien.

Diagnose der bakteriellen Vaginose – Amsel-Kriterien

Die Diagnose »bakterielle Vaginose« wird dann gestellt, wenn 3 der folgenden 4 Kriterien erfüllt sind:
- Grau-weißer, homogener Fluor
- pH-Wert < 4,4 (Normbereich zwischen 3,8 und 4,4)
- Positiver Amintest (Geruchsverstärkung nach Zugabe von 10% KOH-Lösung [Whiff-Test])
- Nachweis von Schlüsselzellen (*clue cells*) bei mindestens 20% der Epithelzellen

Mittlerweile wird auch der Nachweis von nur 2 der 4 Kriterien als sicher ausreichend für die Diagnose »bakterielle Vaginose« angesehen:
- pH-Wert > 4,4
- Eines der 3 übrigen Amsel-Kriterien

Charakteristisch für eine bakterielle Vaginose sind die sog. **Schlüsselzellen** (*clue cells*) im Nativ-, 0,1%-Methylenblau- oder auch Gram-Präparat. Als *clue cells* werden Epithelzellen bezeichnet, die so dicht mit *Gardnerella vaginalis* und Anaerobiern besetzt sind, dass die Zellgrenzen nicht mehr erkennbar sind (◻ Abb. 28.2).

Mittels **Amingeruchstest** (Whiff-Test), bei dem 10%-ige KOH-Lösung auf den mit Vaginalsekret bedeckten Objektträger gegeben wird, kann die Diagnose durch die hervorgerufene Verstärkung des fischartigen Geruchs ergänzt werden.

Der Nachweis von *clue cells* gilt zu 43,1% als sensitiv und zu 99,6% als spezifisch für das Vorliegen einer bakteriellen Vaginose, während ein alleiniger positiver Whiff-Test nur eine Sensitivität von 6,58% und eine Spezifität von 73,6% aufweist.

> Die Diagnose der bakteriellen Vaginose erfolgt in der gynäkologischen Praxis am Nativpräparat aus Vaginalsekret bei 400-facher Vergrößerung und mit dem pH-Teststreifen. Bakteriologische Kulturen haben meist keine Bedeutung für die Fluordiagnostik; im Gegenteil führen sie fast immer zur »Behandlung von Laborbefunden« und schaden der Patientin.

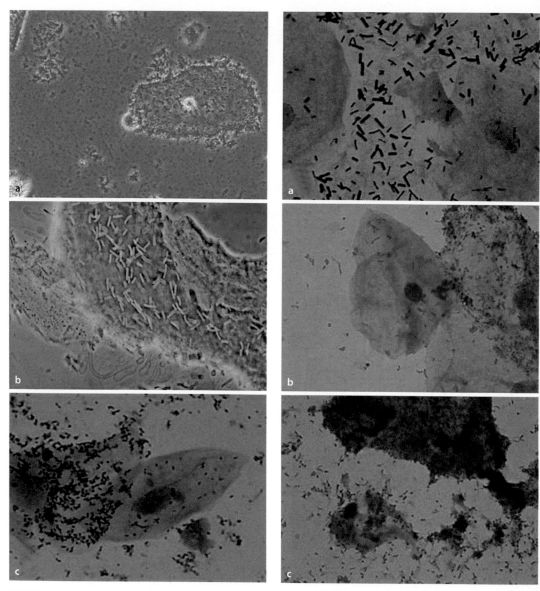

◨ **Abb. 28.2** Bakterielle Vaginose unter dem Mikroskop: a Bakterielle Vaginose mit Schlüsselzelle (Nativpräparat 400-fache Vergrößerung). b Ein Schlüsselzellenphänomen gibt es aber auch, wenn Laktobazillen, besonders in der 2. Zyklushälfte, an den Epithelzellen liegen (Progesteron-bedingte Glykogennutzung!) (Nativpräparat 400-fache Vergrößerung). c Bakterielle Vaginose mit Schlüsselzelle im Gram-Präparat. (Aus Mylonas u. Mendling 2013)

◨ **Abb. 28.3** Bakterielle Vaginose und Gram-Färbung. a Normale vaginale Flora (Nugent-Score 0), b intermediäre Flora (Nugent-Score 6), c bakterielle Vaginose mit reichlich *Mobiluncus* (Nugent-Score 10). (Aus Mendling 2006 sowie Mylonas u. Mendling 2013)

Tab. 28.2 Therapie der bakteriellen Vaginose

Therapie	Medikamente	Dosierung	Therapiedauer
Systemische Therapie	Metronidazol	2 × 500 mg/Tag p.o.	Über 7 Tage
		3 × 250 mg/Tag p.o.	
		1 × 2000 mg p.o.	Als Einmaltherapie
	Clindamycin	2 × 300 mg/Tag p.o.	Über 7 Tage
	Amoxicillin	3 × 750 mg/Tag p.o.	
Lokale Therapie	5% Metronidazol-Creme	2–3 × täglich	Über 7 Tage
	2% Clindamycin-Creme	1 × täglich	
	Tetracyclin/Amphotericin B Vaginalovula	1–2 × 1 Ovulum/Tag	Über 5–10 Tage
	Tetracyclin/Amphotericin B Creme	1–2 × 1 Applikatorfüllung/Tag	
Nachbehandlung (umstritten)	Desinfektionsmittel		
	Laktobazillen-Substitution		
	Ansäuerung durch Milchsäure		

Wie in ▶ Abschn. 3.3.4 erläutert, wurden standardisierte Kriterien am fixierten Gram-Präparat erstellt und ein Punktesystem zur Bewertung von Präparaten entwickelt: der **Nugent-Score** (■ Abb. 28.3).

28.6 Therapie

Für die medikamentöse Behandlung einer bakteriellen Vaginose, sowohl außerhalb als auch während der Schwangerschaft, stehen die klinisch gleichwertigen Präparate **Metronidazol** und **Clindamycin** zur Verfügung. Sie führen jedoch zu unterschiedlichen antibiotischen Resistenzprofilen bei anaeroben Bakterien. So wird Clindamycin, im Gegensatz zu Metronidazol, oft für die Behandlung antibiotikaresistenter Anaerobier eingesetzt.

Zahlreiche Behandlungsformen und -kombinationen zur Therapie der bakteriellen Vaginose wurden mittlerweile untersucht (■ Tab. 28.2). Sowohl die unterschiedlichen Dosierungen als auch die unterschiedlichen Applikationsarten zeigen therapeutische Wirkung. Allerdings ist die orale Therapie der lokalen Applikation vorzuziehen, da sie etwas bessere Heilungsaussichten eröffnet. Auch die Ein-

maltherapie zeigt eine geringere Ansprechrate als die kontinuierliche Antibiotikagabe über 7 Tage, sodass die Einmaltherapie nur in besonderen Situationen (z. B. Non-Compliance) in Erwägung gezogen werden sollte. Eine Behandlung mit speziellen Desinfektionsmitteln ist ebenfalls möglich, wobei die therapeutische Wirkung häufig geringer ausfällt als die der antibiotischen Therapie. Häufig wird auch eine Nachbehandlung mit Laktobazillen- bzw. Milchsäurepräparaten angeschlossen, wobei deren Wirkung, auch im Sinne einer prophylaktischen Gabe, sehr umstritten ist.

Aufgrund des Zusammenhangs zwischen bakterieller Vaginose und Frühgeburtlichkeit ist bei einer Diagnose während der Schwangerschaft eine Therapie indiziert. Unabhängig von der Schwangerschaftswoche kann eine Lokalbehandlung mit Clindamycin über 7 Tage vorgenommen werden. Alternativ dazu ist eine Lokalbehandlung mit Metronidazol ab dem 2. Trimenon möglich (■ Tab. 28.3).

> Ab dem 2. Trimenon ist allerdings eine systemische Behandlung zu bevorzugen, unabhängig vom jeweils eingesetzten Antibiotikum.

◘ Tab. 28.3 Therapie der bakteriellen Vaginose während der Schwangerschaft

Therapie	Medikamente	Dosierung	Therapiedauer
Lokale Therapie (1. Trimenon)	2% Clindamycin-Creme	1 × täglich	Über 7 Tage
Lokale Therapie (2.–3. Trimenon)	5% Metronidazol-Creme	2–3 × täglich	Über 7 Tage
	2% Clindamycin-Creme	1 × täglich	
Systemische Therapie (2.–3. Trimenon)	Metronidazol	2 × 500 mg/Tag p.o.	Über 7 Tage
		3 × 250 mg/Tag p.o.	
		1 × 2000 mg p.o.	Als Einmaltherapie
	Clindamycin	2 × 300 mg/Tag p.o.	Über 7 Tage
Rezidiv oder Symptome einer Frühgeburtlichkeit	Metronidazol plus	2 × 500 mg/Tag p.o.	Über 10 Tage
	Clarithromycin	2 × 250 mg/Tag p.o.	
	oder		
	Erythromycin	4 × 500 mg/Tag p.o.	Über 10 Tage

Clarithromycin ist in Deutschland für eine Therapie in der Schwangerschaft nicht zugelassen (strenge Indikationsstellung.

Sollte es unter dieser Therapie zum Rezidiv kommen oder finden sich bei nachgewiesener bakterieller Vaginose klinische Anzeichen einer Frühgeburtlichkeit, ist ab dem 2. Trimenon auch eine systemische Therapie mit Metronidazol in Kombination mit einem Makrolid (z. B. Erythromycin) über 10 Tage indiziert. Trotz aller Befürchtungen konnte ein mutagenes oder teratogenes Potenzial von Metronidazol beim Menschen im 2. und 3. Trimenon nicht nachgewiesen werden.

❯ Der Stellenwert einer Behandlung der bakteriellen Vaginose mit Laktobazillenpräparaten, sowohl außerhalb als auch während einer Schwangerschaft, ist im Sinne einer Heilung nicht als gesichert anzusehen, wohl aber kann sie durch eine pH-Wert-Verbesserung die lokale Abwehr unterstützen.

❯ Eine Partnertherapie kann vorerst nicht abgeleitet werden.

28.7 Prophylaxe

Da mögliche Prädispositionen durch sexuelle und nichtsexuelle Risiken zurzeit noch nicht eindeutig belegt sind, können auch keine entsprechenden Empfehlungen für die Prophylaxe gegeben werden. Allerdings sollte eine Beratung zur adäquaten vaginalen Hygiene (ohne vaginale Spülungen oder Reinigung mit anderen Hilfsmitteln bzw. -stoffen) durchgeführt werden. Mehrere oder neue Sexualpartner können das Risiko einer bakteriellen Vaginose erhöhen, sodass eine diesbezügliche Aufklärung sinnvoll erscheint.

Da die bakterielle Vaginose einen wesentlichen Faktor für Frühgeburtlichkeit darstellt, sollte eine pH-Wert-Messung sowie die Beurteilung des Nativpräparats aus dem Vaginalsekret essenzieller Bestandteil der ersten gynäkologischen Untersuchung sein. Während der Schwangerschaft sollten diese beiden Untersuchungen auf jeden Fall im 1. Trimenon, möglichst aber einmal pro Trimenon im Rahmen der Schwangerschaftsvorsorge, durchgeführt werden.

Ebenfalls sollte die Schwangere darauf hingewiesen werden, dass sie ein erhöhtes Risiko für die
Übertragung von anderen Infektionserkrankungen
hat (z. B. HIV-, HSV-2-Infektion, Trichomoniasis,
Gonorrhö oder *Chlamydia-trachomatis*-Infektion).

> Wegen der Häufigkeit und des gesicherten
> Zusammenhangs zwischen Frühgeburtlichkeit
> und bakterieller Vaginose muss die Patien-
> tin auf dieses Risiko hingewiesen werden. Bei
> klinischem V. a. bakterielle Vaginose sollte
> umgehend eine entsprechende Diagnostik
> und Therapie erfolgen.

Vulvovaginalkandidose

Ioannis Mylonas

I. Mylonas, *Sexuell übertragbare Erkrankungen*,
DOI 10.1007/978-3-642-37928-4_29, © Springer-Verlag Berlin Heidelberg 2016

29.1   Einführung

Die Vulvovaginalkandidose ist eine Infektion der östrogenisierten Vagina und des Vestibulums mit Pilzen der Gattung *Candida*, die am äußeren Genitale, in der Scheide, der Interkruralregion sowie der Perianalregion anzutreffen ist. Im deutschen Sprachraum ist die Bezeichnung Vulvovaginalkandidose oder Candida-Vulvovaginitis üblich. Häufig wird auch der Begriff »Candidiasis« verwendet, v. a. wegen der weiten Verbreitung im angloamerikanischen Sprachraum. Allerdings sollte die Änderung -iasis für eine Infektion mit Parasiten genutzt werden.

> ❯ Während im angloamerikanischen Sprachraum die Vulvovaginalkandidose häufig als sexuell übertragene Infektion charakterisiert wird, trifft dies für Europa und Deutschland nur mit Einschränkungen zu.

Obwohl sicherlich ein Zusammenhang zwischen Vulvovaginalkandidose und Geschlechtsverkehr besteht, sind die hohe Rezidivrate (auch ohne Geschlechtsverkehr) und die zahlreichen anderen Risikofaktoren, die bei einer Manifestation dieser Infektion eine entscheidende Rolle spielen, nicht allein durch sexuellen Kontakt erklärbar.

29.2   Erreger

Die Klassifikation der Pilze gründet sich traditionell auf morphologische Merkmale. Heute werden zur Klassifikation auch die Eigenschaften des jeweiligen Genoms herangezogen. Infektionen mit Pilzen werden aus klinischer Sicht in Dermatophyten-, Hefe- und Schimmelpilz-Infektionen eingeteilt (D-H-S-System). In Europa sind Dermatophytosen und Schimmelpilzerkrankungen in der Genitalregion Seltenheiten. Im gynäkologischen Bereich sind die Erreger von Mykosen praktisch immer **fakultativ pathogene Hefepilze** der Gattung *Candida*.

Hefepilze und vaginale Kandidose
- Fast alle *Candida*-Arten gelten als apathogen und können teilweise sogar industriell genutzt werden; nur weniger als 20 *Candida*-Arten sind bisher als fakultativ pathogen bekannt (s. unten).

- *Candida albicans* ist für 85–95% der Kolonisierungen der Vagina bei prämenopausalen, Schwangeren und asymptomatischen Frauen sowie bei Frauen mit einer akuten vaginalen Kandidose verantwortlich.
- Die sog. Non-albicans-Arten, insbesondere *Candida glabrata*, treten häufiger bei postmenopausalen bzw. immunsupprimierten Frauen auf.
- *Candida glabrata* gilt als zweithäufigster Hefepilz nach *Candida albicans* bei Candidämien, gefolgt von *Candida tropicalis*.
- *Candida parapsilosis* ist besonders bei katheterassoziierten Infektionen zu finden.
- *Candida cruzei, Candida guilliermondii, Candida tropicalis, Candida parapsilosis* sowie andere Spezies können ebenfalls eine Vulvovaginitis mit den klassischen Symptomen hervorrufen.
- *Saccharomyces cerevisiae* verursacht selten vaginale Beschwerden, wurde aber bei 1–2% der vaginalen Kulturen identifiziert.

Fakultativ pathogene *Candida*-Arten
- **Häufig:**
  - Candida albicans
  - Candida glabrata
  - Candida tropicalis
  - Candida parapsilosis
  - Candida guilliermondii
  - Candida krusei
  - Candida kefyr
  - Candida lusitaniae
  - Candida veswanathii
- **Selten:**
  - Candida africana
  - Candida catenulata
  - Candida dubliniensis
  - Candida famata
  - Candida haemulonii
  - Candida holmii
  - Candida inconspicua
  - Candida intermedia
  - Candida lusitania
  - Candida norvegensis
  - Candida ceylanoides
  - Candida rugosa
  - Candida utilis

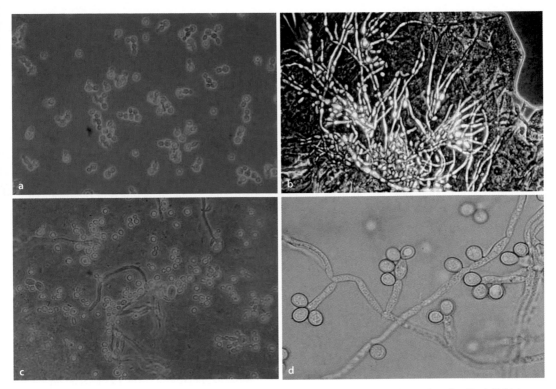

◘ Abb. 29.1 *Candida albicans*. Im Nativpräparat sind Blastosporen (**a**) und Pseudohyphen (**b, c**) erkennbar. Nach Kultivierung auf Reisagar zeigen sich Sprosszellen (Blastosporen), Pseudohyphen und kugelartige Chlamydosporen (Mantelsporen). (Aus Mendling 2006 und Mendling et al. 2013)

Während *Candida albicans* Blastosporen, Pseudomyzelien, echte Myzelien und Chlamydosporen bilden kann (◘ Abb. 29.1), kommt *Candida glabrata* praktisch nur in Form von Blastosporen vor. Pseudomyzelbildende *Candida*-Arten treten bei kolonisierten Frauen normalerweise nur als Blastosporen auf.

Bei **chronisch-rezidivierenden** Vulvovaginalkandidosen ist *Candida albicans* mit 80–95% ebenfalls die häufigste Hefeart. Interessanterweise wurden bei asymptomatischen Frauen und bei symptomatischen Patientinnen mit einer akuten Vulvovaginalkandidose verschiedene Genotypen der *Candida-albicans*-Stämme entdeckt.

29.3 Epidemiologie

Wegen der östrogenabhängigen Bedingungen in der Vagina (Zuckergehalt) und des Vorhandenseins von Östrogenrezeptoren bei *Candida albicans* be-

kommen Kinder und postmenopausale Frauen eher nur Vulvakandidosen, wenn Morbiditätskriterien dazu disponieren.

Eine Kolonisierung mit Hefepilzen ist abhängig von der Östrogenisierung der Scheide sowie den Östrogenrezeptoren bei *Candida albicans*. Somit zeigen junge Mädchen vor der Menarche und Frauen in der Menopause häufig eine geringere vaginale Kolonisierung und entwickeln demzufolge auch seltener eine *Candida*-Vaginitis. Gesunde, nichtschwangere und prämenopausale Frauen sind zu ca. 20–30% mit Hefepilzen in der Scheide kolonisiert. Diese Inzidenz steigt auf mindestens 30% an, sowohl bei schwangeren Frauen im letzten Trimenon als auch bei Frauen mit bekannter Immundefizienz. Die häufigste Kolonisation bei schwangeren Frauen wird durch *Candida albicans* beobachtet.

Reife gesunde **Neugeborene**, die während der Geburt mit *Candida albicans* durch den Geburtskanal infiziert wurden, zeigen im 1. Lebensjahr sehr häufig Mundsoor und/oder eine Windeldermatitis. Dementsprechend ist eine prophylaktische Behandlung der asymptomatischen *Candida*-Kolonisation in den letzten Wochen der Schwangerschaft sinnvoll, um einer Kolonisation beim Neugeborenen vorzubeugen.

Die Pathogenese von einer Besiedelung bis zu einer Vaginitis ist allerdings zurzeit nicht vollständig bekannt. Auch ansonsten gesunde Frauen entwickeln in ca. 75% der Fälle einmal in ihrem Leben eine Vulvovaginalkandidose. Bis zu 10% dieser Frauen erleiden mehr als 4 Episoden pro Jahr, sodass man von einer chronischen rezidivierenden Vulvovaginalkandidose spricht.

Frauen mit **Diabetes mellitus** weisen häufiger eine Vulvovaginalkandidose auf, wobei die Therapie sehr oft erfolglos bleibt, solange der Glukoseserumspiegel nicht im Normbereich liegt. Ebenfalls traten Infektionen mit *Candida glabrata* häufiger bei Frauen mit Diabetes mellitus Typ-2 auf.

Eine nicht zu unterschätzende Rolle für ein Rezidiv einer Vaginalkandidose scheint auch das sexuelle Verhalten zu spielen, v. a. deshalb, weil eine gehäufte Infektionsrate nach Geschlechtsverkehr beobachtet werden konnte. Auch haben Frauen ein bis zu 33% höheres Risiko, nach antibiotischer Therapie eine Vaginalkandidose zu entwickeln, wenn sie bereits vorher mit *Candida*-Arten kolonisiert waren.

Auch **psychosomatische** Faktoren scheinen eine wichtige Rolle in der Pathogenese der Vulvovaginalkandidose zu spielen, da psychosozialer Stress eine Erkrankung auslösen kann, vermutlich aufgrund einer stressbedingten Immunsuppression.

> **Parität, Alter, Nationalität und Präeklampsie stellen keine zusätzlichen Risikofaktoren für eine Pilzinfektion dar.**

29.4   Symptomatik

29.4.1 Gynäkologische Aspekte

Die meisten Patientinnen klagen über **Juckreiz** und eine vaginale Rötung und berichten von einem ausgeprägten Wundheitsgefühl, von Brennen, Dyspa-reunie sowie Dysurie. Die kleinen Labien können ödematös geschwollen sein. Besonders bei Atopikerinnen entwickeln sich brennende Rhaghaden.

Pruritus vulvae ist das wichtigste, aber nicht das verlässlichste Symptom einer Vulvovaginalkandidose, da nur ca. 40% der Frauen mit vulvärem Juckreiz eine Vaginalkandidose haben. **Fluor vaginalis** kann ebenfalls auftreten, wobei Qualität und Konsistenz des Ausflusses sehr unterschiedlich sein können. Oft ist der Fluor vaginalis zu Beginn einer akuten Vaginalkandidose dünnflüssig, er kann im Verlauf einer akuten Infektion bröckelig-weiß (hüttenkäseartig) werden (◻ Abb. 29.2). Dieser Ausfluss riecht nicht.

> **Juckreiz am Introitus tritt in ca. 90% der Fälle mit Pilzinfektion auf.**

Eine symptomatische Vulvovaginalkandidose hat unterschiedliche Erscheinungsformen, welche die klinische Diagnose erschweren können:

> **Formen der Vulvovaginalkandidose**
> — **Vesikopustulöse Form:** Es kann zur einer vesikulären Effloreszenz mit einzelnen, später konfluierenden, gelblichen Bläschen kommen
> — **Exzematoide Form:** Eine diffus-ekzematoide Form mit ausgeprägter Schwellung, Rötung sowie einem Schuppensaum am Introitus kann auftreten
> — **Follikuläre Form:** Ein Befall der Schamhaarfollikel mit Bildung von Pusteln und Papeln ist möglich

Gelegentlich ist als Folge einer Darmbesiedelung auch die Perianalregion gerötet. Selten kann es bei einer Vaginalkandidose auch zur allergieähnlichen Hautreaktionen an anderen Körperstellen kommen, welche sich in Papeln, Erythemen oder sogar Pusteln manifestieren. In den meisten Fällen ist bei diesen Effloreszenzen keine Pilzkolonisierung nachweisbar. Auch Urethra und Harnblase können mit Hefepilzen infiziert werden. Allerdings ist eine Pilz-Zystitis ein seltenes Ereignis, sie tritt nur bei zusätzlichen Risikofaktoren (z. B. Begleiterkrankungen wie Diabetes mellitus, Blasenkatheter mit langer Liegezeit) auf.

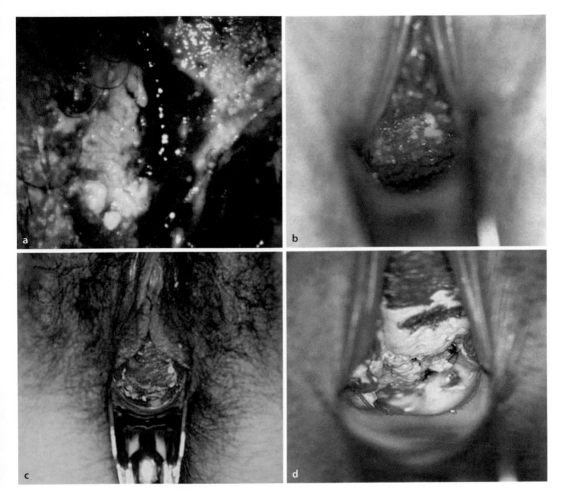

◻ Abb. 29.2 Kandidose der Vulva (**a**) sowie leichte (**b**), mittelschwere (**c**) und schwere (**d**) akute Vaginalkandidose. (Aus Mendling 2006 und Mendling et al. 2013)

29.4.2 Geburtshilfliche Aspekte

Bei der vaginalen Geburt kann es in ca. 80% der Fälle zur Übertragung von Hefepilzen auf die Haut des Neugeborenen kommen. Bei reifen gesunden Neugeborenen kommen im 1. Lebensjahr sehr häufig Mundsoor und/oder eine Windeldermatitis vor. Viel gefürchteter ist allerdings eine *Candida*-Sepsis, die schwer zu diagnostizieren ist und ohne rasche und adäquate Behandlung eine hohe Mortalität aufweist. Besonders gefährdet sind **Frühgeborene**, da ca. 4% der Frühgeborenen > 1500 g und ca. 10% der Frühgeborenen > 1000 g eine Kandidämie erleiden, wenn keine präventiven Maßnahmen erfolgt sind.

Dementsprechend gibt es Empfehlungen zur **prophylaktischen Behandlung** der asymptomatischen *Candida*-Kolonisation in den letzten Wochen der Schwangerschaft, um beim Neugeborenen die Kolonisation während der vaginalen Geburt mit darauffolgender Infektion zu verhindern. Mit einer entsprechenden Maßnahme kann das Risiko für Mundsoor und Windeldermatitis signifikant von 10% auf ca. 2% in der 4. Lebenswoche reduziert werden.

Eine konnatale bzw. fetale Kandidose sowie eine *Candida*-Amnionitis sind zwar möglich, aber sehr selten anzutreffen. Eine konnatale *Candida*-Sepsis bei intakter Fruchtblase ist ebenfalls sehr selten.

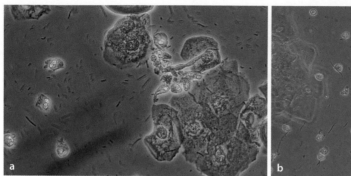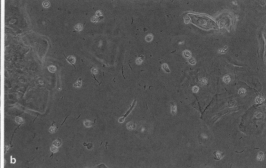

Abb. 29.3 *Candida-albicans*-Vaginitis mit wenigen »nichttoxisch« veränderten (**a**) und vielen »toxischen« Leukozyten (**b**) im Vaginalsekret. (Aus Mendling et al. 2013)

29.5 Diagnostik

Die klinischen Anzeichen einer vulvovaginalen Mykose sind gelegentlich, v. a. in der Schwangerschaft, nicht eindeutig. Die Diagnose der vulvovaginalen Kandidose beruht demzufolge auf einer Kombination aus Anamnese, klinischen Zeichen und Symptomen und dem Nachweis von Hefepilzen, der üblicherweise durch die mikroskopische Untersuchung des Nativpräparats aus Vaginalflüssigkeit durchgeführt wird. Auch Färbetechniken werden eingesetzt, sie erhöhen aber nicht die diagnostische Sicherheit.

Die **mikroskopische Untersuchung** des Fluor vaginalis mit Kochsalzlösung oder 10%iger KOH-Lösung bei 400-facher Vergrößerung im Phasenkontrastmikroskop ist die einfachste und am schnellsten in der Praxis durchzuführende diagnostische Methode. Blastosporen, Pseudomyzelien oder auch Myzelien können vom erfahrenen Untersucher leicht erkannt werden. Des Weiteren kann im Nativpräparat eine mäßige Vermehrung der Leukozyten gesehen werden, wobei diese häufig nicht ausgeprägt ist oder sogar fehlt (◘ Abb. 29.3).

> Auch eine pH-Wert-Messung des Scheidensekrets kann erfolgen, wobei eine alleinige Vaginalkandidose keine pH-Verschiebung verursacht. Im Gegenteil tritt sie typischerweise bei vorhandener Laktobazillen-Flora oder nur leicht gestörter Flora auf!

Mikrobiologische **Kulturen** werden heute nicht mehr als zwingend erforderlich angesehen, wenn

Hefepilze im Mikroskop bei einer akuten Vulvovaginalkandidose identifiziert werden können. Allerdings kann der Nachweis von Hefepilzen im mikroskopischen Nativpräparat bei kolonisierten, asymptomatischen Schwangeren in nur ca. 50–60% der Fälle gelingen. Falls mikroskopisch weder Blastosporen noch (Pseudo-)Hyphen gefunden werden können, ist eine kulturelle Untersuchung mit entsprechender Artbestimmung entscheidend. Dies gilt auch bei einer chronisch-rezidivierenden Vulvovaginalkandidose oder einem diagnostisch bzw. differenzialdiagnostisch schwierigen klinischen Fall.

In Zweifelsfällen, bei rezidivierenden oder bei komplizierten Fällen ist eine Hefepilzkultur mit Artbestimmung notwendig:

- *Candida albicans* ist in > 90% der Fälle der Erreger,
- *Candida glabrata* in etwa 2% der Fälle,
- *Candida krusei*, *Candida parapsilosis*, *Candida guilliermondii*, *Candida tropicalis*, *Candida pseudotropicalis* u. a. in ca. je 1% der Fälle.

> **Serologische Antikörpertiterbestimmungen werden nicht empfohlen.**

Das meistgenutzte Medium zum kulturellen Nachweis einer *Candida*-Infektion ist heutzutage immer noch Sabouraud-Glukose-Agar, wobei mittlerweile ebenso empfindliche und verlässliche Medien existieren, z. B. Chrom-Agar, Mikrostix-Candida u. ä. Obwohl vaginale *Candida-albicans*-Isolate mit einer höheren minimalen Hemmkonzentration gegen Fluconazol isoliert werden konnten, stellen Azol-Resistenzen in der Gynäkologie eine Ausnahme dar. Demzufolge werden Resistenztestungen in der Gynäkologie üblicherweise nicht empfohlen.

❯❯ Die oberflächliche Vulvovaginalkandidose verursacht keinen erhöhten Antikörperspiegel, sodass serologische Untersuchungen für die Diagnose nicht nützlich sind. Der Nachweis einer Pilzinfektion mittels PCR ist eine sehr empfindliche Methode. Allerdings gibt es bislang nur wenige aussagekräftige Untersuchungen und keine standardisierten, einfachen Labormethoden. Deshalb wird die PCR zurzeit in der Routinediagnostik einer *Candida*-Infektion kaum eingesetzt.

29.6 Therapie

29.6.1 Gynäkologische Aspekte

Zur Behandlung einer akuten Vulvovaginalkandidose stehen einige Medikamente in unterschiedlichen Darreichungsformen zur Verfügung. Die Therapie ist möglich mit **Polyenen**, **Imidazolen** oder **Ciclopyroxolamin** in einer großen Zahl verschiedener Zubereitungen wie Vaginaltabletten, Ovula oder Vaginalcremes für eine Behandlungsdauer von einem Tag bis zu einer Woche oder mit oralen **Triazolen** (Eintagesbehandlung), außerdem mit Hautcreme für die Vulva (◻ Tab. 29.1). Alle Therapieregimes führten in Vergleichsstudien zu klinisch und mykologisch ähnlich guten Therapieergebnissen.

❯❯ Eine asymptomatische Kolonisation muss nicht behandelt werden, wenn weder eine Immunsuppression noch Begleiterkrankungen oder eine chronisch rezidivierende Vulvovaginalkandidose vorliegen.

Die vaginal applizierten antimykotischen Substanzen werden meist sehr gut toleriert. Als häufigste Nebenwirkung können Azole in 1–10% der Fälle ein lokales Brennen verursachen. Allergische Reaktionen sind ebenfalls möglich, stellen aber eine Rarität dar. Sowohl die klinischen als auch die mykologischen Therapieerfolge sind außerhalb der Schwangerschaft etwa gleich gut und liegen zwischen 85% in den ersten 2 Wochen und 75% in den ersten 4–6 Wochen nach Therapieende.

❯❯ Bei einer Vulvovaginalkandidose sollte gleichzeitig sowohl eine vaginale Therapie als auch eine Therapie der Vulva erfolgen.

❯❯ Eine Behandlung des asymptomatischen Sexualpartners scheint für die Patientin keinen Nutzen zu bringen.

Die Therapie der **chronisch rezidivierenden** *Candida-albicans*-Vulvovaginitis besteht – entsprechend dem bisherigen Mangel an kausalen immunologischen Therapiemöglichkeiten – in einer suppressiven intermittierenden antimykotischen Behandlung mit einem oralen Triazol über einen Zeitraum von Monaten.

Die besten Resultate werden bisher mit dem Fluconazol-Regime über mehrere Wochen erzielt (◻ Abb. 29.4). Es ist damit zu rechnen, dass die Ergebnisse der Therapie chronisch rezidivierender Vaginalkandidosen bald durch eine Impfung gegen Pathogenitätsfaktoren von *Candida albicans* verbessert werden können.

❯❯ Solange eine disponierende Morbidität, wie z. B. ein schlecht eingestellter Blutzucker bei Diabetes mellitus, nicht beseitigt ist, ist die Kandidose nicht heilbar.

Übliche vaginale oder orale Behandlungen versagen bei *Candida-glabrata*-Vaginitis, die eine Rarität ist. Meist besteht nur eine symptomlose Kolonisation. Als Therapie kommen infrage: 800 mg Fluconazol/Tag oral für 2–3 Wochen oder – neuerdings kontrovers diskutiert – 800 mg Posaconazol/Tag oral für 15 Tage, kombiniert mit lokalem Nystatin oder Ciclopyroxolamin.

Die *Candida-krusei*-Vaginitis ist gegen orale Triazole praktisch resistent und sollte deshalb mit Clotrimazol 100 mg/Tag vaginal 6 Tage lang oder Ciclopyroxolamin behandelt werden.

29.6.2 Schwangerschaft

Imidazolderivate werden als lokale Therapie für die Behandlung von Pilzinfektionen der Haut in der Schwangerschaft als sicher angesehen. Eine intravaginale Therapie mit geeigneten Polyenen (z. B. Nystatin) oder Azolen (z. B. Clotrimazol) ist in der Schwangerschaft möglich. Imidazole sind Nystatin

□ Tab. 29.1 Antimykotische Therapie bei Erstmanifestation oder Rezidiv einer Vulvovaginalkandidose

Therapie	Medikament	Applikationsform	Dosierung	Bemerkungen
Lokal	Clotrimazol	Creme/Vaginalovula (Kombipackung)	Tagsüber: 2- bis 3-mal auftragen Abends: 1 Vaginalovulum an 3–6 Tagen	Bei begleitender Vulvitis
		Vaginaltabletten	2 × 100 mg/Tag über 5–7 Tage oder einmalig 500 mg	
	Miconazol	2% Creme	5 g/Tag über14 Tage	–
		Vaginalovula	Einmalig 100 mg oder 1 × 100 mg über 7 Tage	
	Tioconazol	Creme	1 × 100 mg über 7 Tage	–
	Fenticonazolnitrat	Vaginalovula	Einmalig 600 mg	**Cave:** schädigt Kondome
	Isoconazol	Vaginaltabletten	1 × 100 mg über 7 Tage	–
		Vaginalovula	Einmalig 600 mg Vaginalsupp.	
	Econazol	1% Creme	5 g/Tag intravaginal über 14 Tage	–
		Vaginalovula	1 × 150 mg/Tag über 3 Tage 2 × 150 mg mit 12 h Abstand für 1–3 Tage	**Cave:** schädigt Kondome
	Nystatin 100.000 I.E	Salbe	1–2 × täglich über 10–14 Tage	–
Systemisch	Fluconazol	Tabletten	1 × 150 mg p.o. Einmaltherapie	–
			1 × 50 mg p.o. über 7–14 Tage	
			Bei immunsupprimierten Patienten: 1 × 100 mg p.o. über 14 Tage	
	Itraconazol	Tabletten	2 × 200 mg p.o. als Einmaltherapie	–
			1 × 200 mg p.o. über 3–7 Tage	
Bei chronisch-rezidivierender *Candida-albicans-*Vaginitis	Fluconazol	Tabletten	Langanhaltende Therapie (s. unten, ▶ Abb. 29.4)	–
	Itraconazol	Tabletten	2 × 200mg p.o. über 1 Tag gefolgt von 2 × 200 mg oder 2 × wöchentlich 4- bis 6-mal gefolgt von 2 × 200 mg alle 2 Wochen 4- bis 6-mal gefolgt von 2 × 200 mg alle 4 Wochen 4- bis 6-mal	–

29

> **Tab. 29.2** Therapeutische Vorschläge bei chronisch rezidivierender *Candida-albicans*-Vaginitis (s. auch ▶ Abb. 29.4)[a]

1. Woche	Je 200 mg Fluconazol an 3 Tagen
14 Tage später Pilzkultur → wenn negativ, dann	
2 Monate lang	Je 200 mg Fluconazol 1 × wöchentlich
14 Tage später Pilzkultur → wenn negativ, dann	
4 Monate lang	Je 200 mg Fluconazol 1 × alle 2 Wochen
14 Tage später Pilzkultur → wenn negativ, dann	
6 Monate lang	Je 200 mg Fluconazol 1 × monatlich

[a] Bei erstem Rückfall: neue Initialtherapie wie 1. Woche, Wiederholung des letzten Zykluslevels; bei 2 Rückfällen im Therapiezyklus: Wiederholung des vorigen Levels.

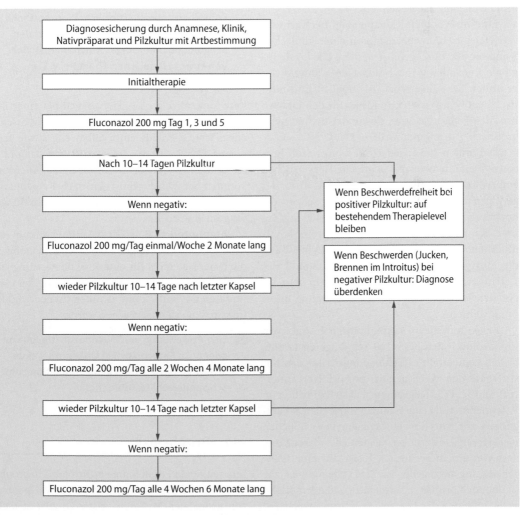

> **Abb. 29.4** Vorgehen bei chronisch-rezidivierender Vulvovaginalkandidose

in einigen Untersuchungen sowohl in Bezug auf die Heilungs- als auch die Rückfallquoten leicht überlegen. Die einmalige Tagestherapie mit Imidazolen ist wegen ihrer besseren Compliance bei diesen Patientinnen zu bevorzugen.

Ein erhöhtes Fehlbildungsrisiko durch die lokale Anwendung von Clotrimazol, Bifonazol, Butoconazol, Econazol und Fenticonazol in der Frühschwangerschaft ist als sehr unwahrscheinlich anzusehen. Die Wirkstoffspiegel im Blut nach vaginaler Resorption sind aufgrund der raschen Metabolisierung in der Leber äußerst gering, sodass kein bekanntes Risiko für eine fetale Schädigung existiert. Mittlerweile sind alle vaginalen Antimykotika der Azol-Gruppe während der ganzen Schwangerschaft, auch im 1. Trimenon, zugelassen.

Eine **intravaginale** Therapie sollte bei Nachweis von Hefepilzen, unabhängig von einer klinischen Symptomatik, durchgeführt werden. Die lokale vaginale Behandlung mit Imidazolen während der gesamten Schwangerschaft ist möglich und birgt nach heutigem Wissen kein Risiko für den Embryo bzw. den Fetus, v. a. wenn sie kurzfristig und nicht großflächig angewandt wird.

Die **oralen** Imidazolderivate Fluconazol, Itraconazol und Ketoconazol zeigten in Tierversuchen embryotoxische und teratogene Effekte. Trotz der geringen Anzahl von Untersuchungen scheint die hochdosierte Fluconazol-Therapie mit 400 mg/Tag im 1. Trimenon **teratogen** zu sein. Falls eine kontinuierliche hochdosierte Fluconazol-Behandlung die einzige therapeutische Option während des 1. Trimenons darstellt, sollte die Patientin über das potenzielle Risiko einer fetalen Schädigung informiert werden.

Bei kurzfristigem **systemischem** Einsatz von Imidazolderivaten bei > 100 Schwangeren konnte bisher kein erhöhtes Fehlbildungsrisiko demonstriert werden. Auch in einer prospektiven Untersuchung bei 175 Neugeborenen nach Exposition im 1. Trimenon trat keine Häufung von fetalen Schädigungen auf. Die für die Vaginalmykose üblichen niedrigeren Dosierungen deuten eher darauf hin, dass von einem geringeren Risiko für eine fetale Schädigung auszugehen ist. Eine systemische Gabe ist dennoch primär zu vermeiden, und es empfiehlt sich vor Beginn der Therapie, eine Schwangerschaft auszuschließen bzw. eine Schwangerschaft mit ent-

sprechenden kontrazeptiven Maßnahmen bis zu 7 Tage nach Behandlungsende zu vermeiden.

Für **Itraconazol** wurde im Tierversuch ebenfalls eine dosisabhängige Toxizität und Teratogenität gefunden. Allerdings zeigten die bislang verfügbaren Daten bei einer Anwendung während der Schwangerschaft kein signifikant erhöhtes Risiko für Missbildungen. Aufgrund der Ähnlichkeit zu Fluconazol ist eine Anwendung von Itraconazol jedoch möglichst zu vermeiden.

❯ Die oralen Imidazolderivate Fluconazol, Itraconazol und Ketoconazol zeigten in Tierversuchen embryotoxische und teratogene Effekte. Eine orale Anwendung von Fluconazol, Itraconazol sowie Ketoconazol in der Frühschwangerschaft bzw. präkonzeptionell zeigte keine erhöhte Inzidenz einer fetalen Schädigung. Allerdings ist sicherheitshalber von einer systemischen Therapie, v. a. im 1. Trimenon, abzuraten.

Ketoconazol zeigte im Tierversuch bei einer Dosierung, die der maximalen Dosis beim Menschen entspricht, ebenfalls embryotoxische sowie teratogene Effekte. Demzufolge wird von der oralen Anwendung von Ketoconazol abgeraten. Allerdings konnten bei 20 Neugeborenen nach Ketoconazol-Exposition im 1. Trimenon keine Missbildungen festgestellt werden.

Amphotericin B ist das Antimykotikum mit den meisten Erfahrungen beim Menschen, obwohl die Datenlage nicht für eine Risikobewertung ausreicht. Falls die schwangere Patientin von der Gabe profitieren könnte, kann es unter strenger Indikationsstellung vaginal gegeben werden.

❯ Eine Anwendung von Fluconazol, Itraconazol oder auch Ketoconazol in Unkenntnis einer Schwangerschaft stellt keine Indikation zum Schwangerschaftsabbruch dar.

29.7 Prophylaxe

Internationale Empfehlungen für eine Pilzprophylaxe während der Schwangerschaft zur Vermeidung von neonatalen Mykosen existieren zurzeit nicht. Zwischen 1985 und 1987 war in den Mutterschaftsrichtlinien eine antimykotische Prophylaxe zwischen der 34.–36. Schwangerschaftswoche vorgesehen. Allerdings wurde diese Maßnahme ohne weitere Alternativen aus den Mutterschaftsrichtlinien entfernt.

> ❯ Eine Behandlung des asymptomatischen Sexualpartners ist nicht erforderlich.

Da präventive Maßnahmen während der Schwangerschaft nicht aufwendiger sind als eine postnatale Therapie, sollte der Fokus auf einer adäquaten Prävention liegen:

- Die Durchführung einer Pilzkultur aus der Scheide ab der 34. Schwangerschaftswoche ist zu empfehlen, wobei dies gegenwärtig noch nicht als Standard vorausgesetzt werden kann.
- Bei Nachweis von Hefepilzen sollte, unabhängig von einer klinischen Symptomatik, eine intravaginale Therapie durchgeführt werden. Während der Schwangerschaft sind allerdings die Heilungserfolge im Vergleich zu Polyenen signifikant besser mit Imidazolen.
- Bei drohender Frühgeburt sollte eine Pilzkultur mit anschließender Therapie erfolgen.

> ❯ Obwohl die Vulvovaginalkandidose nicht mit Frühgeburt oder Blasensprung assoziiert ist, konnte mittlerweile in unterschiedlichen Untersuchungen eine Reduktion der Frühgeburtlichkeit nach vaginaler Behandlung mit Cotrimaxol im 1. Trimenon der Schwangerschaft festgestellt werden. Die Konsequenz dieser Beobachtungen ist allerdings noch weitgehend unklar und erfordert weiterführende Untersuchungen.

Serviceteil

I. Mylonas, *Sexuell übertragbare Erkrankungen*,
DOI 10.1007/978-3-642-37928-4, © Springer-Verlag Berlin Heidelberg 2016

Literatur

Allen DH (2014) How mechanics shaped the modern world. Springer International Publishing, Switzerland, p 228

Altmeyer P (2007) Dermatologische Differenzialdiagnose. Springer, Berlin Heidelberg

Boutellier R, Heinzen M (2014) Growth through innovations. Springer International Publishing, Switzerland, p 16

Braun-Falco O, Plewig G, Wolff HH et al (2005) Dermatologie und Venerologie. Springer, Berlin Heidelberg

Plewig G, Landthaler M, Burgdorf W et al (2012) Braun-Falco's Dermatologie, Venerologie und Allergologie, 6. Aufl. Springer, Berlin Heidelberg

Caspary WF, Kist M, Stein J (Hrsg) (2006) Infektiologie des Gastrointestinaltraktes. Springer, Berlin Heidelberg

DVV/GfV (2014) S2k-Leitlinie – Labordiagnostik schwangerschaftsrelevanter Virusinfektionen. Springer, Berlin Heidelberg

Enders G, Mylonas I, Schulze A, Friese K (2013) Zytomegalie. In: Friese K, Mylonas I, Schulze A (Hrsg) Infektionserkrankungen der Schwangeren und des Neugeborenen. Springer, Berlin Heidelberg, S 243–268

Friese K, Schäfer A, Hof H (2003) Infektionskrankheiten in Gynäkologie und Geburtshilfe. Springer, Berlin Heidelberg

Fritsch P (2009) Dermatologie und Venerologie für das Studium. Springer, Berlin Heidelberg

Hatzinger M, Hatzinger J (2009) Giacomo Casanova (1725–1798) – Ein Leben mit Aphrodisiaka. Urologe 48: 415–418

Harms D (2008) Rudolf Virchow als Politiker. Pathologe 29: 165–167

Kagan KO, Mylonas I, Enders M et al (2011) Intrauterine Zytomegalievirusinfektion. Gynäkologe 44: 601–609

Mendling W (2006) Vaginose, Vaginitis, Zervizitis und Salpingitis. Springer, Berlin Heidelberg

Mendling W, Mylonas I, Schulze A, Hilgendorff A (2013) Pilzinfektionen. In: Friese K, Mylonas I, Schulze A (Hrsg) Infektionserkrankungen der Schwangeren und des Neugeborenen. Springer, Berlin Heidelberg, S 421–442

Mylonas I (2010) Infektionserkrankungen der Vulva und Vagina. Gynäkologe 43: 429–440

Mylonas I (2011a) Sexuell übertragene Erkrankungen – Teil I: »Klassische« sexuell übertragene Erkrankungen (STD). Gynäkologe 44: 133–142

Mylonas I (2011b) Sexuell übertragene Erkrankungen – Teil II: Andere sexuell übertragene Erkrankungen. Gynäkologe 44: 213–226

Mylonas I (2011c) Herpes genitalis in der Schwangerschaft. Gynäkologe 44: 623–629

Mylonas I (2013) Vaginale infektiologische Diagnostik. In: Friese K, Mylonas I, Schulze A (Hrsg) Infektionserkrankungen der Schwangeren und des Neugeborenen. Springer, Berlin Heidelberg, S 53–58

Mylonas I, Friese K (2009a) Infektionserkrankungen in der Gynäkologie. In: Strauss A, Janni W, Maass N (Hrsg) Klinikmanual Gynäkologie und Geburtshilfe. Springer, Berlin Heidelberg

Mylonas I, Friese K (2009b) Adnexitis – eine klinische Herausforderung. Gynäkologe 42: 786–792

Mylonas I, Friese K (2010a) Infektionserkrankungen in Gynäkologie und Geburtshilfe. In: Kreienberg R, Ludwig H (Hrsg) 125 Jahre Deutsche Gesellschaft für Gynäkologie und Geburtshilfe – Werte, Wissen, Wandel. Springer, Berlin Heidelberg, S 81–92

Mylonas I, Friese K (2015) Infektionen in der Geburtshilfe. In: Schneider H, Husslein P, Schneider KTM (Hrsg) Die Geburtshilfe, 5. Aufl. Springer, Berlin Heidelberg

Mylonas I, Petersen EE (2009) Infektionserkrankungen der Vulva. Gynäkologe 42: 247–255

Mylonas I, Mendling W (2013) Bakterielle Vaginose. In: Friese K, Mylonas I, Schulze A (Hrsg) Infektionserkrankungen der Schwangeren und des Neugeborenen. Springer, Berlin Heidelberg, S 271–284

Mylonas I, Wirth S (2013a) Hepatitis B (HBV). In: Friese K, Mylonas I, Schulze A (Hrsg) Infektionserkrankungen der Schwangeren und des Neugeborenen. Springer, Berlin Heidelberg, S 137–142

Mylonas I, Wirth S (2013b) Hepatitis C (HCV). In: Friese K, Mylonas I, Schulze A (Hrsg) Infektionserkrankungen der Schwangeren und des Neugeborenen. Springer, Berlin Heidelberg, S 144–150

Mylonas I, Wirth S (2013c) Hepatitis D (HDV). In: Friese K, Mylonas I, Schulze A (Hrsg) Infektionserkrankungen der Schwangeren und des Neugeborenen. Springer, Berlin Heidelberg, S 150–153

Mylonas I, Friese K, Grabein B (2013a) Granuloma inguinale. In: Friese K, Mylonas I, Schulze A (Hrsg) Infektionserkrankungen der Schwangeren und des Neugeborenen. Springer, Berlin Heidelberg, S 319–323

Mylonas I, Friese K, Grabein B (2013b) Ulcus molle. In: Friese K, Mylonas I, Schulze A (Hrsg) Infektionserkrankungen der Schwangeren und des Neugeborenen. Springer, Berlin Heidelberg, S 399–404

Mylonas I, Friese K, Hiedl S (2013c) Gonorrhoe. In: Friese K, Mylonas I, Schulze A (Hrsg) Infektionserkrankungen der Schwangeren und des Neugeborenen. Springer, Berlin Heidelberg

Mylonas I, Hoyme UB, Flemmer AW (2013d) Chlamydieninfektionen. In: Friese K, Mylonas I, Schulze A (Hrsg) Infektionserkrankungen der Schwangeren und des Neugeborenen. Springer, Berlin Heidelberg, S 297–309

Seiler C (2009) Collateral circulation of the heart. Springer, London, p 7

Weissenbacher E-R (2013) Trichomonaden. In: Friese K, Mylonas I, Schulze A (Hrsg) Infektionserkrankungen der Schwangeren und des Neugeborenen. Springer, Berlin Heidelberg, S 501–506

Vornbaum T, Bohlander M (2014) A modern history of German criminal law. Springer, Berlin Heidelberg, p 121

Wintergerst U, Hübener C, Strauss A et al (2006) Schwere kongenitale CMV-Infektion trotz maternem CMV-Durchseuchungstiter. Fallbericht und Review der Literatur. Monatsschr Kinderheilkd 154: 558–564

Stichwortverzeichnis

Printing: Ten Brink, Meppel, The Netherlands
Binding: Ten Brink, Meppel, The Netherlands